科学出版社"十三五"普通高等教育本科规划教材

高等院校医学实验教学系列教材

编审委员会主任委员　文格波

编写委员会总主编　姜志胜

病原生物学实验

（医学微生物学分册）

第 2 版

主　　编　赵飞骏　李忠玉

副 主 编　朱翠明　陈利玉　曾焱华

编　　委　（按姓氏笔画排序）

朱翠明(南华大学医学院)　　　　伍　宁(南华大学医学院)

刘　文(南华大学医学院)　　　　刘安元(南华大学医学院)

刘卓然(南华大学附属第二医院)　李水红(南华大学医学院)

李忠玉(南华大学医学院)　　　　张　艳(南华大学医学院)

陈列松(南华大学医学院)　　　　陈利玉(中南大学湘雅医学院)

肖勇健(南华大学附属第二医院)　周　洲(南华大学医学院)

赵　铁(南华大学医学院)　　　　赵飞骏(南华大学医学院)

赵兰华(南华大学医学院)　　　　曾焱华(南华大学医学院)

游晓星(南华大学湖南省分子靶标　蔡恒玲(南华大学特殊病原体防
新药研究协同创新中心)　　　　　控湖南省重点实验室)

科学出版社

北　京

内 容 简 介

本书是高等院校医学实验教学系列教材之一，遵循系列教材编写总体要求，尝试将实验教学相对独立成不依赖于理论教学体系的实验教学改革新模式，使学生掌握医学微生物学的基本实验操作技术的同时，更注重培养学生独立操作、独立观察和思考、独立分析问题和解决实际问题的能力。全书分为 4 篇共 80 个实验，包括细菌学、病毒学、其他微生物和医学微生物学设计性实验。为方便教学，每一实验基本上都按实验目的、实验原理、实验器材、实验方法、实验结果、注意事项与思考题 7 个部分来编写，各实验所用染液、培养基与溶液等的配制均列在附录内，供读者查阅和参考。

本书适用于高等医药院校医学各专业本科生、专科生及研究生使用，也可作为医院检验科、疾病预防控制中心、卫生学校和科研单位工作人员的参考用书。

图书在版编目（CIP）数据

病原生物学实验（医学微生物学分册）／赵飞骏，李忠玉主编. —2 版.
—北京：科学出版社，2017.1

ISBN 978-7-03-050985-7

Ⅰ．病… Ⅱ.①赵…②李… Ⅲ.①病原微生物–实验–高等学校–教材②医学微生物学–实验–高等学校–教材 Ⅳ.①R37-33

中国版本图书馆 CIP 数据核字（2016）第 296368 号

责任编辑：李国红 周 园／责任校对：李 影
责任印制：霍 兵／封面设计：陈 敬

科 学 出 版 社 出版
北京东黄城根北街 16 号
邮政编码：100717
http://www.sciencep.com

天津文林印务有限公司 印刷

科学出版社发行 各地新华书店经销
*

2010 年 7 月第 一 版 开本：787×1092 1/16
2017 年 1 月第 二 版 印张：14 插页：2
2024 年 1 月第十四次印刷 字数：319 000

定价：**52.00** 元
（如有印装质量问题，我社负责调换）

高等院校医学实验教学系列教材
编审委员会

主任委员　文格波
副主任委员　姜志胜　吴移谋　廖端芳
委　　员（按姓氏笔画排序）

王　韵　王宗保　牛亦农　龙双涟
田　英　刘贻尧　刘艳平　宇　丽
严　杰　李　和　肖建华　肖献忠
何庆南　余　平　宋　健　张新华
陈　熙　罗学港　周国民　贺修胜
秦晓群　龚永生　傅松滨　管又飞

编写委员会

总　主　编　姜志胜
副总主编　田　英　陈　熙　贺修胜
编　　委（按姓氏笔画排序）

万　炜　王汉群　尹　凯　甘润良
龙石银　乔新惠　向宇燕　刘　俊
刘录山　李严兵　李国庆　李忠玉
李美香　杨秋林　张　艳　易　岚
易光辉　屈丽华　赵飞骏　胡四海
桂庆军　凌　晖　唐志晗　梁　瑜
彭翠英　谭健苗

秘　　书　梁　瑜　唐志晗

序 一

近年来，教育部、卫生计生委等多部委紧密部署实施本科教学工程、专业综合改革试点、实践育人和卓越医生教育培养计划，把强化实践教学环节作为重要内容和重点要求，进一步凸显了医学实践性很强的属性，对切实加强医学实验教学提出了更高要求，指引着我国医学实验教学进入全面深化改革阶段。

高校牢固树立以学生为本、目标导向和持续改进的教育理念，积极创新和完善更加有利于培养学生实践能力和创新能力的实验教学体系，建设高素质实验教学队伍和高水平实验教学平台，以促进和保证实验教学水平全面提高。为此，南华大学医学院协同国内多所高校对第一版"高等院校基础医学实验教学系列教材"进行了修订和拓展。第二版教材涵盖了解剖学、显微形态学、医学免疫学、病原生物学、机能学、临床基本技能学、生物化学、分子生物学、医学细胞生物学、医学遗传学的实验教学内容，全书贯彻了先进的教育理念和教学指导思想，把握了各学科的总体框架和发展趋势，坚持了理论与实验结合、基础与临床结合、经典与现代结合、教学与科研结合，注重对学生探索精神、科学思维、实践能力、创新能力的全面培养，不失为一套高质量的精品教材。

愿"高等院校医学实验教学系列教材"的出版为推动我国医学实验教学的深化改革和持续发展发挥重要作用。

教育部高等学校基础医学类专业教学指导委员会主任委员

中国高等教育学会基础医学教育分会理事长

2015 年 12 月

序 二

随着本科教学工程、专业综合改革试点、实践育人和卓越医生教育培养计划的实施，高等医学院校迎来了进一步加强医学实验教学、提高医学实验教学质量的大好时机，必须积极更新医学实验教学理念，创新实验教学体系、教学模式和教学方法，整合实验教学内容，应用实验教学新技术新手段，促进医学人才知识、技能和素质全面协调发展。

"高等院校医学实验教学系列教材"编审委员会和编写委员会与时俱进，积极推进实验教学改革的深化，组织相关学科专业的专家教授，在第一版的基础上，吸收了南华大学等多个高校近年来在医学实验教学方面的改革新成果，强调对学生基本理论、基础知识、基本技能以及创新能力的培养，打破现行课程框架，构建以综合能力培养为目标的新型医学实验教学体系，修订并拓展了这套实验教学系列教材。第二版教材共十四本，包括：《系统解剖学实验》《局部解剖学实验》《显微形态学实验（组织与胚胎学分册）》《显微形态学实验（病理学分册）》《病原生物学实验（医学微生物学分册）》《病原生物学实验（人体寄生虫学分册）》《医学免疫学实验》《机能实验学》《临床基本技能学（诊断技能分册）》《临床基本技能学（外科基本技能分册）》《生物化学实验与技术》《分子生物学实验》《医学细胞生物学实验》《医学遗传学实验》。

本套教材的编写，借鉴国内外同类实验教材的编写模式，内容上依据医学实验体系进行重组和有机融合，按照医学实验教学的逻辑和规律进行编写，并注重知识的更新，反映学科的前沿动态，体现教材的思想性、科学性、启发性、先进性和实用性。

本套教材适用对象以本科临床医学专业为主，兼顾麻醉学、口腔医学、医学影像、护理学、预防医学、医学检验、卫生检验、药学、药物制剂、生物科学、生物技术等专业实验教学需求，各层次各专业学生可按照其专业培养特点和要求，选用相应的实验项目进行教学与学习。

本套教材的编写出版，得到了科学出版社和南华大学以及有关兄弟院校的大力支持，凝聚了各位主编和全体编写、编审人员的心血和智慧，在此，一并表示衷心感谢。

由于医学实验教学模式尚存差异，加上我们的水平有限，本套教材难免存在缺点和不当之处，敬请读者批评指正。

总主编
2015 年 12 月

前　言

医学微生物学是医学生必修的主干课程之一，也是一门实践性与应用性很强的学科。实验教学是医学微生物学教学过程中的重要环节，对于验证医学微生物学理论知识、加深对医学微生物学知识的理解和掌握、获得医学微生物学实验基本技能和研究方法，以及提高分析问题及解决问题的能力等方面都有着非常重要的作用，同时它也为继续深入开展生物化学、分子生物学、基因工程等实验课程奠定了坚实的基础。

全书分为4篇共80个实验。在实验内容的选择上，既保留了医学微生物学实验特有的基本实验方法和基本操作技术，以及为验证医学微生物学理论、加深学生感性认识的经典验证性实验，又增加了综合性及设计性实验，同时引进本学科较为成熟的新技术和新方法，满足素质教育和创新教育的基本要求。在编排体例上，为便于教学，本书前面部分介绍了微生物实验须知、显微镜结构和使用方法，每篇每一实验基本上都按实验目的、实验原理、实验器材、实验方法、实验结果、注意事项与思考题7个部分编写，各实验所用染液、培养基与溶液等的配制均列在附录内。

本书适用于高等医药院校医学各专业本科生、专科生及研究生使用，也可作为医院检验科、疾病预防控制中心、卫生学校和科研单位工作人员的参考用书。

本教材在总编委会的尽心指导与科学规划下顺利进行，是各位编者辛勤工作的结晶，凝聚了编者们多年实验教学的宝贵经验，同时编写过程中得到了多方支持和帮助，尤其是特殊病原体防控湖南省重点实验室和湖南省分子靶标新药研究协同创新中心的全力支持，在此一并致以衷心感谢。限于我们的水平和经验，书中难免有缺点与不足之处，恳请读者多提宝贵意见。

赵飞骏　李忠玉

2016 年 12 月

目　　录

绪论　微生物实验须知

第一篇　细　菌　学

绪论 微生物实验须知

一、医学微生物学实验目的

医学微生物学是一门实验性很强的学科,实验教学是医学微生物学教学的一个重要环节。开设此课程实验课的主要目的为:

(1)加深学生对理论知识的理解和验证。

(2)掌握医学微生物学基本的实验操作技能。熟悉常用的微生物学实验检查方法。

(3)培养学生从事科学实验的能力,即观察并记录实验结果、整理分析实验资料、综合书写实验报告等的能力。

(4)培养学生严谨求实的科研态度、独立分析和解决问题的能力以及相互帮助和团结协作的精神。

二、医学微生物学实验要求

为达到医学微生物学实验教学目的,对学生提出以下要求:

(1)实验课前应认真预习,明确实验目的、了解实验原理、主要操作步骤及操作中注意事项。

(2)实验课时应认真听取指导老师的讲解、示教,观摩学习实验课中的影像、多媒体等电化教学资料。在实验过程中,要小心仔细,严格按规程进行操作;要注意分工协作、密切配合;注意科学合理的分配和运用时间。

(3)实验过程中若发现问题,要独立思考、分析原因,必要时可寻求指导老师帮助。

(4)在整个微生物实验过程中,应遵守实验室生物安全制度,建立"有菌"观念,培养"无菌操作"习惯。

(5)真实记录实验结果,按要求、按时写出并递交实验报告(根据需要用彩笔绘图)。如实验结果与理论预期不符,应分析和探讨原因。

三、医学微生物学实验室规则

医学微生物学实验室大多涉及第三类或第四类病原微生物,任何疏忽或者不规范操作均可能导致较为严重的后果。为了防止学生在实验过程中自身感染或造成实验室污染,根据中华人民共和国国务院令(第 424 号)《病原微生物安全管理条例》,参照《实验室生物安全通用要求》,并结合学生实验的实际情况,实验室制定如下实验规则:

(1)学生进入实验室应穿实验服(隔离衣),离开时脱下并将其反折叠好。

(2)与实验无关的物品不得带入实验室。带入的实验指导、书籍和文具等应放在指定的非操作区,以免被污染。

(3)在实验室工作区域不得高声谈笑,关闭手机或将其置于静音状态。应保持实验室内的安静、整洁、有序。

（4）实验室内禁止进食、饮水、嚼口香糖、吸烟、化妆、处理隐形眼镜、用嘴含铅笔、用口吸移液管或将实验室材料置于口内等，尽量不要用手抚摸头面部或身体其他暴露部分。

（5）实验过程中发生差错或意外事故时，禁止隐瞒或自作主张不按规定处理，应立即报告老师，按"实验室意外事件的紧急处理"规则进行正确的处理。

（6）用过的带菌材料、器材（吸管、试管、玻片等）应放入污染区指定的消毒缸内。

（7）节约使用实验材料。爱护仪器设备，严格按操作规则使用。如不慎损坏了仪器设备或实验材料等应主动报告指导老师。

（8）在实验课结束前清点、整理好实验物品，将各物归放指定地点，若有缺失，应立即报告指导教师；需培养的材料应做好标记，放入培养箱；并将桌面整理清洁；做好显微镜等仪器设备使用登记。

（9）实验完毕后，以肥皂洗手，必要时用消毒液泡手后方可离开实验室。值日生打扫室内卫生，关好水电、煤气、门窗，洗手后离室。

四、实验室生物学安全（实验室意外事件的紧急处理）

医学微生物学实验教学的实验室多为Ⅱ或Ⅰ级生物安全实验室（BSL-2 或 BSL-1），其安全设备和设施适合于操作第三类或第四类病原微生物。

为保障学生和指导老师的安全以及实验室生物安全，学生必须严格遵守操作程序，一旦有意外事故发生，应立即停止实验，及时通知指导老师，并根据 WHO《实验室生物安全手册》第三版、GB19489-2008 实验室生物安全通用要求以及 GB19781-2005 ISO15190 医学实验室安全要求，对实验室意外事件，应采取如下应急措施处理：

（1）实验过程中，切勿使乙醇、乙醚等易燃易爆药品接近火焰。若遇火险，应先关掉火源，再用湿布掩盖灭火，必要时使用灭火器。切忌用水灭火。

（2）若菌液或感染性液体（血液、尿液标本或培养物）污染衣物，应尽快脱掉已污染的衣物，将其放入黄色垃圾袋内以待高压灭菌，然后洗手并更换实验服。

（3）若手上沾有菌液或感染性液体，应将手浸泡于来苏尔、新洁尔灭或 84 消毒液中消毒 10min，再用肥皂和自来水反复洗净；若菌液等溢到其他部位皮肤，需用75%的酒精或碘液进行皮肤消毒，再用水冲洗。若刺伤、切割伤或擦伤等导致皮肤破损，应用清水和肥皂水清洗伤口，尽量挤出伤口处的血液，再用75%的酒精或络合碘擦洗伤口，必要时找医生进行医学处理。

（4）若菌液感染性液体溅入眼睛，则立即用清水冲洗眼睛，再用生理盐水冲洗（注意动作轻柔，勿损伤眼睛）。

（5）若菌液流洒至桌面或其他地方，需将 3%来苏尔液或 5%石碳酸溶液覆盖 30min 后擦去，如为芽胞杆菌，需适当延长消毒时间。

（6）误入菌液若不慎将菌液吸入口中，应立即将口中菌液吐到消毒容器内，用 1：1000 高锰酸钾溶液或 3%双氧水漱口，并根据菌种，使用有效的抗菌药物预防感染。

（7）离心时，若带有感染性物质的离心管发生破裂，应关闭电源，让离心机停止工作。戴上手套，用镊子清理离心管碎片，然后将破碎的离心管及离心桶、转轴和转子放在无腐蚀性的、对相关微生物有杀灭作用的消毒剂内浸泡。离心机内腔则需用适当浓度的同种消毒剂擦拭。

（8）药品腐蚀：强酸腐蚀伤口需先用大量清水冲洗，再用 5%碳酸氢钠溶液中和；而强碱腐蚀伤时，用清水冲洗后，再用 5%醋酸或 5%硼酸溶液中和。若伤至眼睛，经上述处理后，再滴入 1～2 滴液体石蜡。

五、显微镜的结构和使用方法

显微镜是一种能将人眼不能分辨的微小物体放大成便于肉眼观察的仪器，分为光学显微镜和电子显微镜。光学显微镜包括明视野显微镜、暗视野显微镜、荧光显微镜、相差显微镜等。目前，我们通常使用的是明视野显微镜，能将物体放大 1500～2000 倍（最大的分辨率为 0.2μm）。其他显微镜结构与其基本相同，是在明视野显微镜的基础上进一步发展而来的。因此，明视野显微镜简称显微镜。

（一）普通光学显微镜

【显微镜的构造】
显微镜的构造分为机械部分、光学部分及电气部分（图绪 1）。

1. 机械装置部分

（1）镜座：显微镜下面呈马蹄形或圆形的基座部分，支持整台显微镜的平稳。

（2）镜臂：显微镜后方倾斜或弓形弯曲的部分，是移动显微镜时用手握持的部位。

（3）镜筒：安装在镜臂前端的筒状结构，上连目镜，下连物镜转换器，形成目镜与物镜间的暗室。显微镜的国际标准镜筒长为 160 mm。

（4）物镜转换器：镜筒下端可自由旋转的圆盘，用于安装物镜。观察时通过转动转换器来调换不同倍数的物镜。

（5）载物台：镜筒下方用于放置载玻

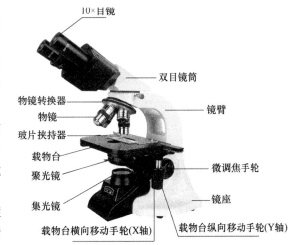

图绪 1　普通光学显微镜

片的平台，中央有一圆形的通光孔。台上装有弹簧夹和推动器，以固定和移动标本，使镜检部位恰好位于视野中心。有些推动器上还附有刻度，可直接计算标本移动的距离并确定标本的位置。

（6）调焦手轮：装在镜臂上的两种螺旋，通过转动使载物台上下移动，调节成像系统的焦距。大的称为粗调焦手轮，每转动一圈，载物台升高或降低 20mm，用于在低倍镜观察时调节物像；小的为微调焦手轮，刻度为 2μm/格，转动一圈可使载物台升高或降低 0.2mm，用于高倍镜观察时调节物像。

2. 光学系统部分

（1）目镜：位于镜筒上方，由两组透镜构成。作用是把物镜放大了的实像再放大一次，并将物像映入观察者的眼中。在目镜上方刻有放大倍数，如 10×、20× 等。在目镜内两个透镜间的光栏上可装一根剪短的毛发作为指针，用以指示要观察的目标。

（2）物镜：位于镜筒下端物镜转换器的孔道内，通常每台显微镜备有一套不同倍数的物镜镜头，并刻有放大倍数。包括：①低倍物镜：用于搜索观察对象及观察标本全貌，如 4×、10×；②高倍物镜：用于观察标本某部分或较细微的结构，如 40×；③油镜：用于观察微生物更细微的结构，如 100×。

（3）聚光镜：位于载物台下方的聚光器支架上。光通过聚光镜将像聚焦于标本的正确位置（光路中心）。拨动聚光镜升降手柄，可将聚光镜上下移动。

（4）集光镜：具有光线聚集作用，把灯泡向四周发散的光线聚集起来。

3. 电气部分　输入电压（AC 100～240V）、灯泡（3W LED 灯或 12V 20W 卤素灯）、保险丝和电源线。

【显微镜的成像原理】

外界光源的光线经反光镜反射到聚光器后，会聚在镜检标本上，标本反射或折射出来的光线经物镜作用后，在目镜的焦平面上形成一放大的实像，该实像经目镜再次放大后成一虚像。故观察到的是经两次放大后的倒立虚像。即：光线→反光镜→聚光器→镜检标本→物镜（第一次放大成倒立实像）→镜筒→目镜（再次放大成虚像）→眼（图绪2）。

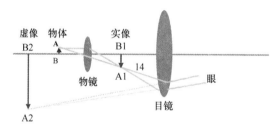

图绪 2　显微镜的成像原理

显微镜对样品的放大倍数是物镜放大倍数和目镜放大倍数的乘积。如物镜是 40×，目镜是 10×，其物像的放大倍数是 40×10＝400 倍。

使用油镜时需滴加香柏油是因为当光线从玻片经空气进入镜头时，由于介质密度不同会发生折射现象而散失，进入物镜中的光线减少。使用高倍或低倍镜时，透镜的孔径比较大，影响不显著；但油镜透镜孔径很小，射入镜内的光线很少，视野暗，物像模糊不清。香柏油的折光率（$n=1.515$）与玻片（$n=1.52$）相近，可减少光线因折射而散失掉，使进入油镜的光线增多，视野亮度加强，物像从而变得清晰（图绪3）。

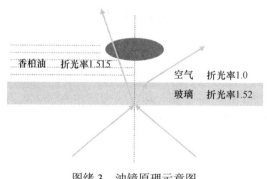

图绪 3　油镜原理示意图

【使用方法】

1. 从显微镜柜内取出显微镜，右手握镜臂，左手托镜座，平稳地取出，放置在实验台桌面上，置于操作者左前方，距实验台边缘约 10cm，镜臂朝自己，镜筒朝前。实验台右侧放绘图用具。

2. 灯泡照明：打开电源开关，灯泡就会发亮。旋转亮度旋钮来调节视场的明亮度。顺时针旋转亮度增强，反之亮度减弱。

3. 瞳距调节：通过目镜观察时，调节双目镜筒转座直到左右视场完全吻合。

4. 放置标本玻片：下调载物台，将待检标本玻片放于其上（有盖玻片的一面朝上），以弹簧夹固定。移动推进器，使观察范围移至通光孔的中心。

5. 低倍镜观察：用 10×物镜聚焦。旋转转换器，将 10×物镜移至光路（当旋转到位时，物镜转换器会自动定位，咔嗒一声），旋转粗调焦手轮，将载物台升至最高点。通过目镜进行观察，慢慢旋转粗调焦手轮，降低载物台，当标本像出现时停止旋转。旋转微调焦手轮，进行精确聚焦。并利用推进器把需观察的部分移至视野中央。不要同时沿相反方向旋转左右调焦手轮。当载物台已达到移动的极限位置，请不要继续旋转粗调焦手轮，这些操作都会导致调焦部件的损坏。

6. 聚光镜垂直位置调节：利用聚光镜升降手柄将其调至上端极限处，然后稍微往下降低一点，如果在视场背景中发现散射图像，可将聚光镜上下微微调节，使其现象消失。

7. 高倍镜观察：转动转换器，选择高倍镜的镜头，用微调焦手轮调节焦距，到物像清晰为止。进一步把要观察的部位移至视野中央。

8. 油镜观察：标有"oil"字体的物镜为浸油物镜。使用油镜时，需在物镜和盖玻片之间加专供显微镜的浸油。

（1）在玻片镜检部位加香柏油 1～2 滴，消除气泡。

（2）转动转换器，将油镜置于镜筒下方。

（3）从目镜观察，缓慢以微调焦手轮微调，直至物像清晰。未能看到物像或镜头离开油滴时，可从侧面观察，小心调节油镜浸入油滴，镜头几乎与标本接触为止，再重复上述操作。

（4）观察标本时应两眼同时张开，左眼观察，右眼用于绘图并记录结果。

（5）镜检完毕，转动粗调焦手轮使载物台下降到底，再将亮度调节旋钮移到最小亮度处，最后关闭电源开关。将镜头旋离玻片，取下标本，先用擦镜纸将镜头上的油擦净，再用擦镜纸蘸少许二甲苯擦去残留油渍，最后以干净的擦镜纸擦去二甲苯。

9. 还原显微镜：旋转转换器，将物镜头扭成"八字形"位置与聚光器相对。下降聚光器。罩上镜罩，将显微镜对号归位。

【显微镜的应用】

显微镜能将微小物体或物体的微细部分高倍放大，便于肉眼观察。因此，广泛应用于工农业生产和科学研究中，尤其在生物学和医学中经常使用。

【注意事项】

1. 显微镜是贵重精密仪器，使用时要精心爱护，不得随意拆散和碰撞。

2. 放置显微镜的实验室应清洁而干燥，实验台台面水平，稳固无震动，应防止显微镜与腐蚀性的试剂接触。

3. 使用显微镜时，一般顺序为经低倍镜、高倍镜到油镜，当高倍镜观察到标本后，基本上油镜也可以观察得到。也可以不经过低倍镜和高倍镜，直接以油镜观察。由于油镜的工作距离很小（一般在 0.2 mm 以内），因此在使用油镜时，调焦速度要慢，注意从侧面观察镜头与标本距离，避免压碎玻片，损坏物镜头。

4. 使用油镜头时，切忌将镜油污染到其他非油镜头上。

5. 用擦镜纸擦拭油镜头时，应顺其直径朝一个方向擦，不要转圈擦。

6. 为防止触电或火灾，在安装显微镜、更换灯泡和插拔电源之前，必须关闭电源开关。

【思考题】

1. 为什么使用油镜时要等玻片干后才能加香柏油？

2. 油镜的标志是什么？使用时应注意些什么？

3. 如果视野太亮或太暗，可以通过哪些方法来解决？

（二）暗视场显微镜

【暗视场显微镜原理】

暗视场显微镜是根据丁达尔现象即以胶体粒子的反射和散射现象为基础设计的显微镜，丁达尔现象是指光通过烟、雾、悬浮液或乳状液等浑浊媒质时，这些浑浊媒质所呈光的强烈散射现象。如灰尘细粒，若在明视野用强光通过的方法观察，有些粒子遇光后发生散射现象，但因光线太强和发生绕射现象等而看不出来，如果用光线斜照它们，并衬上暗的背景，则因粒子与光线发生散射的结果，尘粒成为可见。

与普通光学显微镜不同之处是暗视场显微镜使用一种特殊的暗视场聚光器，此聚光器中央有一个黑色挡光板，光线不能直接进入镜筒，导致来自反光镜的中央光线不能直接上升进入物镜，而只能从挡光板周边缝隙折射到载玻片的标本上。经反射作用而出聚光器，形成一个圆锥样的光柱。调节聚光器之高低，可使此圆锥的顶点（即焦点）恰在载物玻片的表面，此时如玻片上空无一物，或为完全透明之物体，则光线直穿而过，不能进入接物镜中，因此视野背景是黑暗的；如玻片上有可以折光的物体（如细菌或其他颗粒）存在，则由聚光器而来的光线遇此物体，形成一个弥散反射，其中有一部分光线即经物体反射或衍射的散射光进入镜头，到达观察者的眼睛，此时所见者即为闪光的物体颗粒，衬托在黑色背景中，状如夏夜晴空中的点点繁星，异常清晰。如光线斜射到螺旋体，由于菌体与周围物体折光率不同而引起光散射发出亮光，反射到接物镜（图绪4）。

因用暗视野法可以在黑暗的视野中看到光亮的菌体，故在观察生活细菌及细菌运动时常采用此法。用这种方法可以分辨小到 0.04μm 的超微粒子。而明视场显微镜最多能分辨 0.2μm，小于 0.2μm 的物体，则不能分辨。暗视场显微镜仅能看到菌体轮廓，而看不到内部结构（图绪5），故常用于确定螺旋体、病毒的存在；观察未染色体液标本中的细菌、霉菌等；观察细菌鞭毛的运动。在暗视野中，由于有些活细胞其外表比死细胞明亮，所以暗视野也被用来区分死、活细胞，此技术现已被用于各种酵母细胞的死、活鉴别。

【构造及组成】

普通光学显微镜、暗视场聚光器、显微镜灯。

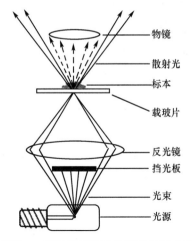
图绪4 暗视野显微镜光路原理示意图

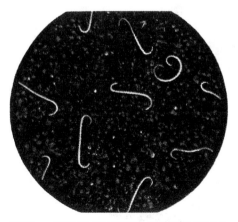
图绪5 暗视场显微镜下钩端螺旋体的形态

【使用方法】

1. 把暗视野聚光器装在显微镜的聚光器支架上。

2. 选用强的光源，但又要防止直射光线进入物镜，所以一般用显微镜灯照明。

3. 在聚光器和标本片之间要加一滴香柏油，目的是不使照明光线于聚光镜上面进行全反射，达不到被检物体，而得不到暗视野照明。

4. 升降集光器，将集光镜的焦点对准被检物体，即以圆锥光束的顶点照射被检物。如果聚光器能水平移动并附有中心调节装置，则应首先进行中心调节，使聚光器的光轴与显微镜的光轴严格位于一直线上。

5. 选用与聚光器相应的物镜，调节焦距，找到所需观察的物像。

【注意事项】

1. 进行暗视野观察时，聚光镜与载玻片之间滴加的香柏油要充满，否则照明光线于聚光镜上面进行全面反射，达不到被检物体，从而不能得到暗视野照明。

2. 在进行暗视野观察标本前，一定要进行聚光镜的中心调节和调焦，使焦点与被检物体一致。

3. 由于暗视野聚光镜的数值孔径都较大（NA=1.2～1.4），焦点较浅，因此，过厚被检物体无法调在聚光镜焦点处，一般载玻片厚度为 1.0 mm 左右，盖玻片厚度宜在 0.16 mm 以下，同时载玻片、盖玻片应很清洁，无油脂及划痕，否则都会严重地干扰最终成像。

（三）荧光显微镜

荧光显微镜是利用一定波长的激发光对样品进行激发，使之产生一定波长的荧光，从而用于对样品结构或其组分进行定性、定位、定量观察检测。某些物质经波长较短的光照射后，分子被激活，吸收能量后呈激发态。其能量部分转化为热能或用于光化学反应外，相当一部分则以波长较长的光能形式辐射出来，这种波长长于激发光的可见光称为荧光。荧光显微镜是利用一定波长的光激发标本发射荧光，通过物镜和目镜系统放大以观察标本的荧光图像。其外形见图绪6。

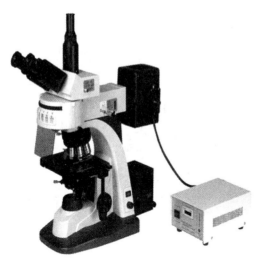

图绪6 荧光显微镜

【荧光显微成像原理】

荧光显微镜通常是利用一个高发光效率的点光源，并经过滤色系统发出一定波长的光作为激发光、激发标本内的荧光物质发射出各种颜色的荧光后，然后再通过物镜和目镜进行放大，以便更好地进行观察。同时在强烈的对衬背景下，即使荧光很微弱也很容易辨认，且敏感性较高，主要可用于细胞结构和功能及化学成分等的研究。

荧光显微镜的基本构造通常由普通光学显微镜再加一些如荧光光源、激发滤片、双色束分离器及阻断滤片等附件的基础上组成。同时采用的荧光光源一般为超高压汞灯，它可发出各种波长的光，且每种荧光物质都会有一个产生最强荧光的激发光波长，这时需加置激发滤片，通常有紫外、紫色、蓝色及绿色激发滤片，仅需使一定波长的激发光透过并照射到标本上，并将其他光都吸收掉。同时在每种物质被激发光照射后，更可在极短时间内发射出比照射波长更长的可见荧光。

荧光有两种类型，一种是标本自身的原有荧光（自发荧光），另一种是利用荧光色素和细胞的特定部分反应所产生的荧光（次生荧光）。自发荧光：在生物的某些组织中，经紫外线照射后能直接发射出荧光的称为自发荧光（或直接荧光）。如植物组织中的叶绿素，经紫外线照射后，即可发出红色荧光。次生荧光：有些生物组织经紫外线照射后，并不能发出荧光，但是当它吸收荧光染料后也可以产生荧光，称为次生荧光（或间接荧光）。如吖啶橙、DAPI均可检测细胞内的核酸。

【荧光显微镜的构造和使用】

1. 荧光显微镜的基本结构

（1）荧光光源：由于标本发出的荧光和激发光相比，是非常微弱的，因此荧光显微镜的光源强度必须很高，所以对于荧光显微镜的光源我们通常采用高压汞灯。汞灯能以最小的表面发出最大数量的紫外光和蓝光，且光亮度大，光度稳定。它是由石英玻璃制作，中间呈球形，有两个钨电极，内充一定数量的汞和少量氩氖混合气体。

工作时由两个电极间放电，引起水银蒸发，球内气压迅速升高，当水银完全蒸发时，可达50～70个标准大气压力，这一过程一般约需5～15min。超高压汞灯的发光是电极间放电使水银分子不断解离和还原过程中发射光量子的结果。它发射很强的紫外和蓝紫光，足以激发各类荧光物质。超高压汞灯也散发大量热能。因此，灯室必须有良好的散热条件，工作环境温度不宜太高。200W超高压汞灯的平均寿命，在每次使用2h的情况下约为200h，开动一次工作时间越短，则寿命越短，如开一次只工作20min，则寿命降低50%。因此，使用时尽量减少启动次数。灯泡在使用过程中其光效是逐渐降低的。灯熄灭后要等待冷却才能重新启动。点燃灯泡后不可立即关闭，以免水银蒸发不完全而损坏电极，一般需要等15min。

超高压汞灯（100W或200W）光源的电路和包括变压、镇流、启动几个部分。由于超高压汞灯压力很高，紫外线强烈，因此灯泡必须置灯室中方可点燃，以免伤害眼睛和发生爆炸时造成操作。

（2）滤色镜系统：滤色镜按用途或功能，主要分为两类：①激发滤色镜（exciter filter）对于光源发出的混合光，选择透过能使标本产生荧光的特定波长的光，同时阻挡对激发荧光无关的光。荧光染料均有一定的吸收光谱（激发峰值），利用滤色镜对光线选择吸收的能力，选用其透射光谱，恰为荧光染料的最大吸收光谱（激发峰值）的激发滤色镜，以便从汞灯发出的广谱光波中，选择透过最宜波段的光线使用。②阻挡滤色镜（barrier filter）阻挡滤色镜是用来阻挡掉没有被标本吸收的激发光和某些波长较短的光线以及没有被选择透过的荧光，以防伤害眼睛。阻挡滤色镜的选用，应视荧光染料的荧光光谱而定，要能够最大限度地透过所需荧光并阻断短波光以及不需要波长的荧光。③二向色镜（DM）二向色镜位于汞灯激发滤色镜构成的平行光轴与目镜和物镜构成的竖直光轴的两轴垂直相交处，斜向安装于光路之中。与照明光路成45°角，承担色光的分流作用。二向色镜对激发光波长的光（即透过激发滤光片的光），有很高的反射率。而对由标本发出的荧光波长区的光，则有很高的透射率，即二色向镜起着反射激发光和透过荧光的重要作用。一个滤光镜系统（即一个滤光块）由激发滤色镜、二向色镜、阻挡滤色镜（三部分组成。通过以上激发滤光片、二向色镜、阻挡滤光片的相应组合，可以形成多种不同的激发方法，如紫外（UV）、紫（V）、蓝（B）和绿（G）等（这些名称是以激发光主波长的颜色而定的）。

2. 使用方法

（1）打开灯源，超高压汞灯要预热几分钟才能达到最亮点。

（2）透射式荧光显微镜需在灯源与聚光器之间装上所要求的激发滤片，在物镜的后面装上相应的阻断滤片。落射式荧光显微镜需在光路的插槽中插入所要求的激发滤片/二向色镜/阻断滤片的插块。

（3）用低倍镜观察，根据不同型号荧光显微镜的调节装置，调整光源中心，使其位于整个照明光斑中央。

（4）放置标本片，调焦后即可观察。 使用中应注意：

【注意事项】

1. 应在暗室中进行检查。进入暗室后，接上电源，点燃超高压汞灯 5～15min，待光源发出强光稳定后，眼睛完全适应暗室，再开始观察标本。

2. 观察对象必须是可自发荧光或已被荧光染料染色的标本。

3. 载玻片、盖玻片及镜油应不含自发荧光杂质，载玻片的厚度应在 0.8～1.2mm，太厚可吸收较多的光，并且不能使激发光在标本平面上聚焦。载玻片必须光洁，厚度均匀，无油渍或划痕。盖玻片厚度应在 0.17mm 左右。

4. 检查时间每次以 1～2h 为宜，超过 90min，超高压汞灯发光强度逐渐下降，荧光减弱；标本受紫外线照射 3～5min 后，荧光也明显减弱；所以，最多不得超过 2～3h。荧光标本一般不能长久保存，若持续长时间照射（尤其是紫外线）易很快褪色。因此，如有条件则应先照相存档，再仔细观察标本。

5. 荧光显微镜光源寿命有限，启动高压汞灯后，不得在 15min 内将其关闭，一经关闭，必须待汞灯冷却后方可再开启。严禁频繁开闭，否则，会大大降低汞灯的寿命。标本应集中检查，以节省时间，保护光源。天热时，应加电扇散热降温，新换灯泡应从开始就记录使用时间。灯熄灭后欲再用时，须待灯泡充分冷却后才能点燃。一天中应避免数次点燃光源。

6. 若暂不观察标本时，可拉过阻光光帘阻挡光线。这样，既可避免对标本不必要的长时间照射，又减少了开关汞灯的频率和次数。

7. 较长时间观察荧光标本时，一定要戴能阻挡紫外光的护目镜，加强对眼睛的保护。在未加入阻断滤光片前不要用眼直接观察，否则会损伤眼睛。

（四）相差显微镜

相差显微镜是一种将光线通过透明标本细节时所产生的光程差（即相位差）转化为光强差的特种显微镜。光线通过比较透明的标本时，光的波长（颜色）和振幅（亮度）都没有明显的变化。因此，用普通光学显微镜观察未经染色的标本（如活的细胞）时，其形态和内部结构往往难以分辨。然而，由于细胞各部分的折射率和厚度的不同，光线通过这种标本时，直射光和衍射光的光程就会有差别。随着光程的增加或减少，加快或落后的光波的相位会发生改变（产生相位差）。光的相位差人的肉眼感觉不到，但相差显微镜能通过其特殊装置——环状光阑和相板，利用光的干涉现象，将光的相位差转变为人眼可以察觉的振幅差（明暗差），从而使原来透明的物体表现出明显的明暗差异，对比度增强，使我们能比较清楚地观察到普通光学显微镜和暗视野显微镜下都看不到或看不清的活细胞及细胞内的某些细微结构。相差显微镜能观察到透明样品的细节，适用于对活体细胞生活状态下的生长、运动、增殖情况及细微结构的观察。因此，是微生物学、细胞生物学、细胞和组织培养、细胞工程、杂交瘤技术等现代生物学研究的必备工具。

【成像原理】

把透过标本的可见光的光程差变成振幅差，从而提高了各种结构间的对比度，使各种结构变得清晰可见。镜检时光源只能通过环状光阑的透明环，经聚光器后聚成光束，这束光线通过被检物体时，因各部分的光程不同，光线发生不同程度的偏斜（衍射）。由于透明圆环所成的像恰好落在物镜后焦点平面和相板上的共轭面重合。因此，未发生偏斜的直射光便通过共轭面，而发生偏斜的衍射光则经补偿面通过。由于相板上的共轭面和补偿面的性质不同，它们分别将通过这两部分的光线产生一定的相位差和强度的减弱，两组光线再经后透镜的会聚，又复在同一光路上行进，而使直射光和衍射光产生光的干涉，变相位差为振幅差。这样在相差显微镜镜检时，通过无色透明体的光线使人眼不可分辨的相位差转化为人眼可以分辨的振幅差（明暗差）。

【主要结构和装置】

相差显微镜与普通光学显微镜的基本结构是相同的，所不同的是它具有四部分特殊结构：环状光阑、相板、合轴调节望远镜及绿色滤光片。

1. 环状光阑　相差显微镜的聚光器光阑是环状光阑，位于聚光器的前焦点平面上，照明光线只能从环状的透明区进入聚光镜再斜射到标本上（斜射角度远小于暗视野聚光器），产生直射光和绕射光。大小不同的环状光阑与聚光镜一起形成转盘聚光器，其转盘前端有标示孔，表示位于聚光镜下面的光阑种类，不同的光阑应与各自不同放大率的物镜配套使用。光阑的直径大小是与物镜的放大倍数相匹配的，并有一个明视场光阑，与聚焦器一起组成转盘聚光器。在使用时只要把相应的光阑转到光路即可。

2. 相板　物镜的后焦平面上装有相板，这是相差显微镜的主要装置。相板上有两个区域，直射光通过的部分叫"共轭面"，衍射光通过的部分叫"补偿面"。分别透过直射光和绕射光。带有相板的物镜叫相差物镜，常以"Ph"字样标在物镜外壳上。通过涂在相板上的吸收膜和推迟相位膜，直射光和绕射光会发生光强度减弱及相应改变，再通过两者的干涉作用，将相位差变为振幅差。如果是部分吸收直射光而推迟绕射光的相位可产生暗反差（形成明亮的背景和暗的标本），反之，如果是部分吸收绕射光而推迟直射光的相位则产生明反差（标本是明亮的而背景是暗的）。

3. 合轴调节望远镜　是相差显微镜一个极为重要的结构。环状光阑的像必须与相板共轭面完全吻合，才能实现对直射光和衍射光的特殊处理。否则应被吸收的直射光被泄掉，而不该吸收的衍射光反被吸收，应推迟的相位有的不能被推迟，这样就不能达到相差镜检的效果。由于环状光阑是通过转盘聚光器与物镜相匹配的，因而环状光阑与相板常不同轴。为此，相差显微镜配备有一个合轴调节望远镜（在镜的外壳上标有"CT"符号），用于合轴调节。使用时拨去一侧目镜，插入合轴调节望远镜，旋转合轴调节望远镜的焦点，便能清楚看到一明一暗两个圆环。再转动聚光器上的环状光阑的两个调节钮，使明亮的环状光阑圆环与暗的相板上共轭面暗环完全重叠。如明亮的光环过小或过大，可调节聚光器的升降旋钮，使两环完全吻合。如果聚光器已升到最高点或降到最低点而仍不能矫正，说明玻片太厚了，应更换。调好后取下望远镜，换上目镜即可进行镜检观察。

4. 绿色滤光片　由于使用的照明光线的波长不同，常引起相位的变化，为了获得良好的相差效果，相差显微镜要求使用波长范围比较窄的单色光，通常是用绿色滤光片来调整光源的波长。这是因为相差物镜多属消色差物镜，这种物镜只纠正了黄、绿光的球差而未纠正红、蓝光的球差，在使用时采用绿色滤光片效果最好。另外，绿色滤光片有吸热作用（吸收红色光和蓝色光），进行活体观察时比较有利。

【使用方法】

1. 将显微镜的聚光器和接物镜换成相差聚光器和相差物镜，在光路上加绿色滤光片。

2. 聚光器转盘刻度置"0"，调节光源使视野亮度均匀。

（1）根据观察标本的性质及要求，挑选适合的相差物镜。

（2）将标本片放到载物台上，用低倍物镜（10×）在明视野配光并聚焦样品。

（3）将聚光器转盘刻度置"10"（与所用10×物镜相匹配），注意由明视野转为环状光阑时，因进光量减少，要把聚光器的光圈开足，以增加视野亮度。

（4）取下一侧目镜，换上合轴调节望远镜，用左手指固定望远镜外筒，一边观察，一边用右手转动其内筒，使其升降，对焦使聚光器中的亮环和物镜中的暗环清晰；当双环分离时，说明不合轴，可用聚光器的中心调节螺旋移动亮环，直至双环完全重合。然后取下合轴调节望远镜，换回目镜。在使用中，如需要更换物镜倍数时，必须重新进行环状光阑与相板共轭面圆环吻合的调整。

（5）选用适当放大倍数的物镜即可进行镜检，镜检操作与普通光学显微镜方法相同。

【注意事项】

1. 视场光阑与聚光器的孔径光阑必须全部开大，而且光源要强。因环状光阑遮掉大部分光，物镜相板上共轭面又吸收大部分光。

2. 不同型号的光学部件不能互换使用。

3. 载玻片、盖玻片的厚度应遵循标准，不能过薄或过厚。

4. 切片不能太厚，一般以 5～10μm 为宜，否则会引起其他光学现象，影响成像质量。

5. 精确的合轴调节是取得良好观察效果的关键，若环状光阑的光环和相差物镜中的相位环不能精确吻合会造成直射光和绕射光的光路紊乱，应被吸收的光不能吸收，该推迟相位的光波不能推迟，失去相差显微镜的效果。

（五）电子显微镜

电子显微镜是以电流代替光源，以电磁圈代替放大透镜的观测精密仪器。由于电磁波较光源更短，所以电子显微镜放大倍数可高达数万倍，看到更为精细的结构，在生命科学领域可用于胚胎及组织发生学方面的研究和观察；在临床上可用于多种疾病亚细胞结构病变的观察和诊断，特别是肾小球疾病的诊断，以及一些疑难肿瘤的组织来源和细胞属性判定，如一些去分化、低分化或多向分化肿瘤的诊断和鉴别诊断；最早关于细胞凋亡的形态学描述也是源于电镜的观察。随着电镜技术的不断发展，以及与其他方法的综合使用，还出现了免疫电镜、电镜细胞化学技术、电镜图像分析技术及全息显微术等。其外形见图绪 7。

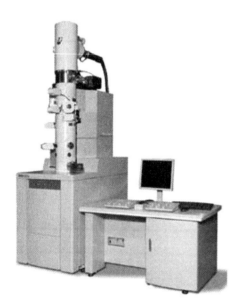

图绪 7　电子显微镜

【基本原理】

目前，电子显微镜技术（electron microscopy）已成为研究机体微细结构的重要手段。常用的有透射电镜（transmission electron microscope，TEM）和扫描电子显微镜（scanning electron microscope，SEM）。与光镜相比，电镜用电子束代替了可见光，用电磁透镜代替了光学透镜，并使用荧光屏将肉眼不可见电子束成像。

1. 透射电子显微镜（transmission electron microscope，TEM）在真空条件下，电子束经高压加速后，穿透样品时形成散射电子和透射电子，它们在电磁透镜的作用下在荧光屏上成像。电子束投射到样品时，可随组织构成成分的密度不同而发生相应的电子发射，如电子束投射到质量大的结构时，电子被散射的多，因此投射到荧光屏上的电子少而呈暗像，电子照片上则呈黑色。称电子密度高（electron dense）。反之，则称为电子密度低（electron lucent）。

2. 扫描电镜（scanning electron microscope）扫描电镜是利用二次电子信号成像来观察样品的表面形态。用极细的电子束在样品表面扫描，激发样品表面放出二次电子，将产生的二次电子用特制的探测器收集，形成电信号运送到显像管，在荧光屏上显示物体。（细胞、组织）表面的立体构象，可摄制成照片。扫描电镜能观察较大的组织表面结构，1mm

左右的凹凸不平面能清晰成像，故样品图像富有立体感。

【主要结构】

电镜的主要结构有：电子光学系统、真空系统、电器与控制系统。

1. 电子光学系统

（1）照明部分，①阴极：又称灯丝，一般是由 0.03～0.1mm 的钨丝作成 V 或 Y 形状。②阳极：加速从阴极发射出的电子。为了安全，一般都是阳极接地，阴极带有负高压。③控制极：会聚电子束；控制电子束电流大小，调节象的亮度。阴极、阳极和控制极决定着电子发射的数目及其动能，因此，人们习惯上把它们通称为"电子枪"。④聚光镜：由于电子之间的斥力和阳极小孔的发散作用，电子束穿过阳极小孔后，又逐渐变粗，射到试样上仍然过大。聚光镜就是为克服这种缺陷加入的，它有增强电子束密度和再一次将发散的电子会聚起来的作用。

（2）成像放大部分，①试样室：位于照明部分和物镜之间，它的主要作用是通过试样台承载试样，移动试样。②物镜：电镜的最关键的部分，直接决定电镜的分辨率，对成像水平起关键作用。物镜的最短焦距可达 1mm，放大倍数约为 300 倍，最佳分辨本领可达 1 埃，目前，实际的分辨本领为 2 埃。③中间镜：是将物镜放大了的像进一步放大。④投影镜：是将中间镜放大的像进一步放大并成像于荧光屏上。

（3）显像部分这部分由观察室和照相部件组成。在分析电镜中，还有探测器和电子能量分析附件。

2. 真空系统　为了保证真在整个通道中只与试样发生相互作用，而不与空气分子发生碰撞，因此，整个电子通道从电子枪至照相底板盒都必须置于真空系统之内，一般真空度为 10^{-4}～10^{-7} 毫米汞柱。

3. 供电系统透射电镜需要两部分电源　一是供给电子枪的高压部分，二是供给电磁透镜的低压稳流部分。电源的稳定性是电镜性能好坏的一个极为重要的标志。所以，对供电系统的主要要求是产生高稳定的加速电压和各透镜的激磁电流。近代仪器除了上述电源部分外，尚有自动操作程序控制系统和数据处理的计算机系统。

【样本制备】

由于电子易散射或被物体吸收，故穿透力低，必须制备更薄的超薄切片（通常为 50～100nm）。其制备过程要求极严格。要在机体死亡后的数分钟内取材，组织块要小（1 立方毫米以内），常用戊二醛和锇酸进行双重固定，树脂包埋，用特制的超薄切片机切成超薄切片，再经醋酸铀和柠檬酸铅等进行电子染色。

【电镜观察】

1. 启动电镜　启动时间需 30～40min，使镜筒高度真空和电源系统预热。

2. 加高压　按下"高压"开关，选择合适的加速电压值。生物样品一般选用 50～80kV。

3. 灯丝加热　当高压暗流稳定后，慢慢转动"灯丝"按钮，以升高灯丝温度，同时观察束流表。观察生物样品一般选择电子束流在 15～30μA。

4. 镜筒合轴　主要有电子枰平移与倾斜、聚光器平移与倾斜、聚光器光栏的选择与对中、聚光器消像散、物镜光栏的选择与对中、物镜消散像、中间镜与投影镜对中等。

5. 放置样品　等载有样品的载网置于样品室的台上。

6. 视场选择　装入载网标本后，先用低倍镜挑选分散均匀、浓度适中的区域至荧光屏中心，然后选择适当的放大倍数观察要研究的结构。

7. 物镜调焦　物镜调焦旋钮一般分"粗调"、"细调"。做一般观察时，只要调至图像大致清晰即可，但若摄影，必须调至最佳聚焦。

8. 显微摄影。

9. 关机。

（朱翠明　赵　铁）

第一篇 细 菌 学

第一章 细菌形态与结构的观察

各种细菌在一定的环境条件下，有比较稳定的形态及结构，了解细菌的形态与结构对研究细菌的生理活动、致病性和免疫性，鉴别细菌以及细菌性感染的诊断和防治等均有重要的理论和实际意义。

由于细菌的体积微小，而且无色透明，因此，在细菌的形态学检查过程中，必须借助于显微镜以及适当的染色，才能比较清楚地进行观察。

实验一 细菌不染色标本的观察

不染色标本一般用于观察细菌动力及运动情况，因为不染色标本直接在普通光学显微镜下，不能清楚看到细菌的形态与结构特征。细菌未染色时无色透明，在显微镜下主要靠细菌的折射率与周围环境不同进行观察。有鞭毛的细菌在镜下呈活泼有方向的运动，无鞭毛的细菌则呈不规则布朗运动。细菌动力的检查方法很多，常用的有悬滴法、压滴法、半固体培养基穿刺接种法以及暗视野显微镜法等。

【实验器材】

1. 菌种　变形杆菌、葡萄球菌 6～12h 肉汤培养物。
2. 玻片　普通玻片、凹玻片、盖玻片。
3. 其他　吸管、酒精灯、接种环、凡士林等。

【实验方法】

1. 悬滴法（图 1-1）

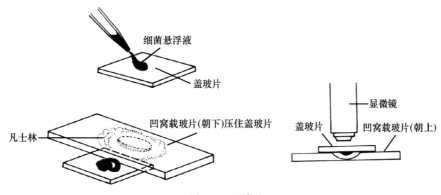

图 1-1　悬滴法

（1）取 2 张洁净凹玻片，在凹窝四周涂少许凡士林。

（2）用接种环各取 1 环变形杆菌、葡萄球菌培养物分别置于两片盖玻片中央。

（3）将凹玻片倒合于盖玻片上，使凹窝中央正对菌液。

（4）迅速翻转载玻片，用小镊子轻压，使盖玻片与凹窝边缘粘紧封闭，以防水分蒸发。

（5）先用低倍镜找到悬滴边缘，再换高倍镜，观察时应下降聚光器，缩小光圈，减少光亮，使背景较暗易于观察。

2. 压滴法（图 1-2）

（1）用接种环取 2～3 环菌液置于洁净载玻片中央。

（2）用小镊子夹 1 块盖玻片轻轻覆盖在菌液上，放置盖玻片时应注意，先将盖玻片的一端接触菌液，缓缓放下，以免产生气泡。

（3）先用低倍镜观察，找到细菌所在部位后再换高倍镜观察，看细菌能否运动。

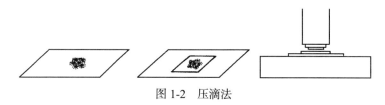

图 1-2　压滴法

【实验结果】

变形杆菌有鞭毛，运动活泼，可向不同方向迅速运动。葡萄球菌无鞭毛，不能做真正运动，只能在一定范围内做位移不大的颤动，这是受水分子撞击而呈分子运动（布朗运动）。

【注意事项】

1. 观察悬滴标本时，先用低倍镜找物像，再改换高倍镜观察。因凹玻片较厚、油镜焦距很短，故一般不能用油镜来检查。

2. 镜检时须适当降低聚光器或缩小光圈，视野不宜过亮。

3. 检查细菌动力时需注意区分真正运动和分子运动，前者是由于细菌鞭毛引起的有方向性的位移，而后者是因水分子撞击细菌而引起的布朗运动，只在原地颤动，无鞭毛的细菌仅有此种分子运动。

4. 标本片制好后应尽快观察，以免水分蒸发影响观察结果。

【思考题】

除了悬滴法、压滴法外，还有什么方法可以观察细菌的动力？

（刘安元　赵飞骏）

实验二　细菌染色标本的观察

细菌体积微小、无色半透明，未经染色不易观察其形态和结构，需经染色、显微镜放大后才能清晰可见。在一般情况下，细菌菌体多带负电荷，易于和带正电荷的碱性染料结合而被染色。常用碱性染料有美蓝、孔雀绿、碱性复红、结晶紫和中性红等。若使用酸性染料，多用刚果红、伊红、藻红和酸性品红等。使用酸性染料时，必须降低染液的 pH，使其呈现强酸性（低于细菌菌体等电点），让菌体带正电荷，才易于被酸性染料染色。

染色方法有单染色法和复染色法两种。单染法是指用一种染料使细菌着色，可清楚观察细菌的形态、大小和排列方式，但对细菌无鉴别价值。复染色法是用两种或两种以上的染料染色，有助于鉴别细菌，故又称鉴别染色法。常用的复染法有革兰染色法和抗酸染色法。此外，还有用于细菌的芽胞、鞭毛、荚膜、核质、细胞壁、异染颗粒等的特殊染色法。

一、单 染 色 法

【实验目的】

1. 掌握单染色法的原理及其操作方法。

2. 掌握微生物涂片、染色的基本技术和无菌操作技术。

3. 巩固显微镜（油镜）的使用方法。

4. 初步认识细菌的形态特征。

【实验原理】

由于细菌的等电点在 pH2～5，在碱性、中性或弱酸性的环境中细菌均带负电荷，易与带正电荷的碱性染料结合而着色。故用于细菌染色的染料多为带阳离子着色基团的苯胺染料，如美蓝、结晶紫、碱性复红等，它们较易与细菌菌体结合。细菌经单染色法处理后，可观察其形态、排列、大小及简单的结构，但不能显示各种细菌染色性的差异。

【实验器材】

1. 菌种　大肠埃希菌、葡萄球菌琼脂斜面 18～24h 培养物。

2. 染色液　草酸铵结晶紫染液、碱性亚甲蓝（美蓝）染液或石炭酸复红染液。

3. 其他　显微镜、酒精灯、接种环、载玻片、生理盐水、香柏油、二甲苯/乙酸乙酯、擦镜纸等。

【实验方法】

1. 细菌涂片的制作

要进行细菌染色，首先需作涂片，细菌涂片的制作分涂片、干燥和固定三个步骤。

（1）涂片

1）取洁净载玻片 1 张，在其中央加 1 滴生理盐水。

2）将接种环烧灼灭菌，冷却后自琼脂斜面上取细菌少许，混于生理盐水滴中，涂抹制成直径约 1cm 大小的均匀悬液，然后将接种环灭菌。制作涂片时所取菌量不宜过多，以免涂抹不均使细菌聚集成团，影响结果观察。若取液体标本（如肉汤培养物、脓液、痰液等）作涂片时，可不加生理盐水而直接取标本涂片。

3）接种环的灭菌和取菌法

A 灭菌：接种环在取菌前后，其金属丝部分必须用火焰烧红灭菌。方法是右手拿接种环，成 45°角置火焰中，待金属丝烧红后，斜持接种环将金属柄缓慢通过火焰灭菌。取菌后的接种环必须灭菌后才能置放实验台上。

B 取菌：用左手拇指与食指、中指夹住琼脂斜面管下端，斜面朝上，试管倾斜，用右手转动一下管口棉塞，在近火焰处用右手小指与掌面夹住棉塞并拔出，已拔出的棉塞不可放在实验台上，也不可触及任何物品。试管口用火焰灭菌后，用已灭菌并冷却的接种环伸入培养管中，自斜面上轻轻刮取细菌，取菌后将试管口再次灭菌，塞好棉塞放回原处。

（2）干燥：涂片放室温自然干燥，或将标本涂抹面向上，在离火焰半尺高处微微烘干。

切忌直接放在火焰上烤干。

（3）固定：常用加热固定法。其目的是杀死细菌，使菌体与玻片黏附牢固，在染色时不致被染液和水冲掉，还可增强细菌的着色性。手执玻片的一端，标本面朝上，来回通过火焰 3 次，注意温度不可太高，以玻片反面触及皮肤，感觉微烫为宜。

2. 染色　滴加结晶紫染液、碱性亚甲蓝（美蓝）染液或石炭酸复红染液 1～2 滴，使染液盖满菌膜。1～2min 后，用细小水流洗去多余染液，待干燥后镜检。

【实验结果】

用结晶紫染色的大肠埃希菌、葡萄球菌呈紫色；用石炭酸复红染色者呈红色；用亚甲蓝（美蓝）染色者则呈现蓝色。

【注意事项】

1. 涂片时生理盐水及取菌不宜过多，涂片应尽可能均匀。

2. 水洗步骤水流不宜过大、过急，以免涂片薄膜脱落。

【思考题】

1. 根据实验体会，你认为制备细菌染色标本时，尤其应该注意哪些环节？

2. 制片为什么要求完全干燥后才能用油镜观察？

3. 如果你的涂片未经热固定，将会出现什么问题？如果加热温度过高、时间太长，又会怎样呢？

二、复 染 色 法

（一）革兰染色法

革兰染色法是细菌学中最常用的鉴别染色法，由丹麦细菌学家革兰（Hans Christian Gram）于 1884 年创建而命名。利用此法可将细菌分为两大类：不被乙醇脱色仍保留紫色者为革兰阳性菌（G^+菌），被乙醇脱色后复染成红色者为革兰阴性菌（G^- 菌）。该法在鉴别细菌、选择抗菌药物、研究细菌致病性等方面都具有极其重要的意义。

【实验目的】

1. 掌握革兰染色的原理、方法及步骤。

2. 掌握革兰染色的结果判断及意义。

【实验原理】

革兰染色的原理尚未完全阐明，但与菌细胞壁结构密切相关。革兰染色的原理目前存在三种假说：

1. 通透性学说　革兰阳性菌细胞壁结构较致密，肽聚糖层厚，脂质含量少，乙醇不易透入；革兰阴性菌细胞壁结构疏松，肽聚糖层薄，含大量脂质，乙醇易渗入。

2. 等电点学说　革兰阳性菌等电点（pI 2～3）比革兰阴性菌（pI 4～5）低，在相同 pH 条件下，革兰阳性菌所带负电荷比革兰阴性菌多，故与带正电荷的结晶紫染料结合牢固，不易脱色。

3. 化学学说　革兰阳性菌菌体含大量核糖核酸镁盐，可与碘、结晶紫牢固结合，使已着色的细菌不被乙醇脱色；革兰阴性菌菌体含核糖核酸镁盐很少，故易被脱色。

【实验器材】

1. 菌种　葡萄球菌、大肠埃希菌 12~18h 斜面培养物。

2. 试剂　革兰染色液。

3. 其他　生理盐水、载玻片、酒精灯、接种环、显微镜、香柏油、二甲苯/乙酸乙酯等。

【实验方法】

1. 标本涂片的制作

（1）涂片：取洁净载玻片一张，用记号笔将其划分为 3 格，在每一小格中央放置 1 接种环生理盐水。左手握菌种管，右手握笔样持接种环，先在酒精灯火焰上烧灼接种环，冷却后，分别挑取葡萄球菌、大肠埃希菌斜面培养物少许，在生理盐水中磨匀，涂成直径约 1cm 大小的区域。在第一小格中放置葡萄球菌，第二小格中放置大肠埃希菌，第三小格中放置葡萄球菌和大肠埃希菌。若为液体培养物，可直接涂布于载玻片上，不必加生理盐水（图 1-3）。

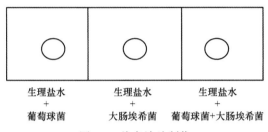

生理盐水	生理盐水	生理盐水
+	+	+
葡萄球菌	大肠埃希菌	葡萄球菌+大肠埃希菌

图 1-3　染色涂片制作

（2）干燥：将上述涂片置于桌面上，在室温下让其自然干燥；或将涂有细菌的一面朝上，在酒精灯火焰上方慢慢烘干，但切勿紧靠火焰，防止细菌烤焦或玻片碎裂。

（3）固定：手持载玻片一端，涂有细菌标本的一面朝上，将载玻片在酒精灯火焰外层（最热部分）来回快速通过 3 次，使涂抹的细菌固定于载玻片上。固定时，温度不能太高，以手背皮肤触及载玻片时不感觉过烫为宜，千万不得将载玻片停留于火焰上灼烤。

2. 革兰染色

（1）初染：滴加结晶紫数滴于细菌涂布处，染色 1min 后，用细流水冲净，甩干。

（2）媒染：滴加卢戈（Lugol）碘液数滴，染色 1min 后，用细流水冲净，甩干。

（3）脱色：滴加 95%乙醇数滴，轻轻晃动玻片，使玻片上流下的乙醇液无紫色为止，大约 30s 左右，用细流水冲净，甩干。

（4）复染：滴加稀释石炭酸复红液数滴，染色 1min 后，用细流水冲净，甩干。

（5）镜检：待标本片自然干燥或吸水纸印干后，在涂菌处滴加 1 滴香柏油，油镜下观察。

【实验结果】

革兰阳性菌染成紫色，革兰阴性菌染成红色。葡萄球菌为革兰阳性球菌，成堆或呈葡萄状排列；大肠埃希菌为革兰阴性杆菌，不规则分散排列。

【注意事项】

1. 标本片不能涂得太薄或太厚，以免影响结果观察。

2. 革兰染色成败的关键在于脱色时间。如脱色过度，革兰阳性菌也可被脱色而被误认为是革兰阴性菌；如脱色时间过短，革兰阴性菌也会被认为革兰阳性菌。脱色时间的长短还受涂片厚薄、脱色时玻片晃动的快慢及乙醇用量多少等因素影响，难以严格规定。

3. 染色过程中勿使染色液干涸，用水冲洗后，应甩去玻片上的残水，以免染色液被稀释而影响染色效果。

4. 选用培养 18～24h 菌龄的细菌为宜。若菌龄太老，由于菌体死亡常使革兰阳性菌转成阴性反应。

【思考题】

1. 为何革兰染色后细菌会分出两种颜色？

2. 你认为哪些因素会影响革兰染色结果的正确性？革兰染色最关键的是哪一步？此时阳性菌和阴性菌各应该是何种颜色？

3. 革兰染色在医学上有何实际意义？

（二）抗酸染色法（acid-fast stain）

【实验目的】

掌握齐—尼（Ziehl-Neelsen）抗酸染色法的原理、操作技术及对染色结果的判读原则。

【实验原理】

分枝杆菌属的细菌，如结核分枝杆菌（*Mycobacterium tuberculosis*）和麻风分枝杆菌（*M. leprae*），细胞壁中含有大量类脂（如分枝菌酸），对苯胺染料一般不易着色。若加温或延长染色时间或提高染液浓度使其着色后，再用 3% 的盐酸酒精处理也不易脱色。经此法染色后，结核杆菌及其他分枝杆菌呈红色，其他非抗酸菌和细胞杂质等均呈蓝色。抗酸染色法是特异性地针对分枝杆菌属细菌的鉴别染色法。抗酸染色阳性的细菌称为抗酸杆菌（acid-fast bacilli）。

【实验器材】

1. 标本　开放性肺结核病人晨痰标本。

2. 试剂　抗酸染色液（石炭酸复红、3% 盐酸酒精、碱性美蓝染液）。

3. 其他　载玻片、酒精灯、竹签、显微镜、香柏油、二甲苯/乙酸乙酯等。

【实验方法】

1. 标本涂片的制作　用竹签挑取开放性肺结核病人晨痰标本干酪样小粒或脓性部分，置清洁载玻片中央，均匀涂片，干燥，固定。

2. 抗酸染色

（1）滴加浓石炭酸复红液于涂片上，夹住玻片，置于火焰上缓缓加热，至有蒸汽冒出，约维持 5min。切勿沸腾，亦不可使染液干涸。如有干涸的趋势，应补加染液。用流水漂去多余的染液。

（2）滴加 3% 盐酸酒精脱色，至涂片较厚处无颜色脱出为止，水洗。

（3）滴加碱性美蓝液复染 1min，水洗。

（4）待染色片充分干燥后，用油镜观察。

【实验结果】

结核分枝杆菌为抗酸染色阳性，在蓝色背景下可见染成红色的细长或略带弯曲的杆菌。非抗酸细菌和涂片中的其他成分均被染成蓝色。

【注意事项】

1. 为避免实验室相关感染，标本可经高压灭菌处理，不影响染色结果，也保证操作者的安全。

2. 初染加热时，一定避免加热过度，否则会使染液干涸或载玻片炸裂。

3. 脱色剂脱色时间宁长勿短，结核分枝杆菌脱色时间长至 10～20min 而不被脱色，而非抗酸菌则易脱色，故延长脱色时间有一定的鉴别作用。

4. 镜检时应按一定方向和顺序检查全部视野，发现结核分枝杆菌便可报告结果。如检查为阴性结果，应复查 3 次以上方能报告结果。

（三）金胺 "O" 荧光染色法

【实验目的】

掌握金胺 "O" 荧光染色法的原理、方法及应用。

【实验原理】

金胺是一种荧光色素染料，当用紫外光照射时发出荧光。若用荧光染料染色后，不发荧光或荧光极弱的标本，则可产生明亮的荧光。荧光染色须借助荧光显微镜来观察。

【实验器材】

1. 标本 肺结核病人痰标本涂片或结核分枝杆菌纯培养物涂片。

2. 染色液 金胺 "O" 染色液。

3. 其他 接种环、载玻片、酒精灯、荧光显微镜等。

【实验方法】

1. 荧光染色 取标本涂片滴加荧光染液金胺 "O" 染色 10～15min，水洗。

2. 脱色 用 3% 盐酸酒精脱色 1～2min，至无黄色，水洗。

3. 复染 用 0.5% 高锰酸钾复染 1～3min，水洗，待干，荧光显微镜观察。

【实验结果】

在暗视野背景下抗酸菌呈黄绿色或橙黄色荧光。

【注意事项】

荧光染色后涂片应在 24h 内检查，遇需隔夜时，置 4℃ 保存，次日完成镜检。

（四）细菌芽胞染色法

【实验目的】

学习并掌握芽胞染色法并了解芽胞的形态特征。

【实验原理】

用着色力强的染色剂孔雀绿或石炭酸复红，在加热条件下染色，使染料不仅进入菌体，也可以进入芽胞内，进入菌体的染料经水洗后被洗脱下来，而芽胞一经着色很难被水洗脱，当用对比度大的复染剂染色后，芽胞仍保留初染剂的颜色，而菌体和芽胞囊被染成复染剂的颜色，使得芽胞和菌体易于区分。

【实验器材】

1. 菌种 破伤风梭菌 48～72h 疱肉培养基培养物。

2. 染色液 5% 孔雀绿水溶液，0.5% 番红水溶液；石炭酸复红液、碱性亚甲蓝（美蓝）液和 95% 乙醇。

3. 其他　接种环、载玻片、酒精灯、显微镜、香柏油、二甲苯、擦镜纸等。

【实验方法】

1. 孔雀绿染色法—改良的 Schaeffer-Fulton 氏染色法。

1）制备菌悬液：加 1～2 滴水于小试管中，用接种环挑取 2～3 环菌苔于试管中，搅拌均匀，制成浓的菌悬液。所用菌种应掌握菌龄，以大部分细菌已形成芽胞囊为宜；取菌不宜太少。

2）染色：加孔雀绿染色液 2～3 滴于小试管中，并使其与菌液混合均匀，然后将试管置于沸水浴的烧杯中，加热染色 15～20 min。

3）涂片固定：用接种环挑取试管底部菌液数环于洁净载玻片上，涂成薄膜，然后将涂片通过火焰 3 次温热固定。

4）脱色：水洗，直至流出的水无绿色为止。

5）复染：用番红染液染色 2～3 min，用缓流水洗后，吸干。

6）镜检：干燥后用油镜观察。

2. 复红美蓝染色法

1）制片：按常规方法涂片、干燥及固定。

2）染色：向载玻片滴加数滴石炭酸复红液覆盖涂片部位，用夹子夹住载玻片在微火上加热至染液冒蒸汽并维持 5min，加热时注意补充染液，切勿让涂片干涸。

3）脱色：待玻片冷却后，水洗。用 95%乙醇脱色 2min，水洗。

4）复染：用碱性亚甲蓝（美蓝）液复染 1～2min，水洗。

5）干后油镜镜检。

【实验结果】

1. 孔雀绿染色法　芽胞呈绿色，芽胞囊及营养体为红色。

2. 复红美蓝染色法　芽胞呈红色，菌体呈蓝色。

【注意事项】

石炭酸复红加热染色时必须随时维持在染液微冒蒸汽的状态，加热沸腾会导致菌体或芽胞囊破裂，加热不够则芽胞难以着色。脱色必须待玻片冷却后进行，否则骤然用冷水冲洗会导致玻片破裂。

【思考题】

为什么芽胞染色需要加热？能否用单染色法观察到细菌芽胞？

（五）细菌鞭毛染色法

【实验目的】

学习掌握鞭毛染色法并了解细菌鞭毛的形态特征。

【实验原理】

细菌鞭毛为细菌的运动器官。其形态细长，直径 10～20nm，需用电子显微镜才能观察到。若用特殊染色使鞭毛增粗并着色，则在普通光学显微镜下也可观察到。鞭毛染色方法很多，但原理基本类似，即在染色前先经媒染剂处理，使鞭毛增粗，然后再进行染色。细菌只有在个体发育到一定的时期才具有鞭毛，一般在多次移种之后，在其旺盛生长阶段染色。

【实验器材】

1. 菌种 普通变形杆菌。

2. 染色液 硝酸银鞭毛染液（A、B 液）、Leifson 氏鞭毛染液。

3. 其他 接种环、载玻片、酒精灯、显微镜、香柏油、二甲苯/乙酸乙酯、擦镜纸、无菌蒸馏水等。

【实验方法】

1. 硝酸银染色法

（1）载玻片准备：选择光滑无裂痕的玻片，最好选用新的。将载玻片置于洗衣粉滤过液中（洗衣粉先经煮沸，再用滤纸过滤，以除去粗颗粒），煮沸 20min，然后用清水充分洗净，再放入浓洗液中浸泡 5～6d。使用前取出玻片，用清水冲去残酸，再用蒸馏水洗净。沥干水并放于 95%乙醇中脱水，取出后烧去酒精，即可使用。

（2）菌液的制备及制片

1）菌液的制备：菌龄较老的细菌容易失落鞭毛，所以在染色前应将待染细菌在新配制的牛肉膏蛋白胨培养基斜面上（培养基表面湿润，斜面基部含有冷凝水）连续移接 3～5代，以增强细菌的运动力。最后一代菌种放恒温箱中培养 12～16h。然后，用接种环挑取斜面与冷凝水交接处的菌液数环，轻轻地移入盛有 1～2ml 无菌水的试管中，使菌液呈轻度混浊。将该试管放在 37℃恒温箱中静置 10min（放置时间不宜太长，否则鞭毛会脱落），让幼龄菌的鞭毛松展开。

2）制片：取 1 滴菌悬液滴在洁净玻片的一端，立即将玻片倾斜，使菌液缓慢地流向另一端，用吸水纸吸去多余的菌液，自然干燥。

（3）染色

1）滴加硝酸银染液 A 液，染 4～6min 后用蒸馏水轻轻地充分洗净 A 液。

2）用硝酸银染液 B 液冲去残水，再加 B 液于玻片上，在酒精灯火焰上加热至冒蒸汽，维持 30s～1min。加热时应随时补充蒸发掉的染料，不可使玻片出现干涸区。当菌面出现明显褐色时，立即用蒸馏水冲洗，自然干燥。

（4）油镜镜检。

2. Leifson 氏染色法

（1）载玻片准备、菌液制备及制片方法同硝酸银染色法。

（2）划区：用记号笔在载玻片反面将有菌区划分成 3～4 个相等的区域。

（3）染色：滴加 Leifson 氏鞭毛染色液覆盖第一区菌面，间隔数分钟后滴加染液覆盖第二区菌面，依此类推至第四区菌面。间隔时间根据实验摸索确定，其目的是确定最佳染色时间，一般染色时间大约需要 10～15min。染色过程中仔细观察，当整个玻片出现铁锈色沉淀和染料表面出现金色膜时，立即用水轻轻地冲洗，自然干燥。

（4）油镜镜检。

【实验结果】

1. 硝酸银染色法 菌体呈深褐色，鞭毛呈浅褐色。

2. Leifson 染色法 细菌和鞭毛均染成红色。

【注意事项】

1. 选用活跃生长期菌种进行鞭毛染色，老龄菌鞭毛易脱落。

2. 细菌鞭毛极细，很易脱落。制片过程中条件要温和，不能剧烈振荡、涂抹菌液，也不能采用加热法固定。

3. 硝酸银染色液必须每次现配现用，不能存放。

4. Leifson 染色法受菌种、菌龄和室温等因素的影响，且染色液须经 15～20 次过滤，要掌握好染色条件必须经过一些摸索。

5. 染色用玻片必须清洁、光滑、无油迹，否则菌液不能涂开，造成菌体堆积，鞭毛相互纠缠而难以看清，而且染色后背景脏乱。

【思考题】

1. 除鞭毛染色法外，还有什么方法能观察到鞭毛？

2. 鞭毛染色为什么用培养 12～16h 的菌体？为什么要连续多次的传代？

3. 如果你发现鞭毛已与菌体脱落，请解释原因。

（六）细菌荚膜染色法

【实验目的】

学习并掌握荚膜染色法并了解荚膜的形态特征。

【实验原理】

细菌荚膜是细菌细胞壁外面的一层黏液性物质。其对染料的亲和力弱，不易着色，通常采用负染色法染色，使菌体和背景着色而荚膜不着色，在深色背景下呈现发亮区域。也可以采用安东尼（Anthony）氏染色法，首先用结晶紫初染，使菌体和荚膜都着色，随后用硫酸铜水溶液洗，由于荚膜对染料亲和力差而被脱色，硫酸铜液还可以吸附在荚膜上使其呈现淡蓝色，从而与深紫色菌体区分。荚膜染色法用于有荚膜细菌如肺炎链球菌、流感嗜血杆菌、炭疽芽胞杆菌及产气荚膜梭菌的鉴定。

【实验器材】

1. 菌种　经肺炎链球菌感染发病或死亡的小鼠腹腔渗出液。

2. 染液

（1）墨汁负染色法

1）印度墨汁：印度墨汁一份、蒸馏水二份，将两者混合后，再加入适量的甲醛（每100ml 混合液需加甲醛液 0.5ml）混匀后滤纸过滤。间歇灭菌，4℃保存。

2）吕氏亚甲蓝液（或稀释复红液）。

（2）Anthony 氏染液：1%结晶紫水溶液、20%硫酸铜水溶液。

3. 其他　接种环、载玻片、酒精灯、显微镜、香柏油、二甲苯/乙酸乙酯、擦镜纸等。

【实验方法】

1. 墨汁负染色法

（1）载玻片准备：用乙醇清洗载玻片彻底去除油迹。

（2）制作涂片：取一份小白鼠腹腔渗出液与一份墨汁染液混合于玻片上，用推玻片制成涂片，空气中自然干燥。

（3）染色：用吕氏亚甲蓝液（或稀释复红液）染 1min，用流水轻轻冲洗染片，干后镜检。

2. Anthony 氏染色法

（1）制片：按常规方法取菌涂片，空气中自然干燥。

（2）染色：用 1%结晶紫水溶液染色 2min。

（3）脱色：倾去结晶紫水溶液，用 20%硫酸铜水溶液冲洗染液。用吸水纸吸干残液，自然干燥后镜检。

【实验结果】

1. 墨汁负染色法：菌体为蓝色（或红色），背景为黑色，荚膜为围绕菌体之无色透明环。

2. Anthony 氏染色法：菌体及背景均呈紫色，菌体周围的荚膜呈淡紫色或无色。

【注意事项】

1. 在负染法中使用的载玻片必须干净无油迹，否则混合液不能均匀涂开。

2. 由于荚膜含水量在 90%以上，染色时一般不用热固定和用热风吹干，以防荚膜皱缩变形。

3. 在采用 Anthony 法染色时，标本经染色后不可用水洗，必须用 20%硫酸铜冲洗。

【思考题】

1. 在负染法荚膜染色中，为什么包裹在荚膜内的菌体着色而荚膜不着色？

2. 说明荚膜 Anthony 染色法中硫酸铜的作用。

（七）螺旋体改良镀银染色法

【实验目的】

学习掌握螺旋体改良镀银染色法的原理和方法。

【实验原理】

染液中的硝酸银与 NH$_4$OH 形成 AgOH，AgOH 与螺旋体中的嘌呤物质相结合，形成黑褐色的嘌呤银盐化合物沉淀，沉淀可附着于菌体上，因此可使标本中的螺旋体染成黑褐色，而背景染成黄色，易与周围物质相区别，镜检时易找到菌体。

【实验器材】

1. 菌种 钩端螺旋体液体培养物。

2. 试剂 改良镀银染色液（见附录）。

3. 其他 显微镜、载玻片、接种环、酒精灯、香柏油、二甲苯/乙酸乙酯、蒸馏水、水浴箱、擦镜纸等。

【实验方法】

1. 菌液涂片自然干燥后，固定液固定 1～2min，按流水、无水乙醇、流水、蒸馏水顺序冲洗，晾干。

2. 媒染液微加温染色 30s 或将染液置于 80℃水浴中，滴于涂片染色 30s，冲洗同前，晾干。

3. 银染液染色方法同媒染液，流水、蒸馏水冲洗后晾干，中性树胶封片，显微镜下观察。

【实验结果】

背景为淡黄色，钩端螺旋体染成黑褐色。

【影响因素】

1. 硝酸银液中硝酸银含量降低（由 5%降为 2%）可减少剩余银的沉淀。

2. 媒染液及硝酸银液置于 80℃水浴中，镀银温度稳定适中能减少因受热不均引起的沉淀且保证镀银效果同时又可降低操作难度，提高效率。

3. 固定液、媒染剂冲洗也非常重要，本法在操作时每次涂片冲洗后，玻片必须无水滴，才进入下一步染色。冲洗严格可将杂质清洗干净，避免杂质上色。

（八）细菌异染颗粒染色法（Albert 法）

【实验目的】

观察细菌的异染颗粒，以鉴别棒状杆菌属细菌。

【实验原理】

某些细菌，如白喉棒状杆菌的菌体内有异染颗粒存在，用特殊染色法使之染出与菌体不同的颜色，有助于细菌的鉴定。

【实验器材】

1. 菌种　白喉棒状杆菌吕氏血清斜面 12～18h 培养物。

2. 染液　Albert 染色液。

【实验方法】

1. 取斜面培养物涂片、干燥、固定。

2. 用甲液染 5 min，水洗。

3. 滴加乙液染 1 min，水洗，吸干，油镜检查。

【实验结果】

菌体呈蓝绿色，异染颗粒为蓝黑色。

（九）细菌细胞壁染色法

【实验目的】

了解细菌细胞壁的染色方法和观察细胞壁染色结果。

【实验原理】

组成细菌细胞壁的主要化学成分是肽聚糖，它与染料结合的能力差，不易着色，在细菌的染色过程中，一般情况染料都是通过细胞壁的渗透、扩散等作用而进入细胞，细胞壁本身并未染色，因此，欲通过染色来观察细胞壁，必须设法使细胞壁能着色，而细胞质则不易着色，常用的方法有单宁酸（鞣酸）法和磷钼酸法。单宁酸和磷钼酸都是起媒染作用，它们使细胞壁形成可着色的复合物，而使细胞质不易被着色，经结晶紫或甲基绿染色后，便可在普通光学显微镜下观察到细胞壁。本次实验介绍单宁酸（鞣酸）法。

【实验器材】

1. 细胞壁染色液　10%单宁酸（鞣酸）水溶液、0.5%结晶紫水溶液。

2. 菌种　金黄色葡萄球菌、大肠杆菌 6～8h 营养琼脂培养基培养物。

3. 其他　显微镜、载玻片、二甲苯/乙酸乙酯、擦镜纸、吸水纸、接种环等。

【实验方法】

1. 涂片制作　分别制备金黄色葡萄球菌、大肠杆菌涂片，室温下自然干燥。

2. 染色　在各菌的涂片上加 10%单宁酸（鞣酸）水溶液作用 15min，水洗甩干，再加 0.5%结晶紫染 3～5min，水洗，甩干、印干，油镜观察。

【实验结果】

菌体周边（细胞壁）呈紫色，内部无色。

【注意事项】

涂片干燥时需在室温下自然干燥，勿加热干燥。

（十）奈瑟染色法

【实验材料】

1. 染液甲

第一液：美兰 1g，95%乙醇 30ml，冰醋酸 50ml，蒸馏水 100ml。

第二液：结晶紫 1g，95%乙醇 10ml，蒸馏水 300ml。

以上第一液二份，与第二液一份混合之。

2. 染液乙，黄吡精 1g 或 2g，热蒸馏水 300ml，待溶解后过滤。

【实验方法】

1. 涂片按常规法固定后，滴加奈瑟染液甲液数滴于涂片上，染 4～5min，水洗，甩干。

2. 用奈瑟染液乙液复染 1～2min。

3. 水洗，吸干、镜检。

【实验结果】

白喉棒状杆菌染色后，菌体呈鲜明黄色、异染颗粒呈深紫兰色。

（十一）细菌核质染色法

细菌无成形的核，只是在细胞质的某些部位有 DNA 的浓缩，而细胞质中含大量嗜碱性的 RNA，经碱性染料染色后，会因胞质普遍着色而看不清核质，所以核质染色的关键是先水解去除胞质中的 RNA，再染色方可清楚的看到其核质。

【实验材料】

1. 蜡样杆菌琼脂斜面 4h 培养物。

2. 甲醇、HCl（1mol/L）、吉姆萨染色液、新鲜双蒸水（pH7.0）。

【实验方法】

1. 将蜡样杆菌培养物常规涂片，甲醇固定。

2. 将涂片置 60℃ HCl（1mol/L）水解 10min。

3. 取吉姆萨染色液 2～3 滴加入 1ml pH7.0 的新鲜双蒸水中，此液染色 30min。

4. 水洗，吸干、镜检。

【实验结果】

胞质呈浅紫红色，核质呈深紫红色。

（刘安元 赵 铁）

实验三 细菌基本形态与特殊结构的观察

一、细菌基本形态的观察

【实验目的】

掌握细菌的基本形态。

【实验原理】

细菌在适宜的生长条件下所显示的正常形态主要分为三大类：球菌、杆菌和螺形菌。

不同的细菌又可表现为不同的排列方式，在细菌的鉴别上有一定的参考价值。

【实验器材】

1. 葡萄球菌、大肠埃希菌、霍乱弧菌的革兰染色示教片。

2. 普通光学显微镜、香柏油、二甲苯/乙酸乙酯、擦镜纸等。

【实验方法】

将各示教片置油镜下观察，注意观察其形态、排列、染色性及有无特殊结构并将观察结果描绘于记录本上。

【实验结果】

1. 葡萄球菌　革兰阳性（紫色），球形，常呈葡萄串状排列（彩图 1）。

2. 大肠埃希菌　革兰阴性（红色），为两端钝圆的短杆菌，散在排列（彩图 2）。

3. 霍乱弧菌　革兰阴性（红色），菌体只有一个弯曲，呈逗点状，散在排列（彩图 3）。

【注意事项】

1. 避免损坏油镜头和标本片。如果发生损坏事故，应及时向指导教师汇报。

2. 观察结束后，清洁油镜头和标本片，并将标本片按编号放回标本盒内。

二、细菌特殊结构的观察

【实验目的】

掌握细菌的特殊结构。

【实验原理】

细菌除了具有细胞壁、细胞膜、细胞质和核质等基本结构外，某些细菌还有芽胞、荚膜、鞭毛和菌毛等特殊结构。前三种特殊结构经用特殊染色法染色在普通光学显微镜下就能观察到，而菌毛则要用电子显微镜进行观察。

【实验器材】

1. 变形杆菌鞭毛染色、肺炎链球菌黑斯（Hiss）染色、破伤风梭菌革兰染色示教片。

2. 普通光学显微镜、香柏油、二甲苯/乙酸乙酯、擦镜纸等。

【实验方法】

将各示教片置油浸镜下观察，注意观察鞭毛的形态、数量及其位置；荚膜的颜色、厚薄及其与菌体的关系；芽胞在菌体上的位置和大小。将观察到的结果绘于记录本上，并加以适当描述。

【实验结果】

1. 鞭毛　普通变形杆菌经鞭毛染色后，菌体和周身鞭毛均呈红色（彩图 4）。

2. 荚膜　肺炎球菌经 Hiss 染色后，菌体呈紫色，成双排列，宽端相对，尖端向外。菌体周围有一圈淡紫色或无色的区域为荚膜（彩图 5）。

3. 芽胞　破伤风梭菌经革兰染色后，菌体呈紫色杆状，菌体顶端可见一个比菌体大的圆形不着色的芽胞，整个菌体呈鼓槌状（彩图 6）。

【注意事项】

同细菌基本形态的观察。

（刘安元　赵飞骏）

第二章　细菌的分离培养技术

　　了解细菌的生理需要，掌握细菌生长繁殖的规律，可用人工方法提供细菌所需要的条件来培养细菌，以满足不同的需求。人工培养细菌，除需要提供充足的营养物质使细菌获得生长繁殖所需要的原料和能量外，尚要有适宜的环境条件，如酸碱度、渗透压、温度和必要的气体等。根据不同标本及不同培养目的，可选用不同的接种和培养方法。常用的有细菌的分离培养和纯培养两种方法。

　　细菌培养对疾病的诊断、预防、治疗和科学研究都具有重要的作用。

实验一　常用培养基的制备

　　培养基（culture medium）是人工配制、适合微生物生长繁殖或产生代谢产物的营养基质。人工制备的培养基可以为微生物创造一个良好的环境条件。培养基的营养物质成分大致分为碳源、氮源、无机盐、微量元素、生长因子和水等几大类。培养基的种类很多，按其物理状态的不同分为固体、半固体和液体培养基；按其营养组成和用途不同，可分为基础、增菌、选择、鉴别和厌氧培养基等。

　　培养基制备的基本过程：包括原料称量、溶解、调节 pH、过滤澄清、分装、灭菌、质量检查和保存。

　　1. 原料称量　按培养基配方准确称取各成分用量，放入锥形瓶或烧杯中，加一定量蒸馏水，使其充分混合。

　　2. 溶解　将调配好的混合物在沸水浴或磁力搅拌器上，使其充分溶解，补充蒸馏水到所需的总体积。

　　3. 调节 pH　用 pH 计测量培养基的原始 pH，如果偏酸，用滴管向培养基中逐滴加入 1 mol/L NaOH，变加边搅拌，pH 调节至 7.2～7.6。反之，用 1 mol/L HCl 进行调节。经高压蒸汽灭菌后其 pH 可发生 0.1～0.2 变动。

　　4. 过滤澄清　趁热用滤纸或多层纱布过滤，以利于实验结果的观察。一般无特殊要求的情况下，这一步可以省略。

　　5. 分装　根据不同的需要，可将制好的培养基分装入试管内或锥形瓶内。

　　（1）基础培养基：一般分装于锥形瓶，灭菌后备用。

　　（2）半固体培养基：分装量为试管容量的 1/4～1/3，灭菌后垂直待凝。

　　（3）琼脂高层培养基：分装量为试管长的 2/3（接种厌氧菌用），灭菌后垂直待凝。

　　（4）液体培养基：分装量为试管容量的 1/4～1/3。

　　6. 灭菌　培养基的灭菌温度和维持时间按照各种培养基的规定进行。由耐热物质配制的培养基常用高压蒸汽灭菌，条件为 103.4kPa，121℃ 15～30min；含糖培养基常在 60kPa，112.6℃灭菌 15min。

　　7. 质量检查　需做无菌试验和效果试验。

（1）无菌试验：将灭菌培养基置 37℃ 培养箱中培养 24h，无任何细菌生长为合格；

（2）效果试验：将已知的标准参考菌株接种于待检培养基中，检查细菌的生长繁殖状况和生化反应是否与预期的结果相符合。

8. 保存　制备好的培养基注明名称、制作日期，4℃ 环境保存。

【实验目的】

1. 掌握培养基制备的基本过程。

2. 通过对几种培养基的配制，熟悉培养基的种类和用途。

一、肉汤培养基

肉汤培养基是常用的液体培养基，广泛用于细菌的增菌、检验，也是配制其他培养基的基础成分。

【实验器材】

鲜牛肉、蛋白胨、氯化钠、试管、锥形瓶、量筒、蒸馏水、天平、pH 计、高压蒸汽灭菌器等。

【实验方法】

1. 将除去脂肪及筋膜的鲜牛肉绞碎，称取 500g 加水 1000ml，置 4℃ 冰箱浸泡过夜，除去液面上的浮油。过夜的目的是使牛肉的水溶性养料充分地渗透出来。

2. 次日取出，煮沸 30min；边加热边搅拌，勿使肉渣沉底。放凉，使残余的脂肪凝固，用绒布或滤纸过滤，将滤液补足为原量。此溶液称为肉水或肉浸液。

3. 1000ml 肉浸液中加入蛋白胨 10g、氯化钠 5g，加热溶解，放凉。

4. pH 调节至 7.2～7.6。

5. 分装于试管或锥形瓶中，在 103.4kPa 高压下蒸汽灭菌 20～30min。

如用牛肉膏代替新鲜牛肉时，可先将牛肉膏溶成 0.3%～0.5% 的水溶液，再如上法配制。

二、普通琼脂培养基

普通琼脂培养基是常用的固体培养基，包括普通琼脂平板和普通琼脂斜面两种。琼脂在培养基中起赋形剂作用，因其不被细菌分解利用，故无营养作用。琼脂具有在 95℃ 以上时融化，在 45℃ 以下则凝固成凝胶状态的特性；通常肉汤培养基中加入 15～30g/L 的琼脂，融化后在室温下凝固成固体培养基。

【实验材料】

琼脂、肉汤培养基、灭菌平皿、灭菌试管、锥形瓶、pH 计等。

【实验方法】

1. 取肉汤培养基 100ml 置于锥形瓶中，加琼脂 1.5～3g，加热融化。

2. 趁热校正 pH 为 7.4 左右，在 103.4kPa（1.05kg/cm^2）高压下蒸汽灭菌 20～30min。

3. 在超净工作台内趁热将融化的培养基倒入灭菌的平皿内，每个平皿 15ml 左右，轻轻旋转平皿，使培养基均匀分布在整个平皿中，凝固后即为普通琼脂平板培养基；如趁热将培养基倒入灭菌的试管内，再将试管斜置于工作台上，凝固后即为普通琼脂斜面培养基。

4. 4℃冰箱保存备用。

普通琼脂培养基也可用营养琼脂粉制备，制备方法见产品说明书。

【注意事项】

1 倾注培养基时，切勿将皿盖全部开启，以免空气中尘埃及细菌等落入污染培养基。

2. 注意掌握倾注平板时的温度：倾注时若培养基温度过高，则冷凝水较多，易致污染；若温度过低，部分琼脂凝固，倾注的平板表面会高低不平。

三、半固体培养基

半固体培养基一般在液体培养基中加入 3～5g/L 的琼脂即成。此种培养基可用来观察细菌的运动性；同时也常用来观察细菌对糖类的发酵能力，因为在发酵过程中所产生的气体可以以气泡形态保持在培养基内而易于识别。

【实验器材】

琼脂、肉汤培养基、锥形瓶、试管、pH 计等。

【实验方法】

于 100ml 肉汤培养基中加入 0.3～0.5g 琼脂，加热融化后，校正 pH7.4～7.6。分装于试管中（每管约 2ml），高压蒸汽灭菌。灭菌后将试管直立，待凝固后即成半固体培养基。4℃冰箱保存备用。

四、血液和巧克力琼脂培养基

血液琼脂培养基用于分离培养和保存营养要求高的细菌，此外，这种培养基还可用来测定细菌的溶血作用；巧克力琼脂培养基主要用于分离培养奈瑟菌属、嗜血杆菌属、肺炎链球菌等。

【实验器材】

1. 普通琼脂培养基：100ml。

2. 无菌脱纤维兔（或羊）血：10ml。

【实验方法】

1. 将已灭菌的普通琼脂培养基加热融化，冷至 50℃左右。

2. 以无菌操作加入无菌脱纤维兔血或羊血于培养基内，混匀（注意避免产生气泡），然后分装于灭菌试管或平皿中，凝固后即成血液琼脂斜面或血液琼脂平板，4℃冰箱保存备用。若在琼脂温度 70～80℃时加入血液，并在 80℃水浴中摇匀 15～30min，倾注平板后即成巧克力琼脂平板。

【思考题】

1. 培养基配制好后，为什么必须立即灭菌？如何检查灭菌后的培养基是无菌的？

2. 常用培养基种类及其用途如何？

（肖勇健 赵飞骏）

实验二　细菌的接种技术

细菌的接种技术是微生物学研究中的一项最基本的操作技术。由于目的不同，可采用不同的接种方法，如平板划线接种、斜面接种和半固体穿刺接种等，以获得生长良好的纯种微生物。

一、接 种 工 具

接种工具有接种环、接种针和玻璃涂布器等；其中，接种环和接种针是最常用的接种细菌的工具。

1. 结构　接种环和接种针，由环（针）、金属柄和绝缘柄三部分组成（图 2-1）。环（针）部分一般采用易于传热又不易生锈且经久耐用的铂金丝或镍铬丝制成，环直径一般为 2～4mm，长 5～8cm，其一端固定于铝制的金属杆上，金属杆的另一端为手持的绝缘柄。

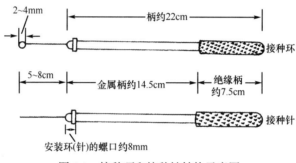

图 2-1　接种环和接种针结构示意图

2. 使用方法　右手拇指、食指和中指执笔式握执接种环（针），先将环（针）端的金属丝部分置于酒精灯外焰中烧红灭菌，然后使其金属柄部分快速通过火焰 2～3 次，以杀灭该段金属表面的微生物，待冷却后即可取标本。用毕，先将接种环（针）端金属丝污菌部位稍上部分置于酒精灯外焰中，使热导向环（针），待污菌部位的水分蒸发后，再将接污菌部位灭菌，而后搁于架上，切勿随手乱放，以免灼焦实验台面或其他物品。

3. 用途　接种环主要用于划线分离、纯种移种及涂片制备等，接种针主要用于穿刺接种细菌及菌落的挑选。

二、接 种 技 术

细菌的接种方法根据待检标本性质、培养目的和所用培养基不同而采用不同的接种方法，常用的方法有平板、斜面、液体和半固体培养基接种。

【实验目的】

1. 掌握平板、斜面、液体和半固体等培养基的接种方法。

2. 掌握接种环的操作，熟悉无菌操作的技术要领。

【实验器材】

1. 培养基 琼脂平板、琼脂斜面、肉汤培养基和半固体培养基。

2. 菌种 葡萄球菌和大肠埃希菌混合菌液；葡萄球菌、大肠埃希菌斜面培养物。

3. 其他 接种环、接种针、酒精灯、标记笔等。

【实验方法】

(一) 平板划线接种法

临床上各种检验标本，如粪便、痰、脓液中常混杂有多种细菌；平板划线接种法可借划线将混杂的细菌在琼脂平板表面上分散成单个细菌，经培养繁殖后形成菌落；根据菌落的形态及特征，挑选单个菌落进行纯培养。

平板划线接种法有多种，以下介绍分区划线分离法和连续划线分离法。

1. 分区划线分离法 如接种物中细菌极多时（如固体菌种、粪便等）则必须采用分区划线分离法才能得到好结果（图 2-2）。

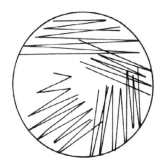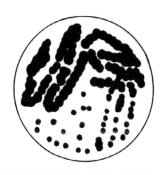

图 2-2 分区划线分离法（左）及培养后菌落分布（右）示意图

（1）烧灼灭菌接种环，冷却后，取 1 环接种菌液。

（2）左手持起平板，五指固定平皿盖边缘，向外反转手掌，装有培养基的平板于手掌内用拇指、食指和中指固定，向内反转手掌，并将平板边缘稍微提高呈 30°～45°角，并靠近火焰，以免空气中杂菌落入平板内，右手握持已沾菌液的接种环在琼脂平板远端连续平行划线（约占平板面积的 1/3），为第 1 组线。划线时，接种环与平板表面成 30°～40°角，轻轻接触平板，运用腕力将接种环在平板上来回划线，划线要密但不能重叠，注意避免将环嵌入琼脂将其划破。

（3）转动平板约 90°角，烧灼接种环，待冷却后，从原接种处通过 2～3 条线，划于另一个 1/4 的面积为第 2 组线。划毕，接种环又烧灼灭菌，冷却后同法划出第 3、4 组线。

（4）划线完毕，盖上皿盖，于皿底做好标记，将平板倒置（平板底面朝上），置 37℃ 温箱中培养 18～24h 后观察结果。

（5）观察琼脂平板表面细菌生长情况，找出分散的单个菌落。仔细观察菌落的大小、形状、边缘、表面、透明度、颜色等特征。比较葡萄球菌和大肠埃希氏菌菌落特征的差异。

2. 连续划线分离法 此法主要用于杂菌不多的标本。用接种环挑取标本少许，于平板1/5 处密集涂布，然后来回作曲线连续划线接种，线与线间有一定距离，划满平板为止（图 2-3）。划线完毕，盖上皿盖，于皿底做好标记，将平板倒放，置 37℃ 温箱中培养18～24h 后观察结果。

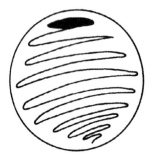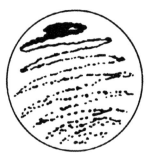

图 2-3　连续划线分离法（左）及培养后菌落分布（右）示意图

（二）斜面培养基接种法

此法主要用于单个菌落的纯培养、保存菌种或观察细菌的某些特征。

1. 用灭菌接种环挑取细菌培养物少许。

2. 拔出试管胶塞，试管管口通过火焰灭菌，接种环伸入斜面培养基管中，接种环先从培养基斜面底部向上划一条直线，然后再沿斜面底部向上通过直线作蜿蜒划线（图 2-4）。

3. 接种完毕，试管管口通过酒精灯火焰灭菌，塞回胶塞，接种环灭菌。

4. 在试管壁近管口处做好标记，置 37℃温箱中培养 18～24h 后观察结果。在琼脂斜面培养基表面细菌沿接种线密集生长，形成一层连成一片的细菌膜称为菌苔，一般不能分离出单个菌落。

（三）液体培养基接种法

用于肉汤、蛋白胨水、糖发酵管等液体培养基的接种。

1. 灭菌接种环取细菌培养物少许。

2. 以无菌操作将沾有细菌的接种环伸入试管中，将环上细菌轻轻研磨于接近液面的管壁上，然后将试管稍倾斜，并沾取少许液体培养基与之调和，使细菌均匀分布于培养基中（图 2-5）。

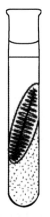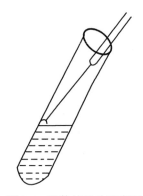

图 2-4　斜面培养基接种法示意图　　　　图 2-5　液体接种法示意图

3. 接种后管口灭菌，塞回胶塞，并做好标记，置 37℃温箱中培养 18～24h 后观察结果。由于菌种的不同，可出现均匀混浊、沉淀生长或表面生长（形成菌膜）等不同生长现象。

（四）半固体培养基穿刺接种法

用于半固体培养基的接种，以保存菌种或观察细菌的动力。

无菌操作方法同前。用接种针挑取细菌小许，从半固体培养基的中央，平行于管壁向下垂直穿刺接种，直至试管底部上方 5mm 左右（不能接触试管底），接种后的接种针沿原穿刺线退出，注意在刺入与拔出时不可晃动接种针（图2-6）。接种后做好标记，置37℃温箱中培养18～24h后观察结果。

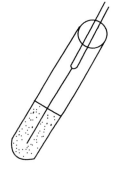

有鞭毛的细菌（如大肠埃希菌）能够沿穿刺线向四周扩散生长，培养后细菌沿穿刺线呈羽毛状或云雾状混浊生长，穿刺线模糊不清；而无鞭毛的细菌（如痢疾志贺菌）只能沿穿刺线呈线状生长，周围培养基仍然透明澄清。故半固体培养基可用来检查细菌的动力。

图2-6 穿刺接种法示意图

【注意事项】

1. 在细菌接种过程中必须注意无菌操作，以避免外界的细菌等微生物污染培养基或培养的细菌污染外界环境。

2. 接种环在使用前、后要经酒精灯火焰烧灼灭菌，接种环必须充分冷却后方可蘸取细菌或接种细菌。

3. 分区划线时各区接种线间除与上区连续外，其他各区互不交接，以达到菌量逐渐减少的效果。划线时注意勿划破琼脂培养基。

4. 液体培养基接种法接种环挑取细菌后，不宜直接放入液体培养基中，应在接近液面的管壁上反复研磨使细菌充分分散。

【思考题】

1. 细菌接种前后接种环灭菌的目的有何不同？

2. 如何根据半固体培养基穿刺接种培养结果判断细菌有无动力？

3. 如何识别平板上的污染菌落？

（肖勇健　赵飞骏）

实验三　细菌的培养方法

常用的细菌培养方法可分为四类，即需氧培养法、二氧化碳培养法、微需氧培养法和厌氧培养法。需氧培养法是最常用的培养方法，适用于一般需氧菌和兼性厌氧菌的培养。为了提高检验的正确率，同一标本常同时采用两种或三种不同的培养方法。

【实验目的】

1. 掌握细菌需氧和二氧化碳培养法。

2. 熟悉常用的厌氧培养技术。

【实验器材】

1. 仪器　普通培养箱，二氧化碳培养箱，厌氧袋或厌氧手套箱。

2. 试剂　碳酸氢钠，盐酸，焦性没食子酸，氢氧化钠，美蓝，钯粒。

3. 气体　N_2、CO_2 和 H_2。

【实验方法】

1. 需氧培养法　将已接种好标本的琼脂平板、斜面或液体培养基等，置 37℃培养箱中培养 18～24h，观察细菌的生长情况。一般细菌孵育 18～24h 即可出现生长迹象，但若标本中的细菌量很少或为生长缓慢的细菌（如分枝杆菌），需培养 3～7d，甚至 4～8w 后才观察到生长迹象。另外，有的细菌最适生长温度是 28～30℃，如鼠疫耶尔森菌。

2. 二氧化碳培养法　二氧化碳培养法是将某些细菌，如脑膜炎奈瑟菌、布鲁菌，于增加 CO_2 环境中进行培养。常用的产生 CO_2 的方法有烛缸法和化学法。

（1）烛缸法：将已接种标本的琼脂平板置于容量为 2000ml 的干燥器内（为了隔绝空气，缸盖及缸口涂以凡士林），放入小段点燃的蜡烛于缸内（勿靠近缸壁，以免烤热缸壁而炸裂），盖密缸盖。缸内燃烛经几分钟后因缺氧自行熄灭，此时容器内 CO_2 浓度约为 5%～10%。连同容器一并置于 37℃培养箱中培养。

（2）化学法（碳酸氢钠-盐酸法）：按每升容积加入碳酸氢钠 0.4g 与 1mol/L 浓盐酸 0.35ml 的比例，分别将两者置于容器内，连同容器置于标本缸或干燥器内，密封后倾斜容器，使盐酸与碳酸氢钠接触生成 CO_2。

（3）二氧化碳培养箱：能自动调节 CO_2 浓度（一般为 5%～10%）和培养温度，用于分离培养布鲁菌和奈瑟菌等生长时需要 CO_2 的细菌，尤其是初次分离培养。

3. 微需氧培养法　有些微需氧菌，如空肠弯曲菌、幽门螺杆菌等，在低氧分压（5%～6%）的条件下生长良好。可采用抽气换气法，先用真空泵将密闭容器内的空气排尽，然后注入 5%O_2、10%CO_2、85%N_2 气体，放入 37℃培养箱中培养。

4. 厌氧培养法　培养厌氧菌时，须将培养环境或培养基中的 O_2 除去，或将氧化型物质还原，以降低其氧化还原电势而构成无氧环境，厌氧菌才能生长。目前，根据物理、化学、生物或它们的综合的原理建立的各种厌氧培养法多种多样，其中有些操作十分复杂，对实验仪器也有较高的要求，如主要用于严格厌氧菌的分离和培养的厌氧手套箱；而有些操作相对简单，可用于那些对厌氧要求相对较低的一般厌氧菌的培养，如疱肉培养基法、碱性焦性没食子酸法、厌氧罐法等。

（1）疱肉培养基法：疱肉培养基法在对厌氧菌进行液体培养时最常采用。疱肉培养基中的肉渣含有不饱和脂肪酸，能吸收培养基中的氧，使氧化还原电势下降，同时在液面覆盖一层无菌凡士林，以隔离空气中的游离氧继续进入培养基，形成良好的厌氧条件，并可借凡士林上移与否，指示该菌能否产气。

（2）碱性焦性没食子酸法：焦性没食子酸的碱性溶液，能迅速吸收 O_2，生成深棕色的焦性没食子橙，造成适合厌氧菌生长的环境。其方法是将厌氧菌划线接种于血琼脂平板，取无菌方形玻板一块，中央置焦性没食子酸 1.0g，覆盖一小片纱布（中央夹薄层脱脂棉花），在其上滴加 10%氢氧化钠 1.0ml，迅速取去平板盖，将平板倒置于玻板上，周围以融化石蜡或胶泥密封。将玻板连同平板放入 37℃培养箱内培养，24～48h 后取出观察。

（3）厌氧生物袋法：厌氧生物袋是一种透明、不透气的塑料袋，袋中放有气体发生小管、催化剂小管（内放钯粒）和厌氧环境指示剂（美蓝）。将已接种厌氧菌的平板放入袋中，排出袋中气体，卷叠好袋口，用弹簧夹夹紧袋口，然后折断气体发生小管中安瓿，使发生反应产生 CO_2、H_2 等。在催化剂钯的作用下，H_2 与袋中剩余 O_2 生成 H_2O，使袋内达到厌氧环境。30min 左右，再折断美蓝安瓿（美蓝在无氧环境中无色，在有氧环境中变成蓝色），如指示剂不变蓝，表示袋内已成无氧环境，此时即可将厌氧生物袋置 37℃培养箱培养。

（4）厌氧手套箱：厌氧手套箱是目前公认的培养厌氧菌最佳仪器之一，是一套附有手套、可直接进行全套操作，包括培养基预还原、厌氧菌标本接种、分离培养、生化鉴定和体外药敏试验等厌氧菌培养系统，由手套操作箱、传递箱、空气压缩机和控制板，以及气体瓶等部件组成。

（刘　文　李忠玉）

实验四　细菌生长现象的观察

【实验目的】

熟悉不同微生物在液体、半固体和固体培养基中的生长现象。

【实验器材】

1. 菌种：葡萄球菌、大肠埃希菌、枯草芽胞杆菌、甲型溶血性链球菌。

2. 培养基：琼脂平板、琼脂斜面、肉汤培养基和半固体培养基。

【实验方法】

1. 接种细菌

（1）将葡萄球菌、大肠埃希菌分别用分区划线接种法接种于琼脂平板。

（2）将大肠埃希菌、枯草芽胞杆菌、甲型溶血性链球菌分别接种于肉汤培养基。

（3）将葡萄球菌和大肠埃希菌分别用穿刺接种法接种于半固体培养基。

2. 细菌培养：将上述接种细菌的培养基置37℃温箱培养18～24 h。

3. 观察细菌的生长现象。

【实验结果】

1. 琼脂平板（固体）培养基中细菌的生长现象观察　在固体培养基上，由一个细菌经生长繁殖形成肉眼可见的细菌集团称为菌落（colony）。由于细菌的种类不同，以及培养基成分的差异，菌落特点也不尽相同，这有助于鉴别细菌。观察菌落特征时应注意以下方面：

（1）大小：以毫米计。1mm 左右为小菌落，2～3mm 为中等菌落，3mm 以上为大菌落。

（2）形状：圆形、卵圆形、叶状、不规则形、放射状等。

（3）颜色：有无色素（水溶性色素或脂溶性色素）及颜色。

（4）表面：湿润或干燥、光滑或粗糙。

（5）边缘：整齐或不整齐、锯齿状、羽毛状等。

（6）透明度：透明、不透明或半透明。

（7）凸起度：凸起、平凸、凹下。

（8）溶血性：菌落周围有无溶血环，是完全溶血环，还是不完全溶血环。

（9）黏稠度：黏或不黏。

根据以上观察特点，可将菌落分为三个类型：①光滑型菌落（smooth colony，S 型菌落）：此种菌落特点为表面光滑、湿润、边缘整齐，至于其他特点如凸起或扁平、色素、透明度、溶血等可因菌种而异；②粗糙型菌落（rough colony，R 型菌落）：此种菌落表面粗糙、干燥、呈皱纹或颗粒状，边缘不整齐；③黏液型菌落（mucoid colony，M 型菌落）：此型菌落黏稠、有光泽，似水珠样；以接种环挑之易拉成丝，"成丝试验"阳性可作为鉴别，如肺炎克雷白杆菌。

平板上菌量多的部分，菌落常融合成片，形成菌苔，菌苔一般不作为鉴定的指标。

2. 琼脂斜面培养基上细菌生长现象的观察　接种于斜面培养基上的细菌可形成均匀一致湿润的菌苔。注意菌苔的颜色、形态、光泽及透明度等。如有不同菌落出现，则表示菌种不纯。

3. 液体培养基中细菌生长现象的观察　大多数细菌在液体培养基中培养后，使澄清的培养液呈现均匀混浊；有的细菌如炭疽芽胞杆菌及链球菌呈沉淀生长，细菌沉于管底，但培养液并不混浊；有的细菌如枯草芽胞杆菌、结核分枝杆菌等则在液体表面生长形成菌膜，培养液仍较澄清。这些现象均有助于细菌的鉴别。

观察时，应注意观察液体培养基的透明度、管底有无沉淀、表面是否有菌膜。

4. 半固体培养基中细菌生长现象的观察　半固体培养基琼脂含量少，黏度低，细菌在其中可自由运动。用接种针将细菌穿刺接种于半固体培养基中，如该菌有鞭毛，能运动，则细菌由穿刺线向四周游动弥散，培养后细菌沿穿刺线呈羽毛状或云雾状混浊生长，穿刺线模糊不清。如细菌无鞭毛，不能运动，则穿刺线明显，细菌沿穿刺线呈线状生长，周围培养基仍然透明澄清。

观察细菌在半固体培养基中生长时，应注意观察穿刺线是否清晰及培养基的混浊程度。如穿刺线清晰，细菌沿穿刺线生长，培养基透明度无变化，则表示细菌无动力即无鞭毛；如穿刺线模糊，培养基变混浊，表示细菌有动力，即有鞭毛。

【思考题】

1. 观察细菌在不同剂型培养基中的生长现象有何实际意义？

2. 什么是菌落与菌苔？观察菌落特征时应注意哪些因素？

（刘　文　李忠玉）

实验五　细菌的计数方法

一、光电比浊计数法

微生物在一定条件下生长繁殖可引起液体培养基混浊度的增高，当光线通过微生物悬液时，由于菌体的散射及吸收作用使光线通过量降低。在一定范围内，微生物个体细胞浓度与透光度成反比，与光密度成正比。用分光光度计测定一定波长下微生物细胞悬液的光密度值（即 OD 值），便可代表培养液的浊度，即培养液中微生物个体细胞的相对含量。因此，可用一系列已知菌数的菌悬液测定光密度，作出光密度-菌数标准曲线；然后，以样品液所测得的光密度，从标准曲线中查出对应的菌数。

【实验目的】

1. 了解光电比浊计数法的原理。

2. 熟悉光电比浊计数法的操作方法。

【实验器材】

1. 菌种：大肠埃希菌菌悬液。

2. 其他：分光光度计、血细胞计数板、显微镜、试管、吸水纸、无菌吸管、无菌生理盐水等。

【实验方法】

1. 标准曲线制作

（1）编号：取无菌试管 7 支，编号为 1～7。

（2）调整菌液浓度：取待检菌的培养液，用血细胞计数板计数，并用无菌生理盐水分别稀释调整为每毫升含菌数为 1×10^6、2×10^6、4×10^6、6×10^6、8×10^6、10×10^6、12×10^6 的细胞悬液，再分别装入已编好号的 1 至 7 号无菌试管中，每管 4ml。

（3）测 OD 值：将 1 至 7 号不同浓度的菌悬液摇均匀后于 560nm 波长、1cm 比色皿中测定 OD 值。比色测定时，用无菌生理盐水作空白对照。

（4）绘制曲线：以 OD 值为纵坐标，以每毫升细胞数为横坐标，绘制标准曲线。

2. 样品测定　将待测样品用无菌生理盐水适当稀释，摇均匀后，用 560nm 波长、1cm 比色皿测定 OD 值，以无菌生理盐水作空白对照。

【实验结果】

根据所测得的 OD 值，从标准曲线查得每毫升的含菌数。

每毫升样品原液菌数＝标准曲线查得的每毫升菌数×稀释倍数

【注意事项】

1. 对于不同微生物的菌悬液进行光电比浊计数应采用相同的菌株和培养条件制作标准曲线。

2. 测 OD 值要设立空白对照，测定时需将待测菌液振摇，使细胞分布均匀。

3. 光波的选择通常在 400～700nm，具体到某种微生物采用多少还需要经过最大吸收波长以及稳定性试验来确定。

【思考题】

1. 微生物光电比浊计数的原理是什么？这种计数法有何优缺点？

2. 微生物光电比浊计数法在生产实践中有何应用价值？

二、平板菌落计数

【实验目的】

学习平板菌落计数的基本原理和方法。

【实验原理】

平板菌落计数法是将待测样品经适当稀释之后，其中的微生物充分分散成单个细胞，取一定量的稀释样液接种到平板上，经过培养后在平板上形成肉眼可见的菌落。统计菌落数，根据稀释倍数和取样接种量即可计算出样品中的含菌数。由于待测样品往往不易完全分散成单个细胞，平板上形成的每一个菌落不一定是单个细胞生长繁殖而成，有的可能来自样品中的 2 个或更多个细胞。因此，平板菌落计数的结果往往偏低。为了清楚地阐述平板菌落计数的结果，现在已使用菌落形成单位（colony-forming units，CFU）而不以绝对菌落数来表示样品的活菌含量。

【实验器材】

1. 菌种　大肠埃希菌菌悬液。

2. 培养基　牛肉膏蛋白胨培养基。

3. 其他　移液器、无菌平皿、盛有 4.5ml 无菌生理盐水的试管、试管架、恒温培养箱等。

【实验方法】

1. 编号　取无菌平皿 9 套，分别用记号笔标明 10^{-4}、10^{-5}、10^{-6}（稀释度）各 3 套。另取 6 支盛有 4.5ml 无菌生理盐水的试管，依次标 10^{-1}、10^{-2}、10^{-3}、10^{-4}、10^{-5}、10^{-6}。

2. 稀释　用移液器精确吸取 0.5ml 已充分混匀的大肠埃希菌菌悬液，放至 10^{-1} 的试管中，此即为 10 倍稀释。

将 10^{-1} 试管置试管振荡器上振荡，使菌液充分混匀。同时利用移液器吹吸菌悬液数次，进一步将菌体分散、混匀。吸取 10^{-1} 菌液 0.5ml 放至 10^{-2} 试管中，此即为 100 倍稀释；……其余依次类推。

3. 取样　用移液器分别吸取 10^{-4}、10^{-5} 和 10^{-6} 的稀释菌悬液 0.2 ml，对号放入编好号的无菌平皿中。

4. 倒平板　尽快向上述盛有不同稀释度菌液的平皿中倒入融化后冷却至 45℃ 左右的牛肉膏蛋白胨培养基约 15 毫升/平皿，置水平位置迅速旋动平皿，使培养基与菌液混合均匀。待培养基凝固后，将平板倒置于 37℃ 恒温培养箱中培养 24～48h。

【实验结果】

计算出同一稀释度三个平板上的菌落平均数，并按下列公式进行计算：每毫升中菌落形成单位（CFU）＝同一稀释度三次重复的平均菌落数×稀释倍数×5。

【注意事项】

1. 一般选择每个平板上长有 30～300 个菌落的稀释度计算每毫升的含菌量较为合适。同一稀释度的三个重复对照的菌落数不应相差很大，否则表示试验不精确。

2. 平板菌落计数法的操作除上述倾注倒平板的方式以外，还可以用涂布平板的方式进行。二者操作基本相同，所不同的是后者先将牛肉膏蛋白胨培养基融化后倒平板，待凝固后编号，然后用无菌吸管吸取稀释好的菌液对号接种于不同稀释度编号的平板上，并尽快用无菌玻璃棒将菌液在平板上涂布均匀，平放于实验台上 20～30min，使菌液渗入培养基表层内，然后倒置 37℃ 的恒温箱中培养 24～48h。

【思考题】

1. 为什么溶化后的培养基要冷却至 45℃ 左右才能倒平板？

2. 要使平板菌落计数准确，需要掌握哪几个关键？为什么？

三、显微镜直接计数法

【实验目的】

1. 熟悉血细胞计数板计数的原理。

2. 掌握使用血细胞计数板进行微生物计数的方法。

【实验原理】

显微镜直接计数法是将小量待测样品的悬浮液置于一种特别的具有确定面积和容积

的载玻片上（又称计菌器），于显微镜下直接计数的一种简便、快速、直观的方法。目前常用的计菌器有：血细胞计数板、Peteroff-Hauser 计菌器以及 Hawksley 计菌器等，它们可用于各种微生物单细胞悬液的计数，基本原理相同。

用血细胞计数板在显微镜下直接计数是一种常用的微生物计数方法。血细胞计数板是一块特制的载玻片（图 2-7），其上由四条槽构成三个平台；中间较宽的平台又被一短横槽隔成两半，每一边的平台上各列有一个方格网，每个方格网共分为九个大方格，中央的大方格（边线是双线）即为计数室。计数室的刻度一般有两种规格，一种是一个大方格分成 25 个中方格，而每个中方格又分成 16 个小方格（图 2-8）；另一种是一个大方格分成 16 个中方格，而每个中方格又分成 25 个小方格，但无论是哪一种规格的计数板，每一个大方格中的小方格都是 400 个。每一个大方格边长为 1mm，面积为 1mm^2，盖上盖玻片后，盖玻片与载玻片之间的高度为 0.1 mm，所以计数室的容积为 0.1 mm^3（μl）。

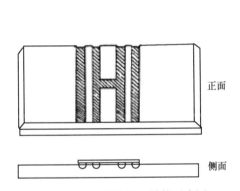

图 2-7　血细胞计数板结构示意图

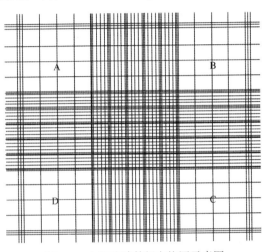

图 2-8　血细胞计数板方格网示意图

计数时，通常数五个中方格的总菌数，然后求得每个中方格的平均值，再乘上 25 或 16，就得出一个大方格中的总菌数，然后再换算成 1ml 菌液中的总菌数。

设五个中方格中的总菌数为 A，菌液稀释倍数为 B，如果是 25 个中方格的计数板，则 1ml 菌液中的总菌数＝A/5×25×10^4×B＝50000A·B（个）。

同理，如果是 16 个中方格的计数板，1ml 菌液中的总菌数＝A/5×16×10^4×B＝32000A·B（个）。

【实验器材】

1. 菌种　酿酒酵母。

2. 血细胞计数板、显微镜、试管、吸水纸、无菌吸管、无菌生理盐水、盖玻片、无菌毛细滴管。

【实验方法】

1. 菌悬液制备　以无菌生理盐水将酵母菌制成浓度适当的菌悬液。

2. 镜检计数室　在加样前，先对计数板的计数室进行镜检。若有污物，则需清洗，可用蒸馏水清洗，再用 95%酒精棉球擦洗，吹干后进行计数。

3. 加样品　将清洁干燥的血细胞计数板盖上盖玻片，再用无菌的毛细滴管将摇匀的酵母菌悬液由盖玻片边缘滴一小滴，利用虹吸法让液体充满计数室。

4. 显微镜计数　加样后静置 2～5min，然后将血细胞计数板置于显微镜载物台上，先用低倍镜找到计数室所在位置，然后换成高倍镜进行计数。每个计数室选 5 个中格（可选 4 个角和中央的一个中格）中的菌体细胞进行计数。对压线的细胞采用数左不数右，数上不数下的原则。

5. 清洗血细胞计数板　使用完毕后，将血细胞计数板在水龙头下用水冲洗干净，切勿用硬物洗刷，洗完后自行晾干或用吹风机吹干。镜检观察每小格内是否有残留菌体或其他沉淀物。若不干净，则必须重复洗涤至干净为止。

【注意事项】

1. 保证计数板和盖玻片清洁。

2. 取样时先要摇匀菌液；加样时计数室不可有气泡产生。在计数前若发现菌液太浓或太稀，需重新调节稀释度后再计数。一般样品稀释度要求每小格内有 5～10 个菌体为宜。

3. 调节显微镜光线的强弱适当，对于用反光镜采光的显微镜还要注意光线不要偏向一边，否则视野中不易看清楚计数室方格线，或只见竖线或只见横线。

4. 计数一个样品要从两个计数室中计得的平均数值来计算样品的含菌量。

【思考题】

根据你的体会，说明用血细胞计数板计数的误差主要来自哪些方面?应如何尽量减少误差，力求准确?

（肖勇健　李忠玉）

第三章　细菌代谢产物的检测及鉴定

实验一　细菌毒素的检测

一、细菌外毒素的检测

白喉棒状杆菌只有感染棒状杆菌噬菌体才能产生白喉外毒素致病，葡萄球菌中只有产生肠毒素的菌株才能引起食物中毒。故常需对临床分离病原菌进行检测、鉴定予以确定是否为致病菌。

（一）白喉棒状杆菌毒力试验

毒力试验是鉴别产毒白喉棒状杆菌与其他棒状杆菌的重要试验，检测方法有琼脂平板毒力试验、SPA 协同凝集试验、豚鼠试验等。

Ⅰ．琼脂平板毒力试验（Elek 平板毒力试验）

【实验目的】

掌握琼脂平板毒力试验的原理、方法及其意义。

【实验原理】

琼脂平板毒力试验是一种体外的毒力测定方法。其原理是根据抗原与抗体反应的特异性，待测白喉杆菌如为产毒菌株，在培养过程中所产生的毒素在琼脂平板上扩散，与培养基中滤纸条上所扩散的白喉抗毒素相遇而发生特异性结合，则在菌苔生长两侧的一定位置上，形成斜向外伸延的白色沉淀线，是为毒力试验阳性。

【实验器材】

1. 白喉杆菌标准产毒株、类白喉杆菌及待测的白喉杆菌吕氏血清斜面 24h 培养物。

2. Elek 琼脂蛋白胨培养基。

3. 白喉抗毒素（500～1000U/ml）、马或兔血清（无菌）、无菌滤纸条（60mm×10mm）、无菌 5ml 刻度吸管、无菌平皿及镊子等。

【实验方法】

1. 在含马血清、蛋白胨或猪胃消化液的琼脂平板上，划线接种已知标准产毒白喉棒状杆菌（作为阳性对照）、非产毒白喉棒状杆菌（作为阴性对照）、待测菌的大量菌苔。取一条浸有白喉抗毒素并已沥干的滤纸条，与接种线呈垂直方向铺放在琼脂培养基表面。

2. 将平板置 37℃温箱培养 24～72h 后观察结果。

【实验结果】

肉眼观察结果，接种产毒素的白喉棒状杆菌因能产生白喉外毒素，故在滤纸条与菌苔之交界处形成一条白色沉淀线。如待检菌为产毒素菌株，也在滤纸条与菌苔之交界处形成白色沉淀线；如在滤纸条与菌苔之交界处没有白色沉淀线，表明待检菌不产生白喉外毒素（图 3-1）。

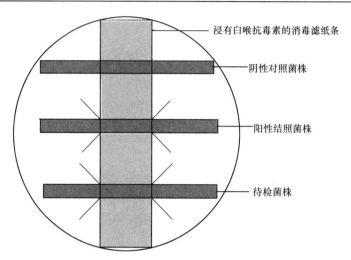

图 3-1　Elek 平板毒力试验

Ⅱ. SPA 协同凝集试验：将白喉抗毒素 IgG 预先吸附于金黄色葡萄球菌表面 A 蛋白（SPA）上，再加入待检菌培养物上清液。若有白喉外毒素即可与 SPA-IgG 结合，出现可见的凝集反应。此法简易、快速。

Ⅲ. 豚鼠试验

【实验目的】

熟悉豚鼠试验测定白喉杆菌毒力的原理、方法及其意义。

【实验原理】

通过豚鼠体内中和试验测定白喉杆菌毒力。其原理是根据白喉毒素对机体组织的损伤作用，导致注射局部组织出现病变，但又可被血清中的白喉抗毒素中和而不出现局部组织的病变，二者对比分析以判定待测菌株产毒与否。

【实验器材】

1. 待检白喉杆菌吕氏凝固血清斜面 48h 培养物。

2. 白喉抗毒素、无菌肉汤、250g 健康豚鼠两只。

3. 注射器、针头（4 号）、5ml 无菌刻度吸管、2.5%碘酒、75%乙醇、无菌棉签、镊子、剪刀等。

【实验方法】

1. 在菌种管内加入 4～5ml 无菌肉汤，轻轻将菌苔洗下，制成细菌悬液（约 5 亿/ml），吸出，置于无菌试管内。

2. 取健康白色豚鼠 2 只，分别标记为实验鼠与对照鼠。将待检菌的培养物（2ml/只）注射实验组豚鼠皮下，对照组豚鼠于 12h 前腹腔内注射白喉抗毒素 500U 后，再皮下注射待检菌的培养物（2ml/只）。

【实验结果】

若于 2～4d 实验组豚鼠死亡而对照组豚鼠存活，表明待检菌能产生白喉毒素。

（二）金黄色葡萄球菌肠毒素测定

1. 动物试验：方法是取食物中毒病人的呕吐物、粪便或剩余食物接种肉汤培养基培养，然后取培养物滤液经腹腔注射 6～8w 幼龄猫。如幼猫在注射后 48h 内发生呕吐、腹泻、体温升高（猫正常体温 38~39℃）或死亡等，提示有肠毒素存在的可能。

2. 血清学试验：方法较多，尤以反向被动血凝试验（RPHA）、ELISA 法较为实用。用 RPHA 法检出食品中 A、C、E 型肠毒素的最低浓度为 $0.5\times10^{-8}\mu g/ml$，B、D 型为 $1.0\times10^{-3}\mu g/ml$。此法不仅高度敏感和特异，且简便、快速，食物中含量较低时不需要浓缩就能检出。ELISA 法在 25min 内即可完成，肠毒素的检出最低量可小至 $10^{-8}\mu g/ml$。

二、细菌内毒素的检测

临床上，内毒素污染注射药液或补液，则可引起发热等内毒素毒性症状。检测内毒素方法主要有动物试验和鲎试验，目前后者多用。

（一）动物试验

【实验目的】
熟悉动物试验检测内毒素的方法及内毒素对动物的致热作用。

【实验原理】
内毒素能刺激单核/巨噬细胞等产生 IL-1、IL-6 和 TNF-α 等内源性致热原，并作用于下丘脑体温调节中枢，导致机体体温升高或发热。

【实验器材】
1. 待测标本：伤寒沙门菌菌液（经加热 100℃30min 处理，稀释到 10 亿个菌/ml）。
2. 动物：健康家兔。
3. 其他实验用品：体温表、无菌注射器、无菌棉球、碘酒、75%乙醇。

【实验方法】
1. 取体重 1.5~2kg 健康家兔 3 只，停食 1h 后用肛表测其肛温，连测 3 次，每次间隔 1h。肛温在 38.3~39.6℃，后两次肛温差＜0.2℃者即可作为试验用兔。并取 3 次肛温平均值作为受试兔正常体温。

2. 测温后 15min 内，经兔耳静脉注射预温至 37℃的伤寒沙门菌菌液 0.5~1.0ml。之后每隔 1h 测兔肛温一次，连测 3 次，取最高一次肛温减去正常体温即为该试验兔的升温值。

【实验结果】
3 只试验兔中，有 2 只或两只以上试验兔的升温值≥0.6℃，视为内毒素发热反应阳性。

【注意事项】
1. 使用肛表（肛门温度计）时应涂凡士林，缓慢插入兔肛门深度约 6cm，15min 后取出，擦去粪便，记下读数。在此期间，固定兔子要合适，避免兔子躁动。
2. 每只受试兔子固定用 1 只肛表，以减少误差。
3. 试验用注射器、针头、试管等，必须经 180℃干烤 2h 灭菌处理，以除去热原质。

（二）鲎溶解物试验

【实验目的】
熟悉鲎试验检测内毒素的方法、原理及意义。

【实验原理】
鲎是一种海洋节肢动物，鲎溶解物试验又称鲎试验，是用鲎血液中变形细胞的裂解物作为试剂，检测细菌内毒素（脂多糖）的一种快速、简单、敏感的试验方法。内毒素可激活鲎变形细胞溶解物中的一种酶，此酶活化后可促使溶解物中蛋白质呈凝胶状态。此法可以测出极微量的内毒素（0.1～lng/ml）。常用来检测注射制剂、生物制品、脑脊液、血液等标本中的内毒素。

【实验器材】

1. 试剂　鲎试剂（0.1ml 冻干品/支）、标准品内毒素、无菌蒸馏水。

2. 待测标本　上述已发热兔子的血液、伤寒沙门菌培养上清液或注射剂。

3. 其他实验用品　1ml 刻度吸管、37℃水浴箱等。

【实验方法】

1. 打开 3 支鲎试剂冻干品安瓿，各加入 0.1ml 蒸馏水溶解，编号。

2. 3 支鲎试剂中分别加入标准内毒素、蒸馏水、待测标本各 0.1ml，摇匀。

3. 垂直放入 37℃水浴 15～30min，取出观察结果。

【实验结果】

1. 安瓿倾斜 45°，观察并记录结果如下：

+++：强阳性，呈固体状。

++：阳性，呈凝胶状，有变形但不流动。

+：弱阳性，呈黏性半流动状。

−：阴性，呈能流动未凝固状。

2. 凡结果阳性者，表示内毒素阳性。

【注意事项】

鲎试验无特异性，不能区别检出的内毒素来自何种革兰阴性菌。

（刘安元　刘　文）

实验二　细菌生化反应鉴定

细菌所具有的酶系统各不相同，对营养物质的利用能力各异，因而在代谢过程中所产生的代谢产物也不同。应用生物化学方法检测细菌的代谢产物，有助于细菌属、种的鉴定。这种利用生化方法来鉴别细菌的试验，统称为细菌生化反应，是鉴定细菌的重要方法之一。

一、单糖发酵试验

不同微生物分解利用糖类的能力有很大差异，或能利用或不能利用，能利用者，或产气或不产气。可用指示剂及各种发酵管进行检测。

本试验主要是检查细菌对各种糖、醇和糖苷等的发酵能力，从而进行各种细菌的鉴别，因而每次试验常需同时接种多管。一般常用的指示剂为酚红、溴甲酚紫、溴百里蓝指示剂。

【实验目的】

检查细菌对糖的发酵能力，从而对细菌进行鉴定。

【实验器材】

1. 菌种　大肠埃希菌、伤寒沙门菌斜面培养物。

2. 培养基　葡萄糖、乳糖发酵管（内置倒管）或半固体培养基。

【实验方法】

用接种环将上述两种细菌以无菌操作的方式分别接种于葡萄糖及乳糖发酵管中；若为半固体培养基，则用接种针作穿刺接种，置37℃培养18～24h后观察结果。观察培养基颜色有无改变，小导管中有无气泡；若为半固体培养基，则观察穿刺线、管壁及管底有无微小气泡，细菌有无动力。若有动力，培养物可呈弥散生长。

【实验结果】

观察结果时，首先确定有无细菌生长，有细菌生长则培养基呈混浊。再确定细菌对糖类分解情况，如发酵糖类产酸，则培养基中酸碱指示剂变成其酸性颜色，可用"+"号表示。如发酵糖类既产酸又产气，则培养基除变色外，在倒置小管中有气泡出现，可用"⊕"表示。如细菌不分解该糖时，则指示剂不变色，倒置小管无气泡，以"－"表示之。

分别观察两种细菌对两种糖的发酵现象，并记录结果。

二、IMViC 试验

将吲哚试验（I）、甲基红试验（M）、VP 试验、枸橼酸盐利用试验（C）组成一个系统，来对细菌进行鉴定，主要用于鉴别肠杆菌科各个菌属，特别是大肠埃希菌和产气肠杆菌的鉴别。

【实验目的】

利用 IMViC 试验鉴别肠杆菌科各个菌属，特别是大肠埃希菌和产气肠杆菌的鉴别。

【实验原理】

1. 靛基质试验（I）　某些细菌具有色氨酸酶，能分解蛋白胨中的色氨酸，生成吲哚。吲哚可用显色反应检测，即吲哚与对二甲基氨基苯醛结合，形成玫瑰吲哚，为红色化合物。

实验证明靛基质试剂可与 17 种不同的靛基质化合物作用而产生阳性反应，若先用二甲苯或乙醚等进行提取，再加试剂，则只有靛基质或 5-甲基靛基质在溶液中呈现红色，因而结果更为可靠。

2. 甲基红试验（M）　有些细菌分解葡萄糖产生丙酮酸后，可继续分解丙酮酸产生乳酸、甲酸、乙酸等，由于产生大量有机酸，使培养基 pH 降至 4.5 以下，加入甲基红指示剂即显红色。而有些细菌如产气肠杆菌则分解葡萄糖产酸量少，或产生的酸进一步转化为其他物质如醇、酮、醛等，则培养基的 pH 仍在 5.4 以上，加入甲基红指示剂呈黄色。甲基红为酸性指示剂，pH 范围为 4.4～6.0，其 pK 值为 5.0。故在 pH5.0 以下，随酸度增加而显红色，在 pH5.0 以上，则随碱度增加而显黄色，在 pH5.0 或上下接近时，可能变色不够明显，此时应延长培养时间，重复试验。

3. VP（voges－proskauer）试验（Vi）　某些细菌在葡萄糖蛋白胨水培养基中能分解葡萄糖产生丙酮酸，丙酮酸缩合，脱羧成乙酰甲基甲醇，后者在强碱环境下，被空气中 O_2 氧化为二乙酰，二乙酰与蛋白胨中的胍基化合物反应生成红色产物，称 V－P（＋）反应。本试验一般用于肠杆菌科各菌属的鉴别。在用于芽胞杆菌和葡萄球菌等其他细菌鉴别时，普通培养基中的磷酸盐可阻碍乙酰甲基甲醇的产生，故应省去或以 NaCl 代替。

4. 枸橼酸盐（citrate）利用试验（C）　枸橼酸盐培养基不含任何糖类，枸橼酸盐为唯一碳源、磷酸二氢铵为唯一氮源。如果细菌能利用铵盐作为唯一氮源，并能利用枸橼酸盐作为唯一碳源，则可在此培养基上生长，分解枸橼酸钠，使培养基变碱，培养基中的溴麝香草酚蓝指示剂由绿色变为深蓝色。

【实验器材】

1. 菌种　大肠埃希菌、产气肠杆菌斜面培养物。

2. 培养基　蛋白胨水培养基、葡萄糖蛋白胨水培养基、枸橼酸盐斜面培养基。

3. 试剂　甲基红试剂（pH 变色范围为 4.4～6.0，色调变化由红变黄），VP 试剂（6%α-萘酚乙醇溶液，40% KOH 溶液）。

【实验方法】

1. 靛基质试验（I）　将两种细菌分别接种于蛋白胨水培养基中，置37℃培养 18～24h 后，沿管壁徐徐加入吲哚试剂 0.5ml，使试剂浮于培养物表面，形成两层，即刻观察结果。

2. 甲基红试验（M）　将两种细菌分别接种于葡萄糖蛋白胨水培养基中，置 37℃培养 18～24h 后，各取 2ml 培养液，加入甲基红试剂 2 滴，轻摇后观察。

3. VP（voges—proskauer）试验（Vi）　将两种细菌分别接种于葡萄糖蛋白胨水培养基中，置 37℃培养 24～48h 后，分别取 2ml 培养物，加入 6%α-萘酚乙醇溶液 1ml，再加入 40%KOH 溶液 0.4ml，充分振荡，室温下静置 5～30min 后观察结果。

4. 枸橼酸盐（citrate）利用试验（C）　将两种细菌分别接种于枸橼酸盐培养基斜面上，于 37℃培养 1～4d，每日观察结果。

【实验结果】

1. 靛基质试验（I）　两液面交界处呈现红色为阳性，无变化者为阴性。

2. 甲基红试验（M）　出现红色反应为甲基红试验阳性，黄色为甲基红试验阴性。

3. VP（voges—proskauer）试验（Vi）　呈红色反应为阳性，如无红色出现，而且置 37℃4h 仍无红色反应者为阴性。

4. 枸橼酸盐（citrate）利用试验（C）　培养基斜面上有细菌生长，而且培养基变深蓝色为阳性；无细菌生长，培养基颜色不变保持绿色为阴性。

三、硫化氢试验

有的细菌能分解培养基中含硫氨基酸（如胱氨酸、半胱氨酸），生成硫化氢，硫化氢遇铅或亚铁离子形成黑色的硫化铅或硫化亚铁沉淀物。该实验在肠杆菌科的细菌鉴别中有重要作用。

【实验目的】

检测细菌分解含硫氨基酸的能力，从而有助于鉴定细菌。

【实验器材】

1. 菌种　大肠埃希菌、普通变形杆菌。

2. 培养基　醋酸铅或克氏铁琼脂培养基。

【实验方法】

将细菌分别接种于上述培养基中，于 37℃培养 1～2d 后，观察并记录结果。

【实验结果】

醋酸铅培养基出现黑色沉淀为阳性，不变色为阴性。克氏铁琼脂在底层和斜面交界处出现黑色沉淀者为阳性，不变色为阴性。普通变形杆菌：＋，大肠埃希菌：－。

四、细菌产生的酶

细菌在合成代谢中能产生一些酶，如血浆凝固酶、透明质酸酶、氧化酶等，通过细菌产生的酶试验可以了解其致病作用。

（一）脲酶试验

有些细菌能产生尿素酶，分解尿素产生 2 个分子的氨，使培养基变为碱性，酚红呈粉红色。尿素酶不是诱导酶，因而不论底物尿素是否存在，细菌均能合成此酶。其最适 pH 为 7.0。主要用于肠杆菌的鉴定。

【实验目的】
检测细菌能否产生尿素酶，从而有助于鉴定细菌。

【实验器材】
1. 菌种　大肠埃希菌、普通变形杆菌。
2. 培养基　尿素培养基。

【实验方法】
将细菌分别接种于尿素培养基中，于 37℃培养 18～24h 后，观察并记录结果。

【实验结果】
培养基变红色者为阳性，不变色者为阴性。

（二）氧化酶试验

某些细菌如奈瑟菌和铜绿假单胞菌，具有氧化酶（靛基酚氧化酶），能将氧化酶试剂（盐酸甲基对苯二胺或四甲基对苯二胺）氧化成红色的醌类化合物，即为试验阳性。

【实验目的】
检测细菌能否产生氧化酶，从而有助于鉴定细菌。

【实验材料】
1. 菌种　脑膜炎奈瑟菌、淋病奈瑟菌、白色葡萄球菌。
2. 试剂　0.5%～1%HCl 溶液对二甲基氨基苯胺（或盐酸二甲基对苯二胺或盐酸对氨基二甲苯胺）水溶液。
3. 巧克力色培养基。

【实验方法】
1. 将脑膜炎奈瑟菌或淋病奈瑟菌、白色葡萄球菌分别接种肉汤管或巧克力色平板。
2. 置 37℃培养 24h 后，滴加新鲜配制的 0.5%～1%HCl 溶液对二甲氨基苯胺水溶液 2～3 滴，培养液呈红色，或在固体培养基上，加试剂后菌落出现红色→深红色→紫黑色变化均为阳性。

【实验结果】
脑膜炎奈瑟菌和淋病奈瑟菌：＋，白色葡萄球菌：－。

【注意事项】
1. 此试验应避免含铁物质，因遇铁后出现假阳性。
2. 试剂在空气中易氧化，故应新配制，冰箱保存使用不超过 2w。

3. 若要分离培养脑膜炎奈瑟菌，应在菌落变成紫黑色之前立即转种，否则细菌容易死亡。

（三）触酶（过氧化氢酶）试验

【实验目的】

检测细菌能否产生触酶（过氧化氢酶），从而有助于鉴定细菌。

【实验原理】

具有触酶（过氧化氢酶）的细菌，能催化过氧化氢（H_2O_2）生成水和新生态氧，继而形成分子氧并出现气泡。

【实验器材】

1. 菌种　葡萄球菌、链球菌琼脂斜面培养物。

2. 试剂　3%H_2O_2溶液。

3. 器材　接种环、载玻片、酒精灯。

【实验方法】

挑取葡萄球菌、链球菌单个菌落置载玻片上，加数滴 3% H_2O_2，立即观察结果。有大量气泡产生者为阳性，不产生气泡者为阴性。

【实验结果】

葡萄球菌产生过氧化氢酶，而链球菌为阴性，故本试验可用于葡萄球菌和链球菌的属间初步鉴别。

（刘安元　刘卓然）

第四章　细菌感染的血清学试验

血清学试验是根据抗原与相应的抗体在适宜的条件下，能在体外发生特异性结合的原理，用已知抗体或抗原来检测未知抗原或抗体，包括血清学鉴定和血清学诊断。用已知抗体检测标本或分离培养物中未知细菌的种、型或细菌抗原，称为血清学鉴定；而用已知细菌或特异性抗原检测患者血清中有无相应抗体及其效价的动态变化，作为某些感染性疾病的辅助诊断，称为血清学诊断。

血清学试验是临床微生物学检验的重要方法之一，基本类型包括凝集反应、沉淀反应和补体结合反应等，鉴于在医学免疫学试验中对此已有详细介绍，本节只介绍医学微生物学试验中常用的几种血清学试验。

实验一　玻片凝集试验

细菌等颗粒性抗原与相应的抗体混合时，在一定的温度、pH 和电解质条件下，可出现肉眼可见的凝集现象，叫做凝集试验。

玻片凝集试验是用已知的抗体（诊断血清）在玻片上与待测细菌相混合，在电解质存在下，如出现肉眼可见的凝集小块即为阳性，表示该菌为与所用抗体相对应的细菌。该方法简便快速，特异性强，但只能定性，不能定量，主要用于鉴定菌种及菌型。

【实验目的】

掌握玻片凝集试验的原理及其应用。

【实验原理】

用已知抗体（诊断血清）与待测抗原在玻片上的直接反应，为定性实验。

【实验器材】

1. 菌种　痢疾杆菌 18～24h 培养物。

2. 诊断血清　志贺菌属多价诊断血清。

3. 其他　生理盐水、载玻片、接种环、酒精灯等。

【实验方法】

1. 取一张洁净载玻片，用记号笔划分为两格或两个圆圈。

2. 于玻片左侧加 1∶5 或 1∶10 的诊断血清 1～2 接种环，于右侧加 1～2 接种环生理盐水。

3. 用接种环取痢疾杆菌 18～24 h 培养物分别涂于诊断血清及生理盐水内，轻轻混匀。

4. 旋转摇动玻片数次，1～3min 后观察结果。

【实验结果】

首先观察生理盐水对照侧，应呈均匀混浊状，再观察试验侧。

阳性：生理盐水对照侧呈现均匀混浊，而试验侧出现明显的乳白色凝集块。

阴性：生理盐水对照侧和试验侧均不出现凝集，为均匀混浊。

自凝：生理盐水对照侧和试验侧均出现凝集。

（曾焱华　游晓星）

实验二　肥 达 试 验

【实验目的】

掌握肥达试验的原理、方法、结果判断及其应用。

【实验原理】

肥达试验（Widal test）是一种试管凝集试验，用已知伤寒沙门菌的菌体抗原（O）、鞭毛抗原（H）、甲型副伤寒沙门菌的鞭毛抗原（A）和肖氏沙门菌的鞭毛抗原（B）与待检血清作定量凝集试验，以测定待检血清中有无相应抗体及抗体的效价，以辅助诊断伤寒、副伤寒等肠热症。

【实验器材】

1. 伤寒沙门菌 O、H 抗原，甲型副伤寒沙门菌鞭毛抗原（A）、肖氏沙门菌鞭毛抗原（B），生理盐水，待检血清。

2. 试管、1ml 吸管、试管架、37℃水浴箱等。

【实验方法】

1. 试管编号　取清洁小试管 32 支，分成 4 排，每排 8 支，依次编号置于试管架上（表4-1）。

2. 待检血清的倍比稀释　所有试管内各加入生理盐水 0.5ml，再往每排第 1 支试管内各加 1∶10 的待检血清 0.5ml，用 1ml 吸管吹吸数次，充分混匀，吸出 0.5ml 注入相应排的第 2 号试管作对倍稀释，依次稀释至第 7 管，从第 7 管吸出 0.5ml 弃去。此时血清的稀释倍数分别为：1∶20，1∶40，1∶80，1∶160，1∶320，1∶640，1∶1280。第 8 管不加血清而作为对照管。同法将第 2、3、4 排依次作倍比稀释。

3. 加入相应的抗原　从第 8 管开始，从后向前，于第 1 排各管内加入伤寒沙门菌 O 抗原 0.5ml；第 2 排各管内加入伤寒沙门菌 H 抗原 0.5ml；第 3 排各管分别加入甲型副伤寒沙门菌鞭毛抗原（A）0.5ml；第 4 排各管内分别加入肖氏沙门菌鞭毛抗原（B）0.5ml。此时各管的血清稀释倍数又各增加了一倍（表4-1）。

表 4-1　肥达反应操作程序　　　　　　（单位：ml）

试管号	1	2	3	4	5	6	7	8
生理盐水	0.5	0.5	0.5	0.5	0.5	0.5	0.5	0.5
1∶10 待检血清	0.5	0.5	0.5	0.5	0.5	0.5	0.5	弃去
诊断抗原	0.5	0.5	0.5	0.5	0.5	0.5	0.5	0.5
血清稀释度	1∶40	1∶80	1∶160	1∶320	1∶640	1∶1280	1∶2560	对照
摇匀，置 37℃水浴箱孵育 16～18h								

4. 孵育　加完菌液后，轻轻振荡试管架，混匀，置 37℃水浴箱孵育 16～18h 后观察结果。

【实验结果】

先观察对照管，正确结果应无凝集现象，再依次观察各试验管的凝集现象，凝集程度以"+"多少表示。

++++：最强，上液澄清，细菌全部凝集铺于管底。

+++：强，上液轻度混浊，细菌大部分凝集于管底。

++：中强，上液轻度混浊，细菌部分凝集。

+：弱，上液呈混浊，细菌少部分凝集。

-：不凝集，液体呈乳状混浊，与对照管相同。

效价判定：对照管均不发生凝集时，能与定量抗原发生肉眼明显可见的凝聚（即"++"）的血清最高稀释度为其凝集效价。

一般认为 O 抗体效价在 1∶80 以上，H 抗体效价在 1∶160 以上，有辅助诊断意义。

【注意事项】

1. 加菌液时吸管不能混用。

2. 采血时间不同，肥达反应的阳性率也不同。一般采取双份血清（急性期和恢复期），如恢复期抗体效价比急性期升高四倍或四倍以上，即有诊断价值。

3. "O"凝集呈颗粒状沉于管底，轻摇不易飘起。"H"凝集呈棉絮状，轻摇即升起，容易摇碎。

4. 阴性结果不能完全排除肠热症的诊断。少数肠热症患者，由于发病初期曾使用大量抗生素，或机体本身有免疫缺陷病，或机体反应性极弱等原因，抗体效价可以很低，甚至为阴性结果。

【思考题】

1. 肥达反应的原理是什么?有何临床意义?试验中为何使用四种抗原?如何分析试验结果?

2. 何谓凝集效价?

（曾焱华　游晓星）

实验三　抗链球菌溶血素 O 试验

【实验目的】

掌握抗链球菌溶血素 O 试验的原理、结果判断及其应用。

【实验原理】

乙型溶血性链球菌产生的溶血素 O（SLO）是一种含—SH 基的蛋白质，具有很强的免疫原性，人体感染溶血性链球菌 2～3w 后，85%～90%患者血清中可出现相应抗 O 抗体，并可至病愈后数月至数年才消失。因此如患者血清中溶血素 O 的抗体效价增高，可认为最近感染过溶血性链球菌。故抗链球菌溶血素 O 试验（antistreptolysin O test，ASO Test）可作为风湿热、急性肾小球肾炎等与链球菌感染有关的超敏反应性疾病的辅助诊断。

本实验是在受检标本中加入适量的溶血素 O，如标本中含有高浓度抗体，中和后则有多余抗体存在，经与溶血素 O 致敏的胶乳试剂反应，即可发生肉眼可见的凝集。

【实验器材】

1. 病人血清、生理盐水。

2. 诊断试剂盒：含溶血素 O 溶液、ASO 胶乳试剂、阳性对照血清和阴性对照血清。

3. 试管、吸管、37℃水浴箱、牙签等。

【实验方法】

1. 病人血清经 56℃水浴 30min 灭活后，用生理盐水作 1：50 稀释。

2. 在反应板各孔中分别滴加稀释样本、阴阳性对照各 1 滴（约 50μl），分别加入溶血素 O 溶液 1 滴，于黑色背景反应孔内，混匀摇动 2min。

3. 分别向各孔内再加入 ASO 胶乳试剂 1 滴，混匀并轻轻摇动，5min 内（室温 18～25℃）观察结果。

【实验结果】

观察有无凝集：规定时间内出现明显凝集者为阳性，不出现凝集者为阴性。必要时阳性标本可进一步作 1：80 或 1：100 稀释，重复操作步骤 2 和 3。效价判断见表 4-2。一般正常人其效价在 500U 内，大于 500U 有诊断意义。

表 4-2　ASO 效价判断

血清稀释度	凝集现象	抗 O 效价（U/ml）
1：50	弱阳性	=333
	强阳性	＞500
1：80	弱阳性	=625
	强阳性	＞833
1：100	阳性	＞1000

【注意事项】

1. 搅匀时牙签不能混用，以免造成误差。

2. 所使用的滴管口径大小应一致，以保证滴液量的一致。

3. 严格掌握时间，当加入 ASO 胶乳后，轻摇至规定的时间应立即记录结果，超时才出现的凝集者不列为阳性。

4. 溶血、高脂血症、高胆红素血症、高胆固醇血症、类风湿因子阳性及被细菌污染的标本都会影响试验结果。

5. 胶乳试剂不可冻存，宜存放在 4℃冰箱中，有效期为 1 年，用前应摇匀。

【思考题】

1. 为什么被测血清应先加入适量的溶血素 O，然后再加入 ASO 胶乳试剂？其原理是什么？

2. 抗 O 试验在临床上有何用途？

（曾焱华　蔡恒玲）

实验四 荚膜肿胀试验

【实验目的】

掌握荚膜肿胀试验的原理、结果判断及其应用。

【实验原理】

特异性抗血清与相应细菌的荚膜抗原特异性结合形成复合物时，可使细菌的荚膜显著增大出现肿胀，表现为在细菌的周围有一宽阔的环状带，称此为荚膜肿胀试验。本试验可用于肺炎链球菌、流感嗜血杆菌、炭疽杆菌的检测和荚膜分型。

【实验器材】

1. 菌种 肺炎链球菌、流感嗜血杆菌、炭疽杆菌。

2. 诊断血清 肺炎链球菌、流感嗜血杆菌、炭疽杆菌的免疫血清。

3. 正常兔血清。

4. 试剂 1%美蓝水溶液。

【实验方法】

1. 取洁净载玻片1张，用记号笔划分为两格或两个圆圈。

2. 在玻片两侧内各加1～2接种环待测细菌。

3. 于玻片一侧加1～2接种环抗血清，另一侧加正常兔血清，轻轻混匀。

4. 于玻片两侧各加1接种环1%亚甲蓝（美蓝）水溶液，混匀。

5. 分别加盖玻片，放湿盒中室温下5～10min后镜检。

【实验结果】

阳性：试验侧在蓝色菌体周围可见厚薄不等、边界清晰的无色环状物，即肿胀的荚膜，而对照侧无此现象。

阴性：试验侧与对照侧均不产生无色环状物。

（曾焱华 蔡恒玲）

第五章　细菌的分布

实验一　自然界中细菌的检查

微生物分布非常广泛，在空气、土壤、地面水及某些物体表面中都存在着大量的微生物。通过对这些微生物的检查，了解微生物在自然界中的分布，从而树立"有菌观点"，认识无菌操作对于微生物学及医学实践的重要性。

一、空气中细菌的检查

【实验目的】

了解微生物在空气中的分布。

【实验器材】

普通琼脂平板、37℃恒温箱等。

【实验方法】

1. 取琼脂平板 4 个，启开皿盖，培养基面向上，分别放在实验桌上、实验桌下、走廊及无菌操作室等处，15～30min 后，盖好皿盖。

2. 置 37℃培养 18～24h，观察结果。

【实验结果】

4 个平板培养基表面有或多或少的菌落生长。比较它们菌落数的差异及其特征，并分析原因。

二、土壤中细菌的检查

【实验目的】

了解微生物在土壤中的分布。

【实验器材】

不同规格的移液枪、无菌 1.5ml 的离心管，无菌平皿、涂布棒、接种环、恒温培养箱等。

【实验方法】

1. 采土样　选择肥沃土壤，去表层土，挖 5～20cm 深度的土壤数 10g，装入已灭菌的牛皮纸袋，封好袋口，带回实验室。

2. 制备土壤稀释液　称取土样 1.0g，放入盛 99ml 无菌水的三角瓶中，置摇床振荡 20min 使土壤均匀分散成为土壤悬液。用移液枪从中吸取 100µl 土壤悬液，注入事先分装有 900µl 无菌水的离心管中，吹吸 3 次，振荡均匀即成为 1∶1000 的土壤悬液。然后同样方法，配置成稀释度为 1∶10 000，1∶100 000 的土壤菌悬液。

3. 分离

（1）涂布法：用一支新的无菌枪头，由低浓度开始，从各浓度土壤稀释液中吸取 100μl，对号较均匀地放入已写好稀释度的牛肉蛋白胨培养基平板上，用无菌玻璃涂棒轻轻地涂布均匀。每个浓度做 3 个平板（重复）。

（2）倾注法：用一支新的无菌枪头，由低浓度开始，从各浓度土壤稀释液中各吸取 100μl，对号较均匀地放入已写好稀释度的空白无菌平皿中，然后在各平皿中加入已经融化并冷却到 45～50℃的牛肉膏蛋白胨培养基（已灭菌）12～15ml，将培养皿在超净工作台面上轻轻转动，使稀释的菌悬液与融化的培养基混合均匀，直至培养基凝固。

4. 培养　待平板上液体被完全吸收，将平板倒置于 37℃温箱中培养 24h。

【实验结果】

据平板上菌落的数目推算出每克含菌样品中所含的活菌总数（菌落形成数目）。

每克含菌样品中微生物的活细胞数（菌落形成数，CFU）=同一稀释度平板上菌落平均数×10×稀释倍数/含菌样品克数。

【注意事项】

土壤中的微生物以细菌为主，放线菌次之，另外还有真菌、螺旋体等。分离放线菌时，在制备平板前在培养基中加入 5%的酚溶液 2 滴，以抑制细菌生长，于 25～30℃培养箱中培养 7～10d 观察。霉菌分离，在制备平板前在培养基中加入 80%的乳酸数滴，于 25～30℃培养箱中培养 3～4d 观察。

三、地面水中细菌的检查

【实验目的】

了解微生物在地面水中的分布。

【实验器材】

无菌空培养皿、高层琼脂培养基、无菌玻璃棒、吸管、37℃恒温箱等。

【实验方法】

1. 用吸管吸取 1ml 水（自来水、池水等），置于无菌空培养皿中。

2. 将高层琼脂培养基加热溶化，冷却到 60℃左右，倾注入培养皿中，立即混匀。

3. 凝固后置 37℃温箱中培养 18～24h，观察结果。

【实验结果】

对菌落进行计数，即为每毫升水样品中的细菌总数。

四、物体表面细菌的检查

【实验目的】

了解微生物在外界物体表面的分布。

【实验器材】

无菌生理盐水、无菌棉拭子、内径为 5cm×5cm 灭菌规格板、普通营养琼脂平板、灭菌平皿、恒温箱等。

【实验方法】

1. 标记：用记号笔在皿底外面中央画一直线，再在此线中间外画一垂直线。

2. 采样：用浸有无菌生理盐水采样液的棉拭子 1 支，在实验台面或门旋钮上来回擦拭约 2cm² 的范围。

3. 将棉拭子在普通琼脂平板表面来回涂抹几次，盖上皿盖。另取一块普通营养琼脂平板不接种标记为对照，将 2 块平板置于 37℃温箱培养 24～48h 后观察结果。

【实验结果】

观察在普通琼脂平板的不同区域上是否有细菌生长，直接计数菌落数并比较菌落性状的差异。

【注意事项】

本实验检出的除细菌外，尚可能有真菌、放线菌等，应注意加以区别。

（曾焱华　游晓星）

实验二　人体正常菌群的检查

微生物除了在自然界中广泛分布外，正常人体的体表及与外界相通的腔道中也存在着大量的微生物。通过对这些微生物的检查，树立"有菌观点"，认识无菌操作对于微生物学及医学实践的重要性。

一、皮肤上细菌的检查

【实验目的】

了解微生物在人体皮肤表面的分布。

【实验器材】

无菌棉签、灭菌生理盐水、普通琼脂平板、37℃恒温箱等。

【实验方法】

1. 用无菌棉签蘸取灭菌生理盐水在指头上洗擦数次后，涂布接种于琼脂平板表面。另取平板 1 个不接种作为对照。

2. 将 2 个平板置于 37℃培养 18～24h，观察结果。

【实验结果】

培养基表面有几种大小及形态不同的菌落生长，有的甚至产生色素。

二、牙垢中细菌的检查

【实验目的】

了解微生物在人体牙垢中的分布。

【实验器材】

无菌生理盐水、消毒牙签、玻片、接种环、酒精灯、革兰染液等。

【实验方法】

1. 取一接种环生理盐水置于玻片中央。

2. 用消毒牙签剔牙垢少许，混合于生理盐水中，涂成薄层，干燥后，火焰固定。

3. 革兰染色，镜检。

【实验结果】

镜下可见革兰染色阳性、排列不规则的球菌和杆菌，有时可见到螺旋体，注意将细菌与食物残渣、脱落细胞相区别。

三、咽喉部细菌的检查

【实验目的】

了解微生物在人体咽喉部的分布。

【实验器材】

血液琼脂平板、无菌棉签、无菌生理盐水等。

【实验方法】

1. 拭子法：取无菌棉签 1 支，沾取少许无菌生理盐水，于咽部拭取分泌物，以划线法接种于血琼脂平板，置 37℃温箱中培养 18～24h 后观察结果。

2. 咳嗽法

（1）取血液琼脂平板一个，打开皿盖。

（2）将培养基面置于口腔前约 10cm 处，用力咳嗽数次（让飞沫落在培养基表面），然后盖上皿盖，注明被检查者姓名、实验日期等。

（3）置 37℃培养 18～24h 后观察结果。

【实验结果】

观察细菌的数量、种类等，注意是否有溶血环，并分析其意义。

【注意事项】

注意取标本过程中要严格无菌操作，咳嗽时不要将唾液喷于培养基上。

（曾焱华　蔡恒玲）

第六章　理化及生物因素对细菌的影响

实验一　热力灭菌法

热力灭菌是最常用的一种灭菌方法，它主要利用高温使细菌蛋白和酶变性，菌体结构破坏或代谢障碍而引起细菌死亡。热力灭菌法分为干热灭菌和湿热灭菌两类。在同一温度下，湿热灭菌法比干热灭菌法效果好，其原因是：①湿热中细菌菌体蛋白较易凝固变性；②湿热蒸汽的穿透力强；③湿热蒸汽冷凝时释放出潜热，能迅速提高被灭菌物品的温度，从而增加灭菌效力。

高压蒸汽灭菌法是一种灭菌效果最好的方法。其灭菌原理是：在 101.325kPa（1 个大气压）下，蒸汽的温度是 100℃。如果蒸汽被限制在密闭的容器中，随着压力升高，蒸汽的温度也相应升高。在 103.4kPa/cm^2（1.05kg/cm^2）蒸汽压下，温度达到 121.3℃，维持 15～20min，可杀灭包括细菌芽胞在内的所用微生物。这一方法常用于一般培养基、生理盐水、手术敷料等耐高温、耐湿物品的灭菌。

常用热力灭菌法见表 6-1。

表 6-1　常用热力灭菌法

方　法	温　度（℃）	时　间（min）	灭菌器
焚　烧	＞500	瞬时	
干　烤	160～171	60～120	干烤箱
巴氏消毒法	61.1～62.8	30	
煮沸法	100	5	
流动蒸汽消毒法	100	15～30	Arnold 消毒器
间歇蒸汽灭菌法	100	15～30	流通蒸汽灭菌器（重复 3 次）
高压蒸汽灭菌法	121	15～30	高压蒸汽灭菌器

【实验目的】
1. 了解高温对细菌繁殖体和芽胞的影响。
2. 熟悉高压蒸汽灭菌法的原理、使用方法及适用范围。

【实验材料】
1. 枯草芽胞杆菌、大肠埃希菌 12～18h 肉汤培养物。
2. 肉汤培养基、琼脂平板。
3. 水浴锅、电炉、铝锅、高压蒸汽灭菌器、温度计、微量移液器等。

【实验方法】
1. 将 8 支肉汤管分成甲、乙、丙、丁 4 组，每组 2 支，分别标注 2 种菌名。
2. 用微量移液器分别在肉汤管内接种相应的菌种液 100µl。
3. 将甲组 2 管置 62℃水浴 30min，乙组 2 管置 100℃水浴 5min，丙组 2 管置高压蒸汽锅内 121℃ 15～30min，丁组 2 管不作任何加热处理（对照）。

4. 将 4 组肉汤管置 37℃ 培养 18～24h 后，观察结果。

【实验结果】

记录各管细菌的生长情况（表6-2）。

表6-2　细菌生长情况

细菌	甲组（62℃ 30min）	乙组（100℃ 5min）	丙组（121℃ 15min）	丁组（未加热）
枯草芽胞杆菌				
大肠埃希菌				

【注意事项】

使用高压蒸汽灭菌器时注意：

1. 必须将冷空气充分排除，否则锅内温度达不到规定温度，影响灭菌效果。

2. 灭菌完毕后，不可放气减压，否则瓶内液体会剧烈沸腾，冲掉瓶塞而外溢甚至导致容器爆裂。须待灭菌器内压力降至与大气压相等后才可开盖。

3. 装培养基的试管或瓶子的棉塞上，应包油纸或牛皮纸，以防冷凝水入内。

（刘　文　赵飞骏）

实验二　紫外线杀菌法

【实验目的】

1. 掌握紫外线杀菌的原理和方法。

2. 熟悉紫外线杀菌的适用范围及应用中应注意的问题。

【实验原理】

波长 240～300nm 的紫外线，因与 DNA 的吸收光谱范围一致而有明显的杀菌作用，其中以 265～266nm 波长最强。紫外线主要作用于 DNA，使细菌 DNA 分子中相邻的胸腺嘧啶形成二聚体，干扰 DNA 的复制与转录而导致细菌的变异或死亡。同时，由于辐射能使空气中的氧电离成 [O]，再使 O_2 氧化生成臭氧（O_3）或使水（H_2O）氧化生成过氧化氢（H_2O_2），臭氧和过氧化氢均有杀菌作用。

紫外线杀菌能力虽较强，但对物体的穿透力很弱，一张纸足以挡住紫外线的通过，故一般用于无菌实验室、传染病房、手术室的空气消毒，或用于不耐热物品的表面消毒。

【实验器材】

1. 大肠埃希菌、枯草芽胞杆菌 12～18h 肉汤培养物。

2. 琼脂平板、无菌棉拭子。

3. 紫外灯（超净工作台内）。

【实验方法】

1. 用无菌棉拭子分别蘸取大肠埃希菌和枯草芽胞杆菌菌液于 2 个琼脂平板上密密涂布。

2. 半启皿盖（用皿盖盖住两菌涂面的 1/2），置于紫外灯下 20～30cm，照射 30min。

3. 将皿盖盖好，37℃ 孵育 18～24h，观察结果。

【实验结果】

皿盖盖住的琼脂表面可见两种细菌形成的灰白色菌苔；直接暴露于紫外线下的琼脂表面大肠埃希菌无菌生长，枯草芽胞杆菌仅有少量细菌生长。

【注意事项】

1. 用棉签涂抹菌液要均匀，用力适度，以免擦破琼脂，影响实验结果。

2. 杀菌波长的紫外线对人体皮肤、眼睛有损伤作用，使用时避免眼睛和皮肤直接暴露于紫外线。

【思考题】

紫外线杀菌的原理是什么？其作用有什么特点？

（游晓星　李忠玉）

实验三　滤过除菌法

【实验目的】

1. 掌握滤过除菌的原理。

2. 了解微孔薄膜滤菌器除菌的方法。

【实验原理】

滤过除菌法是用物理阻留的方法除去液体或空气中的细菌、真菌，以达到无菌目的，但不能除去病毒、支原体和 L 型细菌。

液体除菌所用的器具是滤菌器，滤菌器含有微细小孔，只允许液体通过，而大于孔径的细菌、真菌等颗粒不能通过。滤过法主要用于一些不耐高温的血清、毒素、抗毒素、药物的除菌。滤菌器的种类很多，目前常用的有微孔薄膜滤菌器，由硝基纤维素制成，滤膜孔径有 0.6μm、0.45μm、0.22μm 等规格。滤过除菌时，常使用 0.22μm 孔径的滤膜。此外还有玻璃滤菌器、石棉滤菌器（亦称 Seitz 滤菌器）、素陶瓷滤菌器、针头式滤器等。

【实验器材】

待滤细胞培养液、肉汤培养基、微孔薄膜滤菌器、微量移液器等。

【实验方法】

1. 取 3 支肉汤管，分别标记 1、2、3。

2. 将烧瓶中的细胞培养液倒入滤斗，启动抽气机，减压抽滤。滤毕，关闭抽气机。用吸管吸取瓶中滤液，移置于无菌试管内。

3. 无菌取 100μl 待滤细胞培养液接种于 1 号肉汤管，作为阳性对照；3 号肉汤管作为阴性对照。

4. 无菌取 100μl 滤液接种于另一肉汤管中。

5. 将 3 支肉汤管置 37℃温箱内培养 18～24h，观察结果。

【实验结果】

接种待滤细胞培养液的肉汤管呈混浊，接种已滤细胞培养液的肉汤管澄清。

【注意事项】

1. 滤过除菌时滤过速度和除菌效果有关，要调整滤过速度，速度太快则影响除菌效果。

2. 注意无菌操作。

（肖勇健　李忠玉）

实验四　常用化学消毒剂的杀菌试验

化学消毒剂消毒灭菌的原理：①促进菌体蛋白质变性或凝固；②干扰细菌的酶系统和代谢；③损伤细菌的细胞膜。

微生物实验室常用的化学消毒剂有乙醇、含碘消毒剂、过氧乙酸、过氧化氢、高锰酸钾、新洁尔灭等。

【实验目的】

了解常用化学消毒剂的种类、作用机制与用途。

一、络合碘对皮肤细菌的作用

络合碘是一种常用的消毒剂，其药效成分是碘，依靠其沉淀蛋白和强大的氧化能力而具有消毒杀菌作用，多用于皮肤黏膜、体温计以及其他物品表面的消毒。

【实验器材】

1. 琼脂平板、无菌棉拭子、无菌生理盐水。

2. 络合碘消毒液。

【实验方法】

1. 取琼脂平板 1 个，在玻璃皿底部上划线分成两等份，分别标注 A 及 B。

2. 用无菌棉拭子蘸取无菌生理盐水将左手食指皮肤润湿后，将该手指在平板 A 处琼脂表面涂抹，作为消毒前的对照。

3. 用无菌棉拭子蘸取络合碘消毒左手食指皮肤，待络合碘干后，依上法在平板 B 处琼脂表面涂抹。

4. 置平板于 37℃培养 18～24h。

【实验结果】

平板 A 处琼脂表面有细菌生长，B 处不长细菌或出现极少的菌落，说明一定浓度的络合碘能杀灭细菌。

二、化学消毒剂对细菌的作用

【实验器材】

1. 菌种　金黄色葡萄球菌、大肠埃希菌 12～18h 肉汤培养物。

2. 试剂　0.1%新洁尔灭、2%来苏尔、5%苯酚。

3. 琼脂平板、无菌棉拭子、无菌滤纸片等。

【实验方法】

1. 取琼脂平板 2 个，分别标记为金黄色葡萄球菌和大肠埃希菌。

2. 分别用无菌棉拭子蘸取金黄色葡萄球菌和大肠埃希菌菌液，均匀涂布于已标记的琼脂平板表面。

3. 用镊子无菌操作夹取无菌滤纸片 3 张，分别浸于 0.1%新洁尔灭、2%来苏尔和 5%苯酚消毒剂内。取出时将纸片在容器壁上稍作停留，去除多余的消毒液，分别贴于涂菌的平板表面，做作好标记。两纸片间距不少于 20mm，纸片中心距平皿边缘不少于 10mm。

4. 置平板于 37℃培养 18～24h。

【实验结果】

观察各纸片周围有无抑菌圈及其大小。药液如有杀菌作用，在滤纸片周围应形成无细菌生长的环形区域，杀菌作用越强，该区域越大。

【注意事项】

纸片上试剂的剂量、接种菌量及均匀程度等因素均可影响抑菌圈的大小。

（蔡恒玲　李忠玉）

实验五　噬菌体的分离鉴定及溶菌实验

噬菌体（bacteriophage）是感染细菌、真菌、放线菌或螺旋体等微生物的病毒，能通过细菌滤器。根据与宿主菌的相互关系，噬菌体可分为毒性噬菌体和温和噬菌体两种类型。

噬菌体具有严格的宿主特异性，具有高度的种特异性和型特异性。噬菌体感染宿主菌后，可裂解宿主细胞，或处于溶原状态。在液体培养基中，噬菌体裂解宿主菌可使混浊菌液变澄清；在固体培养基上，将适量的噬菌体和宿主菌液混合接种培养后，培养基表面可出现透亮的溶菌空斑，谓之噬斑。噬菌体可用于细菌的鉴定、分型、检查未知细菌和防治某些疾病等。

【实验目的】

1. 了解噬菌体的分离、鉴定及高效价噬菌体的制备过程。

2. 掌握噬菌体对宿主感染的高度特异性。

一、噬菌体的分离与鉴定

【实验器材】

1. 菌株与水样　金黄色葡萄球菌 ATCC25923；菜市场地下污水。

2. 培养基　LB 肉汤培养基、LB 琼脂培养平板。

3. 其他　低速离心机、三角锥形瓶、0.45μm 微孔滤膜，烧杯，量筒。

【实验方法】

1. 噬菌体的分离、鉴定

（1）噬菌体的分离：向盛有污水样品 60 ml 的三角锥形瓶中，加入 60 ml 2 倍浓缩 LB 肉汤培养基，混匀后，加入 5 ml 对数生长期的金黄色葡萄球菌幼龄菌液，37℃培养 18～24h 后，以 3000r/min 离心 20min。上清液，通过 0.45μm 微孔滤膜过滤除菌，滤液保存待鉴定。

（2）噬菌体的鉴定：将金黄色葡萄球菌均匀密集地涂布于 LB 琼脂平板上，取上述滤液 100μl 滴于平板中心，置于 37 ℃培养 18～24h，若出现透明无菌生长的空斑（噬菌斑）出现，即表明滤液中含有金黄色葡萄球菌相应的噬菌体。

2. 高效价噬菌体的制备　将初步分离的金黄色葡萄球菌噬菌体与 LB 肉汤培养基按 1:8 的比例混合，并加入 5ml 的金黄色葡萄球菌幼龄菌液，于 37℃培养 4h 左右后，适时观察，如发现培养物液变澄清，立即取出用微孔滤膜过滤除去残余细菌。重复上述操作 5～10 次，使噬菌体进行增殖，最后过滤，即可获得较高效价的噬菌体。

【实验结果】

噬菌体鉴定时，若有噬菌斑出现，即表明滤液中含有金黄色葡萄球菌相应的噬菌体，可继续制备高效价噬菌体；如无噬菌斑出现，则表明实验失败，需重新寻找其他污水源作为实验材料。

二、噬菌体特异性溶菌实验

【实验器材】

1. 菌种　金黄色葡萄球菌及大肠埃希菌纯培养物；大肠埃希菌、痢疾杆菌和白色葡萄球菌肉汤培养物。

2. 噬菌体　金黄色葡萄球菌噬菌体滤液、痢疾杆菌噬菌体滤液。

3. 培养基　肉汤培养基、普通琼脂平板。

4. 其他　无菌棉签、无菌吸管等。

【实验方法】

1. 液体培养基中噬菌体的溶菌现象

（1）取 4 支肉汤管，2 支接种金黄色葡萄球菌，2 支接种大肠埃希菌。

（2）取上述两种细菌肉汤管各 1 支，分别加入金黄色葡萄球菌噬菌体滤液 0.2ml。

（3）将上述 4 支肉汤管置 37℃温箱培养 6～12h 后观察结果。

2. 噬菌体的噬斑现象

（1）取琼脂平板 1 个，分为 4 等分，注明①、②、③、④。

（2）分别用无菌棉拭子在①、②处涂布接种痢疾杆菌，在③处涂布接种大肠埃希菌，在④处涂布接种白色葡萄球菌。

（3）待涂布的菌液干后，在②、③、④处中央各加 1 小滴痢疾杆菌噬菌体滤液（注意不要交叉污染），在①处中央加 1 滴肉汤。

（4）置 37℃温箱培养 18～24h 后观察结果。

【实验结果】

1. 液体培养基中噬菌体的溶菌现象：加有金黄色葡萄球菌噬菌体的金黄色葡萄球菌肉汤管清亮，其余均混浊。

2. 噬菌体的噬斑现象：在②处的中央有一无菌生长的空斑，即噬斑，其余部位无此现象（图 6-1）。

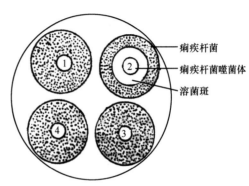

图 6-1　噬菌体的噬斑示意图

【注意事项】

方法 2 中，须待接种菌液干后再点种噬菌体。

（刘卓然　李水红）

实验六　抗菌药物敏感性试验

抗菌药物指具有杀菌和抑菌活性、用于预防和治疗微生物性感染的药物，包括抗生素和化学合成药物；前者是指对特异微生物有杀灭和抑制作用的微生物代谢产物，后者是经化学改造的半合成抗生素和化学合成药物。不同抗菌药物对病原微生物的杀菌或抑菌能力不同，不同病原微生物对同一抗菌药物的敏感性也不尽相同。通过抗菌药物敏感性试验（antimicrobial susceptibility test，AST）测定病原微生物对抗菌药物的敏感性，对临床治疗中选择合适抗菌药物、及时控制感染有重要意义。

目前，进行抗菌药物敏感性试验（简称药敏试验）的方法主要有纸片扩散法、稀释法（包括肉汤稀释法和琼脂稀释法）、E 试验和自动化仪器等。

一、纸片扩散法

纸片扩散法（agar disk diffusion test，Kirby-Bauer antibiotic testing，KB method）是临床常用的药物敏感性定性测定方法，将含有定量抗菌药物的滤纸片贴在已接种测试菌的琼脂平板表面，纸片中的药物在琼脂中扩散，随着扩散距离的增加，抗菌药物的浓度呈对数减少，从而在纸片的周围形成浓度梯度。在药物扩散的同时，纸片周围抑菌浓度范围内的测试菌不能生长，而抑菌浓度范围外的菌株则能继续生长，从而在纸片周围形成无菌生长的透明圈即为抑菌圈。抑菌圈直径的大小可反映测试菌对测定药物的敏感程度，并与该药对测试菌的最低抑菌浓度（MIC）呈负相关，即抑菌圈越大，MIC 越小。

【实验目的】

掌握纸片扩散法的原理、操作方法和结果的判读。

【实验器材】

1. 菌种　葡萄球菌和大肠埃希菌琼脂平板各一个。

2. 培养基　水解酪氨酸琼脂平板（MH 琼脂平板），肉汤培养基。

3. 氨苄青霉素、庆大霉素、红霉素等抗菌药物纸片。

4. 其他　无菌生理盐水，0.5 麦氏比浊管，镊子，无菌棉拭子。

【实验方法】

1. 无菌操作挑取琼脂平板上形态特征一致的菌落 3～5 个（图 6-2a），移种于含 4～5ml MH 肉汤中。

2. 将肉汤培养物置 37℃培养箱培养 4～6h，与麦氏比浊管比较（图 6-2c），浊度等于或超过 0.5 麦氏比浊标准。用肉汤或生理盐水将旺盛生长的肉汤培养基的浊度调整到光学上相当于 0.5 麦氏标准，此时肉汤悬液中细菌数为（1～2）×10^8CFU/ml。

3. 用无菌棉拭子蘸取菌液，在试管内壁液面上方旋转紧压，将多余菌液挤去，然后在 MH 琼脂平板表面均匀涂布接种 3 次，每次旋转平板 60°角以确保接种菌的均匀分布（图

6-2d），最后沿平板内缘涂抹一圈。置室温中干燥 3～5min。

4. 根据选择的菌株挑选相应的抗菌药物纸片。用无菌镊子（或纸片分离器）将抗菌药物纸片按一定间隔粘贴在平板的不同区域，各纸片中心相距应大于 24mm，纸片距平板内缘不小于 10mm（图 6-2e）。通常 150mm 平板至多放置 12 张纸片，90～100mm 平板至多放置 6 张纸片。

5. 将贴好抗菌药物纸片的平板置 37℃ 培养箱培养 18～24h 观察结果。

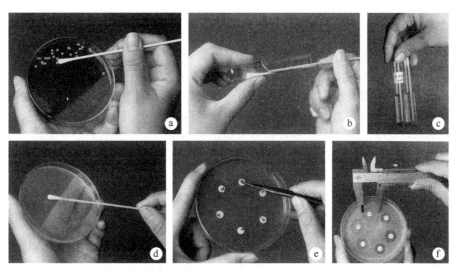

图 6-2　纸片琼脂扩散法试验程序

（a）挑取菌落，（b）转种肉汤，（c）比浊，（d）涂布平板上，（e）放置药敏纸片，（f）量取抑菌圈大小

【实验结果】

观察在抗菌药物纸片周围有无抑菌圈，用直尺或游标卡尺测量抑菌圈的直径（以整毫米数计），根据临床实验室标准化研究所（clinical and laboratory standards institute，CLSI）标准，报告细菌对测试的抗菌药物"敏感"、"中介"或"耐药"。注意对比两种细菌对同一种抗生素敏感性的差异，一种细菌对两种抗生素敏感性的差异。几种抗菌药物稀释法抑菌圈直径解释标准见表 6-3。

表 6-3　几种抗菌药物稀释法和纸片扩散法药敏试验的解释标准

抗菌药物	抑菌圈直径（mm）			MIC（μg/ml）		
	敏感	中介	耐药	敏感	中介	耐药
氨苄青霉素 G	≥29		≤28	≤0.12		≥0.25
庆大霉素	≥15	13～14	≤12	≤4	8	≥16
红霉素	≥23	14～22	≤13	≤0.5	1～2	≥8
阿奇霉素	≥18	14～17	≤13	≤2	4	≥8
克拉霉素	≥18	14～17	≤13	≤2	4	≥8
氧氟沙星	≥16	13～15	≤12	≤2	4	≥8
左氧氟沙星	≥17	14～16	≤13	≤2	4	≥8
克林霉素	≥21	15～20	≤14	≤0.5	1～2	≥4
米诺环素	≥19	16～18	≤15	≤4	8	≥16
多西环素	≥16	13～15	≤12	≤4	8	≥16

【注意事项】

1. 用无菌棉拭子蘸取细菌肉汤培养物时不宜过多，如果蘸浸较多时，可在试管壁上挤压棉拭子，以使多余的菌液流回试管内。

2. 用后的带菌棉拭子，应在酒精灯火焰上焚烧后，放到指定的地方或容器中。

3. 临床上为了保证药敏试验结果可靠，一般均按照一定的规律采用标准菌株同时进行药敏试验作为质量控制方式。

二、稀 释 法

稀释法药敏试验可用于定量测试抗菌药物对某一病原微生物的体外活性，分为肉汤稀释法和琼脂稀释法。试验时抗菌药物的浓度通常经过倍比稀释，能抑制待测菌肉眼可见生长的最低药物浓度称为最低抑菌浓度（MIC）。稀释法可作为评价其他药敏试验的参考方法，也可准确地检测一些纸片扩散法检测不出的苛养菌、非发酵菌和厌氧菌等。

（一）肉汤稀释法

【实验目的】
熟悉肉汤稀释法的原理、操作方法和结果的判读。

【实验原理】
肉汤稀释法包括常量法（试管法）和微量法，前者使用无菌的 13mm×100mm 试管，每一浓度抗菌药物的量至少为 1ml（通常为 2ml）；后者使用的是具有圆底或锥形底小孔的微量稀释盘，小孔内装有 0.1ml 肉汤。以下介绍试管稀释法。

【实验器材】
MH 肉汤，金黄色葡萄球菌菌液（1×10^6CFU/ml），100U/ml 的氨苄青霉素，试管，移液器等。

【实验方法】

1. 取无菌试管 10 支排于试管架（表 6-4），于第一管加入 MH 肉汤 1.8ml，2～10 管各加 1ml。

表 6-4　试管稀释法药敏试验　　　　　　　　　　（单位：ml）

试管号	1	2	3	4	5	6	7	8	9	10
MH 肉汤	1.8	1	1	1	1	1	1	1	1	1
氨苄青霉素 100 U/ml	0.2	1	1	1	1	1	1	1	1	弃去 1ml
氨苄青霉素浓度 U/ml	10	5	2.5	1.25	0.62	0.31	0.16	0.08	0.04	对照
金黄色葡萄球菌液	1	1	1	1	1	1	1	1	1	1
氨苄青霉素终浓度 U/ml	5	2.5	1.25	0.62	0.31	0.16	0.08	0.04	0.02	对照

2. 于第一管加入稀释好的 100U/ml 的氨苄青霉素 0.2ml，混匀后取 1ml 加入第 2 管，依次对倍稀释，自第 9 管吸出 1ml 弃去，第 10 管为对照管。各管中的氨苄青霉素浓度为（10、5、2.5、1.25、0.625、0.31、0.16、0.08、0.04）U/ml。

3. 将各管中加入已校正浓度的金黄色葡萄球菌液（1×10^6CFU/ml）1ml，使每管菌液

最终浓度约为 5×10^5CFU/ml，至此第 1 管至第 9 管中氨苄青霉素浓度分别为（5、2.5、1.25、0.62、0.31、0.16、0.08、0.04、0.02）U/ml。混匀后放置 37℃培养 16～20h，观察结果。

【实验结果】

肉眼观察在试管中的细菌生长完全被抑制时的最低抗菌药物浓度，即 MIC。

【注意事项】

应严格按无菌操作进行。

（二）琼脂稀释法

【实验目的】

熟悉琼脂稀释法的原理、操作方法和结果的判读。

【实验原理】

琼脂稀释法是将一系列不同剂量的抗菌药物溶液，分别加入融化并冷至 45℃的定量琼脂培养基中，充分混匀，倾注成无菌平板，即为含有系列药物浓度梯度的培养基。接种待测菌于该培养基上，经培养后观察细菌的生长情况，能抑制细菌生长的最低药物浓度即为测试菌的 MIC。

【实验器材】

金黄色葡萄球菌菌液，MH 肉汤，MH 琼脂，抗菌药物原液，0.5 麦氏比浊管。

【实验方法】

1. 将抗菌药物原液进行系列稀释。

2. 含抗菌药物琼脂平板的制备　将已倍比稀释的抗菌药物按 1∶9 分别加入在 45～50℃水浴中平衡的 MH 琼脂中，充分混匀倾倒灭菌平皿，琼脂厚度为 3～4mm。

3. 细菌的接种：制备浓度相当于 0.5 麦氏标准比浊管的金黄色葡萄球菌悬液，用无菌肉汤按 1∶10 稀释以获得 1×10^7CFU/ml 的接种浓度，以移液器在琼脂平板表面接种 1～2μl 的菌液，最终琼脂上 5～8mm 的点所含的接种菌约为 10^4CFU。

4. 待接种点干燥后，然后将平板倒置，于 37℃孵育 16～20h 观察结果。

【实验结果】

完全抑制细菌生长的最低药物浓度即为某抗菌药物对该菌的 MIC。

参照表 6-3，根据 MIC 值（MIC 单位为 μg/ml）报告相应的敏感或耐药结果。

【注意事项】

稀释法比较繁琐，一般不作为常规实验。

三、E 试 验

E 试验（E-test）是一种结合了纸片扩散法和稀释法原理的定量药敏试验方法，用纸片扩散法的操作方法而读取的结果是稀释法的 MIC 值。E 试条是一条 5mm×50mm 商品化无孔试剂载体，背面固定有一系列预先制备的干燥而稳定的呈指数分布的抗菌药物浓度梯度，正面标有以 μg/ml 为单位的 MIC 判读刻度。当 E 试条被放至一个已接种细菌的琼脂平板时，其载体上的药物立即且有效地释放入琼脂介质，从而在试条下方马上建立一个抗菌药物浓度的连续的指数梯度。经过孵育后，即可见一个以试条为中心的椭圆形抑菌圈（如图 6-3、图 6-4），圈的边缘与试条的交界处的刻度浓度即为抗菌药物抑制细菌的 MIC 值，对照 CLSI 标准判断其"敏感"、"中介"或"耐药"。

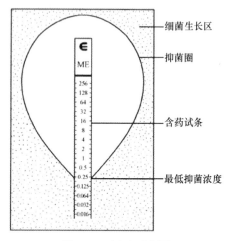

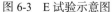

图 6-3　E 试验示意图

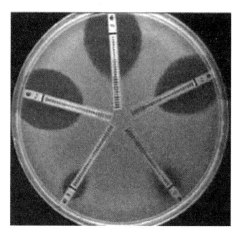

图 6-4　E 试验结果图

【实验目的】

熟悉 E 试验的原理、操作方法和结果的判读。

【实验器材】

大肠埃希菌琼脂平板培养物，MH 琼脂平板，E-试条。

【实验方法】

1. 菌液的准备　取培养 18～20h 的大肠埃希菌菌落数个，均匀混悬于生理盐水中，调整浓度至 $1.5×10^8$CFU/ml（相当于 0.5 麦氏比浊标准）。

2. 接种　用无菌棉拭子蘸取菌液，在管内壁旋转挤去多余水分，均匀涂布 MH 琼脂平板表面。

3. 平板置室温或温箱 10～15min，让琼脂表面菌液吸收，以保证加 E-试条前琼脂表面完全干燥。

4. 用无菌镊子将 E-试条贴于琼脂平板表面（E-试条 MIC 刻度面朝上，浓度最大端靠近平板边缘）。

5. 37℃孵育 16～20h 观察结果。

【实验结果】

孵育后围绕试条形成一椭圆形的抑菌圈，抑菌圈与试条的交界处的刻度浓度即为抗菌药物对该细菌的 MIC 值。

【注意事项】

1. 药敏试条两侧的抑菌圈与 E 试条相交处介于 E 试条所示上下刻度之间时，读取较高的一侧所示的读数。

2. 药敏试条两侧的抑菌圈与 E 试条相交处不一致时，读取刻度数值较高的一侧所示的读数。

（伍　宁　陈利玉）

实验七　细菌对抗生素的联合敏感实验

抗生素的联合用药目的是为了减少耐药情况的发生、降低药物毒副作用或获得抗生素的协同作用等，采用两种或两种以上的抗菌药物进行抗菌治疗。这种多种抗生素联合用药效果通常并不等于各种药物单用效果的简单相加，抗菌药物之间存在相互作用。这种相互作用包括药动学、药效学和药剂学三个方面。其中药效学可表现为协同、相加、无关、拮抗四种作用。如果临床上采用了不合理的联合用药，反而会减弱抗菌作用甚至产生严重的毒副反应或二重感染。因此，临床用药应明确联合用药指征，合理应用抗生素。

棋盘稀释法是一种评价多种药物联合使用时药物间的相互作用的一种"黄金标准"，其包括微量棋盘稀释法、试管棋盘稀释法和琼脂棋盘稀释法三种，其中微量棋盘稀释法为最常用的联合药敏方法之一。它是通过测定每种抗生素单独使用时的最低抑菌浓度（MIC）及联合使用时的 MIC 值，通过计算部分抑菌浓度指数（fractional inhibitory concentration，FIC）来判断抗生素相互作用的一种最准确且应用最为广泛的实验方法。

【实验目的】

掌握微量棋盘稀释法细菌对抗生素联合敏感试验（combination of synergy testing）。

【实验原理】

抗生素对微生物的作用方式各有不同，有的为繁殖期杀菌剂（如氨苄青霉素、头孢菌素、氟喹诺酮类等）；有的为静止期杀菌剂如氨基糖苷类、多黏菌素类；有的为快效抑菌剂如四环素类、氯霉素类及大环内酯类抗生素等；有的为慢效抑菌剂如磺胺类、环丝氨酸等。在本实验中，氨苄青霉素可作用于细菌细胞壁转肽酶造成细胞壁的缺损而更加有利于硫酸链霉素进入细胞内作用于靶位，从而产生协同抗菌效果。

【实验器材】

1. 菌种　对数生长期的金黄色葡萄球菌纯培养物。
2. 抗生素　氨苄青霉素储存液（100mg/ml）；硫酸链霉素储存液（10mg/ml）。
3. 培养基　MH 肉汤培养基。
4. 其他　0.5 号麦氏比浊管、96 孔板、移液枪（20～200μl）等。

【实验方法】

1. 采用倍比稀释法测定两种抗生素单独使用时对金黄色葡萄球菌的 MIC 值。
2. 用 0.5 号麦氏比浊管调整浊度为 0.5，用新鲜 MH 肉汤培养稀释 1000 倍后，制成起始浓度为（1～2）×10^5CFU/ml 的细菌悬液。
3. 分别将氨苄青霉素和硫酸链霉素按照最高浓度 4×MIC 浓度开始用无菌 MH 肉汤培养基倍比稀释（制备 7 个浓度梯度）。
4. 在 96 孔无菌微孔板中，每孔加入 100μl 上述菌液，从左到右，分别在 1 至 7 行中依次加入已稀释好的不同浓度的氨苄青霉素溶液 50μl，浓度分别为 0×MIC，0.625×MIC，0.125×MIC，0.25×MIC，0.5×MIC，1×MIC，2×MIC，4×MIC。
5. 同法，从左到右，分别在 1 至 8 列中依次加入已稀释好的不同浓度的硫酸链霉素溶液 50μl，浓度分别为 0×MIC，0.625×MIC，0.125×MIC，0.25×MIC，0.5×MIC，1×MIC，2×MIC，4×MIC。在第 9～10 列每孔中加入步骤 4 中的细菌悬液 200μl 作为阴性对照组；在第 11～12 列每孔中加入新鲜空白 MH 培养基 200μl 作为空白对照组。

6. 将培养板置于37℃细菌培养箱中，静置培养24 h后，无细菌生长（溶液澄清）的最低药物浓度为MIC。通过计算部分抑菌浓度指数（fractional inhibitory concentration, FIC）判断相互作用。FIC的计算按照如下公式进行：FIC=联合用药时甲药 MIC/单独应用甲药时 MIC+联合应用乙药时 MIC/单独应用乙药时 MIC。

【实验结果】

FIC 指数为≤0.5、＞0.5～1、＞1～2、＞2 时分别表示协同、相加、无关、拮抗作用。

【注意事项】

只有当空白对照管中的溶液无细菌生长，并且阴性对照组溶液的浑浊度高于或近似所有试验组中溶液浊度时，试验结果才能算作有效。

（李水红　刘　文）

第七章　细菌的遗传与变异

实验一　细菌变异现象的观察

细菌和一般生物一样，也具有遗传性和变异性。在一定的环境条件下，细菌将相对稳定的形态、结构、代谢、繁殖等生物学性状传递给后代，维持亲代和子代细菌在种属上的相似性，这种现象称为细菌的遗传。而细菌子代与亲代在生物学性状上存在程度不同的差异，称为变异。在一定环境条件下细菌遗传物质结构的改变，将会引起细菌的性状发生改变，分为表型变异与基因型变异。如 L 型细菌的变异，表现为细菌细胞壁的缺陷。有的细菌从有鞭毛到失去鞭毛的变异，亦称 H-O 变异。

研究细菌的变异性有助于疾病的诊断、预防和治疗。

一、细菌的 L 型变异

【实验目的】

1. 掌握细菌 L 型变异的机制。

2. 熟悉细菌 L 型菌落观察方法以及 L 型形态特征及其意义。

【实验原理】

细菌在有些水解酶（如溶菌酶）或某些抗生素（如青霉素）的作用下，肽聚糖的合成受阻导致细胞壁受损，成为细胞壁缺陷型细菌，称为 L 型细菌。由于其细胞壁缺陷，在低渗环境中，菌体会裂解死亡，但在高渗含血清的培养基中仍能生长，形成油煎蛋样的细小菌落。

【实验材料】

1. 菌种　金黄色葡萄球菌肉汤培养物。

2. 培养基　L 型培养基。

3. 诱导剂　新青霉素Ⅱ药物滤纸片，每片含药为 40μg。

4. 染液　革兰染色液、细胞壁染色液。

【实验方法】

1. 于 L 型培养基内均匀涂布 0.05ml 金黄色葡萄球菌肉汤，取青霉素药片 1 张贴于平板中央，置 37℃培养。

2. 低倍镜下逐日观察滤纸片周围抑菌圈内有无油煎蛋状小菌落（即 L 型菌落）出现。

3. 取 L 型菌落和原菌（作对照）涂片，均分别作革兰染色和细胞壁染色，油镜观察。

【实验结果】

抑菌圈内可有油煎蛋状小菌落；L 型菌由于无细菌壁，菌体呈多形性，革兰染色为红色；细胞壁染色整个菌体浓染呈蓝紫色，细胞壁结构看不清。正常细菌因有细胞壁存在，经细胞壁染色，仅周边着蓝紫色而胞内无色。

【思考题】

1. 细菌产生 L 型变异原因有哪些？

2. 有一名临床怀疑为败血症的患者，反复常规细菌培养阴性，从细菌变异的角度，你认为应考虑哪些问题？

二、细菌的鞭毛变异

【实验目的】

熟悉变形杆菌鞭毛变异现象及其原理。

【实验原理】

有鞭毛的变形杆菌在普通琼脂平板上培养，由于鞭毛的动力使细菌呈弥散生长，称迁徙现象，这种菌落称为 H 菌落。若将有鞭毛的变形杆菌接种在含 0.1%苯酚琼脂平板上培养，其鞭毛的形成受到抑制，则不会产生迁徙现象，只在接种部位形成单个菌落，称为 O 菌落。通常将失去鞭毛的变异称为 H-O 变异，此变异属于非遗传性变异，假如将失去鞭毛的变形杆菌重新接种在无苯酚的普通琼脂平板培养基上，则又可以重新获得鞭毛。

【实验材料】

1. 菌种　变形杆菌培养物。

2. 培养基　0.1%苯酚琼脂平板、普通琼脂平板。

3. 接种环、酒精灯等。

【实验方法】

1. 取变形杆菌 18～24h 普通琼脂斜面培养物，分别点种于 0.1%苯酚琼脂平板和普通琼脂平板边缘处，切勿划开。

2. 置 37℃培养 24h 后，观察和比较两种培养基上变形杆菌生长情况。

【实验结果】

0.1%苯酚培养基上变形杆菌只在点种处生长，而普通培养基上变形杆菌呈迁徙性生长。

【思考题】

如果将在含 0.1%苯酚平板上生长的变形杆菌，再次移种在普通琼脂平板培养基上，其生长现象又会如何？

三、细菌的耐药性变异

【实验目的】

观察细菌的耐药性变异现象。

【实验原理】

细菌耐药性是指细菌对某些抗菌药物的相对抗性或相对不敏感性，包括细菌先天具有的"固有耐药性"和后天形成的"获得耐药性"。前者是由于细菌缺乏药物的作用靶点，对某些药物天然不敏感；后者是指细菌 DNA 的改变导致其获得了耐药表型。耐药性细菌的耐药基因来源于基因突变或获得新基因，作用方式为接合、转导或转化。可发生于染色体 DNA、质粒、转座子等结构基因，也可发生于某些调节基因。发生耐药性变异的细菌，能够在含相对高浓度抗菌药物的环境或培养基上生长繁殖。

细菌的耐药性变异可通过药物敏感性实验、耐药性相关酶检测、耐药性相关基因鉴定、耐药性表达蛋白质组学研究等多种方法进行分析。

【实验材料】

1. 培养基 普通琼脂平板、含青霉素（10～15U/ml）琼脂平板。

2. 菌种 金黄色葡萄球菌敏感株和耐药株。

【实验方法】

1. 将普通琼脂平板分为两半，分别接种金黄色葡萄球菌青霉素耐药株和敏感株。

2. 在含青霉素的平板上，同法接种上述 2 个菌株。

3. 置 37℃培养 24h 后，观察结果。

【实验结果】

普通平板上，2 株细菌均长出菌落；含青霉素平板上，只有耐药株长出菌落。

四、光滑型与粗糙型菌落变异

【实验目的】

熟悉细菌光滑型与粗糙型菌落变异现象。

【实验原理】

细菌菌落有光滑型（smooth，S）和粗糙型（rough，R）。某些细菌长期传代后会出现 S-R 菌落变异，当加入某些低浓度药物时，可促进其 S-R 菌落变异。将大肠埃希氏菌在 0.05%～0.1%苯酚琼脂平板上，连续传几代则可变为 R 型菌落。S-R 变异是一种全面的变异，除菌落形态不同外，其生化反应性、毒力和免疫原性等也往往发生改变。

【实验材料】

1. 菌种 S 型大肠埃希菌 18～24h 培养物。

2. 培养基 普通琼脂平板。

3. 试剂 5%苯酚溶液。

【实验方法】

1. 大肠埃希菌粗糙型的诱变：将 5%苯酚溶液加于琼脂平板培养基中，使终浓度达到 0.05%～0.1%。接种 S 型大肠埃希菌于平板上，37℃培养 24h 后，取单菌落转种于另一上述平板，连续传 5～6 代即可变为 R 型。

2. 将 S 型和 R 型大肠杆菌，分别接种于 2 个普通琼脂平板上。

3. 置 37℃培养 24h 后，仔细观察比较两型菌落特点。

【实验结果】

平板上，S 型菌落表面光滑、边缘整齐、湿润；R 型菌落表面粗糙、边缘不整齐、干皱。

【注意事项】

长期传代细菌时要防止污染发生。

（周　洲　刘卓然）

实验二　细菌质粒的提取与转化

细菌的子代具有与亲代相同的特征，这由细菌的遗传物质染色体 DNA 决定。但有些遗传特性是由染色体外的遗传物质——质粒所编码的，如抗药基因即可存于质粒上。这种特性可以通过质粒的传递，在同种或种属关系相近的细菌间转移，使细菌产生广泛耐药性。本实验以 DNA 转化实验为例证实细菌的耐药性变异的形成。

DNA 转化是指细菌直接摄取外源性游离的 DNA 获得新的遗传性状的过程。受菌只有在感受态的生理状况下才能摄入外源 DNA。实验室可通过人工方法制备感受态细菌。目前常用的转化法有 $CaCl_2$ 法（化学转化法）和电转化法。

质粒 DNA 提取与分离是常用的分子生物学技术，常用的方法包括碱裂解法、SDS 裂解法、煮沸法等。本实验以碱裂法提取耐氨苄青霉素供体菌 $E.coli$ DH5α（Amp^r）的质粒 DNA，并以冰预冷 $CaCl_2$ 溶液处理对氨苄青霉素敏感的受体菌 JM109，制备感受态细胞；在 42℃ 短暂热休克作用下，可提高接受外源 DNA 的效率，从而使 JM109 接受质粒转为耐氨苄青霉素菌。

【实验目的】

1. 掌握细菌质粒的提取方法。

2. 了解细菌质粒转化的基本方法、原理及其应用。

【实验材料】

1. 菌种　供体菌 $E.coli$ DH5α（含 Amp^r 质粒）；受体菌 JM109 株。

2. 培养基　LB 液体培养基、LB 固体培养基、SOC 培养基。

3. STE 溶液　0.1mol/L NaCl，10mmol/L Tris·HCl，1mmol/L EDTA（pH8.0）。

4. 溶液 I　50mmol/L 葡萄糖，50mmol/L Tris·HCl（pH8.0），10mmol/L EDTA（pH8.0），高压蒸汽灭菌 15min，存于 4℃。

5. 溶液 II　0.2mol/L NaOH（临用前用 10mol/L NaOH 储存液现用现稀释），1%SDS。此溶液用时新鲜配制。

6. 溶液 III　5mol/L 乙酸钾 60ml，冰乙酸 11.5ml，双蒸水 28.5ml，配制成 100ml 量，4℃ 冷藏备用。

7. 酚：氯仿（1：1）液、无水乙醇和 70% 乙醇、含 RNA 酶的 TE 溶液（pH8.0）、氨苄青霉素（Amp）250mg/ml、0.1mol/L $CaCl_2$ 等。

【实验方法】

1. 碱裂法提取质粒 DNA

（1）将供体菌接种入 2～5ml 含 100μg/ml Amp 的 LB 培养基中，37℃ 摇床培养过夜，使细菌生长繁殖旺盛。

（2）将菌液用移液器移至 1.5ml EP 管离心，13000 rpm 离心 30s，沉淀菌体。

（3）弃上清，菌体沉淀物加入 STE 液，使菌体充分悬浮后 13000 rpm 离心 30s，吸去培养液，使细菌沉淀尽可能干燥。

（4）加入冰预冷的溶液 I 100μl，剧烈振荡混匀菌液。

（5）加入新配置的溶液 II 200μl，盖紧管口，快速颠倒 EP 管 5 次以混匀内容物，使整个 EP 管内壁均接触有溶液，冰浴 5min。

（6）加入冰预冷的溶液 III 150μl，温和振荡约 10s 以混匀溶液，置冰上 3～5min。

（7）13000rpm 离心 5min，将上清液转移至一新 EP 管，加入等体积的酚：氯仿（1：1）液。

（8）混匀溶液后，13000rpm 离心 2 min，将上清液转移至一新 EP 管，加入双倍体积无水乙醇沉淀双链 DNA。振荡混合，于室温放置 2 min。

（9）13000rpm 离心 5min，小心吸去上清，倒置 EP 管于纸巾上，以使所有液体流出，加入 1ml 70%乙醇，4℃洗涤沉淀。

（10）13000 rpm 离心 5min，尽量弃尽管内液体，打开管口室温干燥 10min 或 37℃温箱内置 5～10min 以尽量除去残留液体。

（11）加入 30～50μl 含 RNA 酶（20μg/ml）的 TE 溶液溶解沉淀，振荡后置-20℃冰箱内保存。

2. 感受态细胞的制备

（1）取受体菌 JM109 接种入 5ml LB 培养基中，37℃摇床过夜。

（2）取菌液 100μl 接种至 5ml LB 培养基中，37℃水浴摇床振摇培养 1～2h。

（3）取菌液在波长 650nm OD 读数在 0.75 左右即可。

（4）取 1.5ml 置冰预冷的 EP 管中，冰浴 5min，13000rpm 低温离心 30s，沉淀菌体。弃上清，倒置管口约 1min。

（5）加入 500μl 冰预冷的 0.1mol/L CaCl₂ 溶液，轻轻吹打混匀溶液，置冰上 5min，再13000rpm 低温离心 30s，收集菌体。

（6）加入 150μl 冰预冷的 0.1 mol/L CaCl₂ 溶液，轻轻吹打混匀，即为感受态细菌。冰浴 30min 后可立即使用，也可置 4℃12～24h 内使用。

3. 质粒 DNA 的转化

（1）取制备好的上述感受态细胞 150μl 轻轻混匀加供体菌质粒 DNA10μl，混匀后置冰浴中 30min；再 42℃热休克 90s；冰浴 2min 后加入 800μlSOC 培养基，37℃水浴摇床振摇培养 1h；再取培养液 100μl，移入含 Amp 的 LB 琼脂平板上，用涂布棒涂布均匀，37℃培养过夜。

（2）对照：未经质粒 DNA 转化的受体菌 100μl，分别接种于含 Amp 的琼脂平板上和不含 Amp 的琼脂平板上，37℃培养过夜。

【实验结果】

转化成功的受体菌，因本质粒携带 Amp 的耐药基因，可使原来对 Amp 敏感的受体菌成为耐药菌，因而在含有 Amp 的琼脂平板上生长；而未经质粒 DNA 转化的受体菌不应生长，但接种于不含 Amp 的琼脂平板上则可以生长。

【注意事项】

1. NaOH/SDS 液需现用现配，且这一步反应需要充分混匀，使细胞裂解。

2. 整个过程动作轻柔，防止提取的 DNA 链断开。

3. 感受态细胞的制备要求无菌操作。

【思考题】

1. 碱裂法提取质粒 DNA 的原理是什么？

2. 何谓感受态细胞？制备感受态细胞的理论依据是什么？

（周 洲 肖勇健）

实验三　细菌 R 质粒的接合传递

亲缘相近的细菌间可以通过性菌毛的接触，将耐药菌（供体菌）的耐药质粒（R 质粒）转移至不耐药的细菌（受体菌）菌体内，使受体菌同样获得与供体菌相似的耐药遗传性状，这种传递遗传基因的方式称为接合。

本实验用带有链霉素 R 质粒的大肠埃希菌作为供菌，对链霉素敏感的福氏痢疾杆菌作为受菌。通过供菌与受菌间 R 质粒的接合传递，使福氏痢疾杆菌获得对链霉素的耐药性。

【实验目的】

1. 熟悉细菌接合的原理及结果。
2. 熟悉细菌耐药性产生与 R 质粒的关系。

【实验器材】

1. 菌种　对链霉素敏感的福氏痢疾杆菌株、对链霉素敏感的大肠埃希菌株、对链霉素耐药的大肠埃希菌。

2. 培养基

（1）肉汤培养基、肉汤琼脂斜面培养基、SS 平板、双糖铁培养基。

（2）微量发酵管：葡萄糖、乳糖、麦芽糖、甘露醇、蔗糖 5 种单糖发酵管，蛋白胨水、枸橼酸盐微量管。

（3）含 100μg/ml 链霉素 SS 平板：将配制成的普通 SS 培养基在烧瓶内煮沸，待冷却至 50℃以下时，加入链霉素注射液，使成相应浓度，立即摇匀后倾注平板。

3. 诊断血清　福氏痢疾杆菌诊断血清。

4. 抗生素　链霉素每安瓿含粉剂 1g，用时加注射用水稀释（加 4ml 注射用水后，每 ml 含 0.25g）。

【实验方法】

1. 将 3 株细菌分别接种于 SS 平板上，37℃培养 24h，以证明 SS 平板适宜于上述 3 株细菌的生长。福氏痢疾杆菌不分解乳糖，菌落为无色透明；大肠埃希菌分解乳糖，菌落呈粉红色。在普通 SS 平板上，3 株细菌均生长良好。

2. 将 3 株细菌分别接种于含 100μg/ml 链霉素 SS 平板上。结果，敏感的福氏痢疾杆菌、敏感的大肠埃希菌不生长；耐药的大肠埃希菌能生长，出现粉红色菌落。

3. 接合试验　将 3 株细菌分别移种于肉汤培养基内，37℃培养 12h 后，取 2 份敏感的福氏痢疾杆菌液分别与敏感的大肠埃希菌、耐药的大肠埃希菌各 1 份混合于无菌试管内，置 37℃、室温或 4℃ 2～3h 后，接种于含 100μg/ml 链霉素的 SS 平板上，37℃培养 18～24h，取出观察结果。结果显示，在接种敏感的福氏痢疾杆菌与敏感的大肠埃希菌混悬液的 SS 平板上无菌落出现；在接种敏感的福氏痢疾杆菌与耐药的大肠埃希菌混悬液的 SS 平板上，出现无色透明与粉红色两种菌落。

4. 细菌鉴定　在含 100μg/ml 链霉素 SS 平板上挑选 2 个无色透明菌落，分别接种双糖管中。37℃培养 24h，双糖铁培养基上层仍为红色，下层转为黄色，无动力。然后取双糖铁培养基中的细菌接种葡、乳、麦、甘、蔗 5 种单糖微量管，及枸橼酸盐、蛋白胨水微量管中，37℃培养 24～48h，鉴定其生化特性是否符合福氏痢疾杆菌。再取双糖铁培养基中的细菌，与抗福氏痢疾杆菌诊断血清作玻片凝集试验，观察是否会发生特异性凝集反应。

【实验结果】

在含 100μg/ml 链霉素 SS 平板上新出现的无色透明菌落为获得了耐药基因的福氏痢疾杆菌。

【思考题】

为什么细菌通过 R 质粒接合会产生耐药性变异？若无抗生素存在，细菌是否会发生耐药性变异？

（周　洲　游晓星）

实验四　细菌质粒的提取、酶切与连接实验

【实验目的】

了解细菌质粒酶切与连接的基本方法。

【实验原理】

从 JM109 受体菌中提取转化的外源空质粒 pQE30，利用限制性核酸内切酶 HindⅢ 和 BamHI 切割 pQE30，再将其与 PCR 扩增的目的基因（已带上 HindⅢ 和 BamHI 的酶切位点）进行连接和重组。

【实验材料】

材料：细菌质粒提取相关试剂见本章实验二；酶切实验需要提纯的 pQE30 载体、HindIII 酶、BamHI 酶、酶切缓冲液；连接实验需要的 PCR 扩增产物片段（已带 HindIII 和 BamHI 的酶切位点）、上述酶切步骤获得的 pQE30 酶切片断、T4DNA 连接酶、10×T4DNA 连接酶缓冲液。

【实验方法】

1. 细菌质粒的提取——碱变性提取法（详细步骤见本章实验二）。

2. 质粒 DNA 的限制性酶切

（1）取 1 支离心管，将各种成分按表 7-1 加入管中。混匀后 37℃ 30～60min。然后置 65℃水浴 10min、再冰浴 2min。

表 7-1　BamHI HindIII 双酶切 DNA 操作表

成分	离心管（μl）
pQE30	5
4U HindIII	1
4U BamHI	1
10×酶切缓冲液	2
双蒸水	11
总体积	20

（2）琼脂糖凝胶电泳检测酶切结果。

3. DNA 酶切片段的连接　　DNA 连接酶是基因工程中重要的工具酶，被誉为"缝合针"。能催化双链 DNA 间具有互补碱基序列的黏性末端的连接。本实验用 T4 DNA 连接酶连接 pQE30 的 BamHI 和 HindIII 双酶切片断（表 7-2）。

表 7-2　　DNA 酶切片段的连接操作表

成分	离心管（μl）
pQE30 的双酶切片断	10
PCR 扩增产物	1
2U T4DNA 连接酶	2
10×T4DNA 连接酶缓冲液	3
双蒸水	14
总体积	30

（1）取离心管 1 支，将各成分按表 7-2 加入管中。

（2）将各成分混匀，置 12～14℃保温瓶中过夜，连接结束后，将离心管置 65℃作用 5min，终止反应。

（3）琼脂糖凝胶电泳检测连接结果。

【实验结果】

以 BamHI 和 HindIII 切割质粒 pQE30，由于 pQE30 均只存在 BamHI 和 HindIII 的单一酶切位点，pQE30 被切割后从环状 DNA 变为线状 DNA。通过与 PCR 产物的连接作用，PCR 目的基因被重新组合进 pQE30 质粒，形成分子量更大的重组质粒。

（周　洲　游晓星）

实验五　细菌 DNA 的提取及 DNA 琼脂凝胶电泳

一、细菌 DNA 的提取

【实验目的】

熟悉细菌 DNA 提取的基本方法和过程。

【实验原理】

细菌 DNA 呈双链、闭环，大小范围从 1kb 至 200kb 以上不等。通常细菌 DNA 是与蛋白质形成复合物的形式存在的，因此提取出脱氧核糖核蛋白复合物后，必须将其中蛋白质去除。在抽提过程中，不可避免的机械剪切力会切断 DNA，如果要抽提到大的 DNA 分子，就要尽可能地温和操作，减少剪切力，减少切断 DNA 分子的可能性；分子热运动也会减少所抽提到的 DNA 分子量，所以提取过程也要尽可能在低温下进行。另外，细胞内及抽提器皿中污染的核酸酶也会降解制备过程中的 DNA，所以制备过程要抑制其核酸酶的活性。

【实验材料】

1. SE 溶液：0.15mol/L NaCl、0.1mol/L EDTANa$_2$（乙二酸四乙酸二钠），pH8.0。

2. 0.1SSC、1SSC、10SSC 缓冲液、24：1（V/V）的氯仿-异戊醇。

3. 水饱和酚：将苯酚加热熔化，每 80ml 加蒸馏水 20ml，振摇均匀。用 Tris 调至 pH8.0。置冰箱过夜，吸出上层水相。

4. 十二烷基磺酸钠（sodium dodecyl sulfate，SDS）配成 25%水溶液。RNase 溶液，用 0.1mol NaCl，pH5.0，配成 2mg/ml，80℃ 10min 灭活 RNase。

【实验方法】

苯酚氯仿混合提取法：

1. 将细菌接种液体培养基，在摇床上振摇培养过夜。

2. 离心收集湿菌细胞（2～3g），悬浮于 50ml 的 SE 溶液中，9000r/min×5min 离心，然后重悬浮于 50ml SE 溶液中。

3. 加入 SDS（按 0.25g/g 菌种），置 60℃10min，在加入同时一边搅拌，充分摇匀。

4. 加入等体积水饱和酚和 1/2 体积的氯仿-异戊醇，充分摇匀脱蛋白质 5min。（苯酚和氯仿可使蛋白质变性，异戊醇可减少泡沫，有利于离心分层）

5. 9000r/min×5min 离心。此时形成三层，上层为含 DNA 的水相，中间层为变性的蛋白质，下层为酚-氯仿-异戊醇有机相。小心吸出上层液相于烧杯内。

6. 加 2 倍体积 95%的乙醇沉淀核酸，并用玻璃棒搅出 DNA 丝。

7. 将提出物溶于 30ml 的 0.1×SSC 中，补 1/10 体积的 10SSC 使成 1×SSC。

8. 加 1.5ml 的 RNase（2mg/ml），使其终浓度 100μg/ml，37℃置 30min。

9. 按照上述相同步骤再用等体积氯仿-异戊醇脱蛋白 1～2 次。

10. 用玻璃棒搅出 DNA 沉淀，依次用 75%乙醇、95%乙醇、乙醚浸泡脱水，每种溶液内浸泡 30min。

11. 将 DNA 溶于适量 0.1×SSC 中，用分光光度计测含量和纯度，随即低温保存。

二、DNA 琼脂凝胶电泳

【实验目的】

了解 DNA 凝胶电泳的基本方法。

【实验原理】

凝胶电泳是分离、鉴定和纯化 DNA 或 PCR 扩增产物的最常用的方法，也是一种快速简便、灵敏度高的方法，其中以琼脂糖凝胶电泳和聚丙烯酰胺凝胶电泳应用最普遍，通过电泳可以分析扩增产物的大小，有助于鉴定产物。琼脂凝胶电泳主要用于超过 100kb 大小的 DNA 片段的分析鉴定，聚丙烯酰胺用于小片段 DNA。本次实验介绍琼脂糖凝胶电泳。

DNA 在琼脂糖凝胶介质中，在电场力的作用下，从负极向正极方向移动，移动速度取决于 DNA 的大小和构型，电泳结束后琼脂糖凝胶经溴化乙啶（EB）染料染色，EB 分子可以插入到 DNA 的碱基对之间，在紫外光下发出肉眼可见的荧光，且荧光的强度与 DNA 的含量成正比，检测的最小限量为 5～10ng DNA。

DNA 在凝胶中的电泳迁移率与以下因素有关：①DNA 分子的大小：DNA 分子量越小迁移速度越快。②琼脂糖的浓度：特定大小的 DNA 片段在不同浓度琼脂糖凝胶中的迁移率不相同。故琼脂糖的浓度要根据 DNA 分子的大小来选定，一般常用浓度为 1%～2%（见表 7-3）。③DNA 的构型：在特定浓度的凝胶中，超螺旋 DNA 分子电泳迁移速率比线性 DNA 分子快，而线性 DNA 又比环状 DNA 分子快。④电流强度：低电压时，线性 DNA 分子的电泳迁移率与所用电压成正比，电压过高，电泳分辨率下降。通常，每厘米凝胶长度所使用的电压不超过 5V。

表 7-3 不同琼脂糖凝胶的浓度与 DNA 分辨范围的关系

琼脂糖凝胶浓度（%）	可分辨的线性 DNA 分子的大小范围（kb）
0.3	5～60
0.6	1～20
0.7	0.8～10
0.9	0.5～7
1.2	0.4～6
1.5	0.2～3
2.0	0.1～2

DNA 扩增产物在凝胶电泳中会直接暴露在空气中或污染环境，在临床诊断实验中已逐渐被 PCR-ELISA 取代。

【实验器材】

1. 试剂 琼脂糖，5×TBE 电泳缓冲液：取 Tris 碱 54g，硼酸 27.5g，EDTA3.722g，加水配成 1000ml 溶液，储存备用。临用时用水稀释成 0.5×TBE（稀释 10 倍）。

2. 染色剂 100mg/ml 溴化啶（EB）。取 200mgEB 以无菌去离子水 20ml 溶解，置棕色瓶中 4℃保存（EB 为致癌物质，操作时要戴乳胶手套）。

3. 指示剂 溴酚蓝指示剂（BPB）。

4. 标准 DNA 样品。

【实验方法】

1. 制板 取 0.28g 琼脂糖，置于无菌的小三角烧瓶中，加入 40mlTBE（浓度为 0.7%），加热溶解，待冷却至 50℃左右，加入 5μlEB 溶液，混匀，倾注于水平电泳槽内制板，待凝固后将梳子小心从凝胶中取出。

2. 加样 取 10μl 待检 DNA 样品，与 2μl BPB 混匀，然后加到样品槽内立即电泳。或在 PCR 反应管中直接加入 5μl 指示剂，混匀后取 10μl 加到样品孔，同时设立对照，在另一孔中加入 DNA 分子大小标准品（注意不要溢出孔外）。

3. 电泳 接通电源，样品端接负极，设置 5V/cm 的电泳条件，一般微型电泳槽使用的电压为 80～100V。恒压电泳约 30min 后，BPB 迁移到足以使 DNA 分子分开的位置时或距胶板边缘 0.5cm 时（需 3～4h）关闭电源（电泳时应注意防止凝胶发热）。

【实验结果】

1. 若预先加了荧光染料 EB，可将凝胶板置于紫外照射仪上，各泳道显现的橙黄色荧光带与所设的阳性对照或者标准的 Marker 中分子量大小相符的荧光带在同一水平线上可判定为阳性，反之阴性。

2. 若制板时未加 EB，待电泳结束后，取出凝胶板并浸入 EB 溶液中染色 10～30min，自来水冲洗后观察结果。

3. 用短波紫外线（254nm）拍照，比较样品 DNA 与 DNA 标准品的荧光强度，并计算出待测样品中的 DNA 浓度。

（周 洲 游晓星）

实验六　细菌核酸分子杂交

【实验目的】

了解细菌核酸分子杂交的基本原理和常用方法。

【实验原理】

核酸分子杂交技术的基础是核酸互补双链能够形成稳定的杂交体。核酸杂交体的形成率和稳定性取决于特异核苷酸序列和核酸链的长度、杂交缓冲液的组成等因素。通过改变这些因素可以控制杂交的特异性。DNA 双链的结合是靠氢键将互补核苷连接起来的，当 DNA 受热或碱作用时，双链间的氢键就会自动打开成为单链。在适当条件下，互补 DNA 链又重新通过氢键缔结为双链。同源 DNA 单链形成双链的过程称为复性，异源单链 DNA 形成双链的过程则称为杂交。通常利用这种特性，制备一个 DNA 片段，仅与特定微生物核酸杂交，而不与其他 DNA 杂交，这一段 DNA 经适当标记后就作为 DNA 探针，用以检测样品中与特异性探针 DNA 同序列的 DNA 片段。

【实验器材】

^3H 标记的 DNA 探针、待测 DNA、$0.1\times SSC$、$12\times SSC$、10mol/L NaOH、5mol/L NaH_2PO_4、0.15mol/L NaOH、10mol/L HCl、PM 液 $1\times SSC$、聚乙烯吡咯烷酮；硝酸纤维滤膜、^{32}p 标记的 DNA 探针、0.5mol/L Tris-HCl、10%SDS、0.5mol/L NaOH、1.5mol/L NaCl、$2\times SSPE$ 溶液、石蜡、针头、硝酸纤维素膜，水浴箱，闪烁计数仪，负压抽滤点样器等。

【实验方法】

1. 固相膜分子杂交

（1）DNA 的变性：用 SSC 稀释 DNA 溶液至 50μg/ml，加 10mol/L NaOH 使最终浓度为 0.1mol/L（pH 约 12.8），在室温条件下变性 10min，迅速放置冰盐水中，以 10mol/L HCl 或 5mol/L NaH_2PO_4 调节 pH 至 7~8。变性 DNA 通过乙醇沉淀后呈雪样，完全失去纤维状沉淀。变性后加入等量冷的 $12\times SSC$ 调至 $6\times SSC$ 冰浴保存备用。

（2）硝酸纤维素膜固定：预先将硝酸纤维素膜在蒸馏水中浸泡过夜，再用 $6\times SSC$ 浸泡 30min，用 5ml $6\times SSC$ 抽滤洗一次。取 4ml $6\times SSC$ 冷溶液（含 25μg/ml 单链 DNA）加到膜上抽负压过滤，过滤后再用 5ml $6\times SSC$ 抽滤洗一次，抽滤时流速控制为 2ml/min。取下膜放室温干燥至少 4h。

（3）放射性标记 DNA 的剪切和变性：标记 DNA 用 $1\times SSC$ 适当稀释，冰浴中以 50W 超声剪切 4 次，每次 15s，煮沸变性 10min，立即放冰盐水中冷却，用 $6\times SSC$ 50%甲酰胺稀释成 1~1.5μg/ml。

（4）DNA-DNA 分子杂交：杂交前将 DNA 膜预保温，每片加 1~2ml 的 PM 液，在 65℃ 水浴保温至少 3h，吸出 DNA 膜中的 PM 液，每片膜加入上述剪切变性的 ^3H DNA 1ml，使膜上 DNA 与 ^3H DNA 的比例为 50∶1，在最适复性温度下进行至少 20h 的杂交，使互补碱基顺序配对。

（5）杂交膜的放射性测定：将杂交膜在室温用 $6\times SSC$ 50%甲酰胺漂洗，再以 3mmol/L 的 Tris 缓冲液漂洗 2 次（Tris 缓冲液为 pH9.0）。将膜置过滤装置上，用 5ml 3mmol/L 的 Tris 缓冲液抽滤洗涤，以除去未杂交的 DNA 和甲酰胺。把膜放入闪烁瓶，再真空炉 80℃ 干燥 30min，加入 8ml 闪烁液做放射性测定。

（6）杂交百分率的计算：以参考菌株标记 DNA 和测定菌株未标记 DNA 杂交的放射性计数作为分子，以参考菌株标记 DNA 与参考菌株未标记 DNA 杂交的放射性计数（为 100%）作为分母，可求出测定菌株对参考菌株的杂交百分率（即同源性），根据同源百分率可判定测定菌株与参考菌株互补碱基顺序配对的程度，即菌株间的遗传关系。

2. 原位杂交

（1）将硝酸纤维素滤膜置于含抗生素的琼脂培养基上，无菌操作下挑取单个菌落置于滤膜和含有抗生素但无滤膜覆盖的琼脂平皿上，并涂成 2～3mm 大小的短线或点状。每一菌落在滤膜和主要平皿上的位置应相同。并在滤膜和主要平皿上各涂一个含有非重组质粒的菌落，用作负对照。37℃下保温倒置至细菌宽度达 0.5～1.0mm。将滤膜移至含氯霉素（10μg/ml）的琼脂平皿培养基上扩增。置 37℃保温 12h。

（2）主要平皿用石蜡膜封闭，4℃下倒置至获得杂交反应结果。

（3）裂解滤膜上的菌落，使释放出的 DNA 固定于膜上。

（4）按平皿大小剪 4 张滤纸，4 个平皿各置一张。其中一张用 10%SDS 浸透，倒掉余液。

（5）从培养基上小心取下带有菌落的滤膜置于 SDS 浸透过的滤纸上 5min，将有菌落的一面朝上放置。

（6）将滤膜翻转至用变性溶液浸过的第二张滤纸上，放置 10min。

（7）将硝酸纤维素滤膜转移至用中和溶液浸过的滤纸上，放置 10min。并重复中和一次。

（8）将滤膜转移至用 2×SSPE 溶液浸透过的第 4 张滤纸上，放置 10min。再将滤膜转移至干的滤纸上，室温下晾干 30～60min。然后将滤纸夹在两张干的滤纸之间，在 80℃真空烘箱中干燥 2h。

（9）将干燥好的滤膜放入盛有预杂交液的塑料袋中，68℃水浴中保温预杂交 4～6h。吸出预杂交液，并用滴管加入杂交液，在此过程中需始终保持膜湿润。

（10）将 ^{32}P 标记的 DNA 探针加热至 100℃持续 5min 使其变性，然后加入杂交液中，除净气泡，予以密封，置 68℃水浴中杂交 12h 以上。吸出杂交液，并进行洗膜。

（11）用滤纸吸干滤膜，进行放射自显影，找出主要平皿上相应的杂交菌落，此杂交菌落即为重组克隆株。

（周　洲　蔡恒玲）

实验七　PCR-ELISA 技术检测结核分枝杆菌

【实验目的】

1. 熟悉 PCR-ELISA 技术的原理与应用。

2. 了解 PCR-ELISA 实验方法。

【实验原理】

以待检标本结核病患者的痰液进行 PCR 扩增，预先用生物素标记扩增引物的 5'端，使扩增后的 5'端含有生物素分子，扩增后的 DNA 产物经变性形成单链后，加进 96 孔反应板中，该反应板已被预先包被特异 DNA 探针（针对扩增产物），扩增产物与之特异结合后，没有被特异探针捕获的物质被洗去，在反应板内加入亲和素——辣根过氧化物酶反应液（AV-HRP），亲和素与被探针捕获的生物素化的扩增产物结合，没有结合上的物质被洗掉，通过 HRP 与显色液（TMB）反应形成有色复合物，酶标仪测出其光密度值，并判断待测标本中是否有细菌核酸，在 PCR 过程中应注意污染问题，防止出现假阳性或假阴性结果。

为防止实验系统出现污染加入尿苷酶（uracil DNA glycosylase，UNG）。UNG 能识别含有脱氧尿嘧啶（dU）的双链 DNA（U-DNA），并使尿嘧啶碱基与糖基间断裂，造成 DNA 链降解，UNG 不影响含胸腺嘧啶的模板 DNA，故能选择性地降解 U-DNA，在反应体系中加入 UNG 酶，并用 dUTP 代替 dTTP，使扩增产物均为 U-DNA，这些 U-DNA 产物即使造成下一次待检标本的污染，也会被 UNG 酶消化掉而不会成为新一次扩增的模板。由于微生物体内不存在 U-DNA，所以 UNG 只作用于反应管中可能污染的扩增产物，而不影响标本模板 DNA，PCR 循环开始后，高温变性使 UNG 失活，不影响其后的 PCR 扩增。

【实验材料】

1. 试剂盒组成

（1）样品处理试剂：裂解液 A 和裂解液 B，消化液。

（2）PCR 试剂：DNA 多聚酶，反应液，阳性和阴性对照，液体石蜡，UNG。

（3）ELISA 试剂：8 孔通用捕获条，杂交液，接头液，酶联液，洗板液，变性液，显色液甲和显色液乙、终止液。

2. 主要器具　DNA 扩增仪，水浴箱，离心管。

【实验方法】

实验操作要在 3 个相对隔离的区域内进行。

1. 标本采集　取患者清晨第一次的痰标本，放入无菌容器内，尽快送至实验室 4℃保存备用。

2. 加试剂（在 1 区）　取反应液 20μl×n，DNA 多聚酶 1μl×n，UNG 1μl×n 于一无菌管内，振荡混匀后，取 22μl 加入每一 PCR 反应管内，加盖后，于 2～8℃保存，转移至 2 区。

3. 标本处理（在 2 区）

（1）消化：取痰液放入三角烧瓶中，加入 2～5 倍 1mol NaOH 消化液，振摇 10min，取 1ml 加入 1.5ml 离心管内，15000r/min×15min 离心，弃上清，取 1ml 蒸馏水重悬沉淀，混匀后离心，留取沉淀。

（2）裂解：沉淀管中加裂解液 A50μl，混匀后置 100℃水浴 10min，冷却至室温后加 10μl 裂解液 B，15000r/min×2min，取上清存 4℃备用，取阳性对照管，离心留沉淀，此后同上。

4. 加样品　取 3μl 标本处理液，加入装有 PCR 反应液的试管内，阳性对照管中加 3μl 处理后的阳性对照，阴性对照管中加 3μl 双蒸水，每管内加石蜡油 1 滴封住液面，盖上盖后，振荡混匀后离心数秒，转移至 3 区。

5. 扩增（在 3 区）

（1）设定 PCR 扩增程序，①保温：37℃×10min；②预变性：95℃×10min；③循环 30 个周期；93℃×30s→69℃×90s；④延伸：69℃×5min。

（2）扩增：将 2 区转移来的 PCR 反应管置于扩增仪上进行约 2h 的扩增。

6. 检测　将扩增后的反应管从 PCR 仪中取出，按以下步骤进行检测，每次实验设一个空白对照孔，该孔中不加 PCR 扩增产物。

（1）预杂交：在通用捕获条每孔中加入 100µl 的杂交液，然后配制接头液，在一无菌试管内，等体积加入接头液和变性液（加入量为：12.5µl×需加的孔数，混合后显蓝色），取 25µl 加入含有杂交液的 37℃45min 进行预杂交，届时弃杂交液，将通用捕获条置在干净的吸水纸上，吸去残余液体。

（2）预变性：PCR 扩增产物的室湿置 3min 后，加入 25µl 变性液置室温 2min。

（3）杂交：每孔加 100µl 杂交液，从 PCR 反应管中取出 25µl 变性后的 PCR 反应液，依次加入到含有杂交液的相应板孔中，混匀后，置 37℃60～80min 进行杂交。

（4）洗板：甩尽捕获条内的液体，每孔加 1×洗板液 300µl，静置 30s 后甩尽液体，在吸水纸上拍干，如此重复洗涤 5 次。

（5）酶联反应：每孔内加 100µl 酶联液，37℃15min，按上法洗板。

（6）显色：将显色液甲和乙等体积混合后配成显色液，每孔加 100µl 显色液，避光放 10～15min，加 100µl 终止液，30min 内读取波长 450nm 处的光吸收值（A450）。

【实验结果】

（1）酶标仪以空白对照调零点，阴性对照的 A450 值应小于 0.25，大于或等于 0.25 应视为实验失败。

（2）阳性对照 A450 值减去阴性对照值后应大于或等于 2.0，小于 2.0 则视为无效。

（3）待测标本的 A450 值减去阴性对照值后应大于或等于 0.6 的为阳性，小于 0.25 的为阴性。

（4）A450 值在 0.25～0.6 的为"灰区"，位于灰区的标本应重测，重测结果小于 0.25 的判定为阴性，大于或等于 0.6 的为阳性。

（周　洲　陈利玉）

第八章　细菌致病作用的测定

细菌的致病性的强弱用毒力表示，构成病原菌毒力的物质基础主要包括侵袭力和毒素。侵袭力是指病原菌突破机体的生理屏障，进入机体，并在体内定植、繁殖扩散的能力，包括黏附素、荚膜、细菌生物被膜和侵袭性物质等。毒素主要包括内毒素和外毒素。

实验一　血浆凝固酶试验

血浆凝固酶是由致病性葡萄球菌（主要是金黄色葡萄球菌）所产生的一种侵袭性酶，与其致病有关。血浆凝固酶试验是鉴定致病性葡萄球菌的重要依据之一。

【实验目的】

1. 掌握血浆凝固酶试验的原理和方法。

2. 了解血浆凝固酶试验的用途。

【实验原理】

血浆凝固酶有游离型凝固酶和结合型凝固酶两种。游离型凝固酶在有凝固酶反应因子存在的条件下，可使纤维蛋白原变成纤维蛋白，导致血浆凝固，常用试管法检测。结合型凝固酶存在于菌体表面，为纤维蛋白原受体，可与纤维蛋白原交联而使细菌凝聚，常用玻片法检测。

【实验器材】

1. 金黄色葡萄球菌、表皮葡萄球菌琼脂斜面 18～24h 培养物。

2. 兔（或人）血浆、生理盐水。

3. 1ml 刻度吸管、小试管、玻片、接种环等。

【实验方法】

1. 玻片法检测结合型凝固酶

（1）将玻片划分成 3 格，第 1 格加 1 滴生理盐水，第 2、3 格各加 1 滴兔（或人）血浆。

（2）从琼脂斜面挑取金黄色葡萄球菌，分别混悬于第 1 格和第 2 格内，第 3 格中混悬表皮葡萄球菌，静置片刻，观察结果。

2. 试管法检测游离型凝固酶

（1）在 2 支灭菌试管内分别加入 0.5ml 1∶4 稀释的兔血浆。

（2）从斜面上分别挑取金黄葡萄球菌和表皮葡萄球菌各数环于血浆管内，制成细菌悬液。置 37℃水浴 30min，每半小时观察一次结果，观察至 4h。

【实验结果】

1. 玻片法　第 1 格和第 3 格中无小凝块出现，为血浆凝固酶阴性；第 2 格血浆中有明显小凝块出现，为血浆凝固酶阳性。此法较简便，但不如试管法锐敏、准确。

2. 试管法　观察时试管倾斜，接种金黄色葡萄球菌管中血浆呈现胶冻样凝集，为凝固酶试验阳性。接种表皮葡萄球菌管中血浆仍呈液状为阴性。

（朱翠明　赵飞骏）

实验二　透明质酸酶试验

乙型溶血性链球菌等细菌能产生透明质酸酶（亦称扩散因子），可水解透明质酸，使结缔组织疏松，通透性增高，使细菌和毒性物质易于扩散。

【实验目的】

1. 掌握透明质酸酶试验的原理和方法。

2. 了解透明质酸酶在细菌致病中的作用。

【实验原理】

透明质酸是葡萄糖醛酸和乙酰氨基葡萄糖聚合物，是结缔组织基质成分。透明质酸酶可溶解机体结缔组织中的透明质酸，使组织疏松，通透性增高，使细菌和毒性物质易于在组织中扩散。将 1%美蓝液（或黑墨汁）与透明质酸酶混合注射至皮内，由于酶的作用使1%美蓝液（或黑墨汁）扩散较快。

【实验器材】

1. 乙型溶血性链球菌肉汤培养滤液（含透明质酸酶）、1%美蓝液（或黑墨汁）、生理盐水。

2. 小试管、1ml 注射器、6 号针头等。

3. 家兔。

【实验方法】

1. 将家兔背部两侧毛剪除干净，75%乙醇消毒注射部位。

2. 于家兔背部一侧皮内注射链球菌培养物滤液与墨汁（1∶1）混合液 0.1 ml，另一侧注射生理盐水与墨汁（1∶1）混合液 0.1ml 作为对照。注射时避免液体漏出，以免皮肤着色，影响结果的观察。

3. 注射 12 h 后观察结果，比较两侧墨汁扩散范围的大小并记录之。

【实验结果】

家兔试验侧皮下黑色扩散区明显大于对照侧，说明了透明质酸酶的作用。

（朱翠明　赵飞骏）

实验三　链激酶试验

乙型溶血性链球菌及某些金黄色葡萄球菌株能产生链激酶（又称溶纤维蛋白酶），该酶与细菌的扩散有关。

【实验目的】

1. 掌握链激酶试验的原理和方法。

2. 了解链激酶在细菌致病中的作用。

【实验原理】

链激酶（又称溶纤维蛋白酶）能水解血浆纤维蛋白，使凝固的血块溶解、液化，有助于细菌及毒性产物在感染病灶内扩散。

【实验器材】

1. 乙型溶血性链球菌肉汤培养物（含链激酶）、四联球菌肉汤培养物、生理盐水、枸橼酸盐抗凝血、5%氯化钙液。

2. 小试管、1ml 注射器、37℃水浴箱等。

【实验方法】

1. 在 3 支小试管中各加入抗凝血 1ml。

2. 在 3 支试管内分别加乙型溶血性链球菌培养物、四联球菌培养物、生理盐水各 0.5ml。

3. 上述 3 支试管每管再加入 5%氯化钙 0.2ml。

4. 摇匀，置 37℃水浴 10min，待血液凝固，再继续 37℃水浴约 30min，观察结果。

【实验结果】

观察时，可将小试管慢慢倾斜至 30°，轻轻摇动。凡凝固血块又发生溶解，出现液体者，为链激酶试验阳性，否则为阴性。

（朱翠明　李忠玉）

实验四　荚膜的致病作用

荚膜是细菌细胞壁外的一层黏液性物质，是细菌的一种特殊结构。荚膜有抗吞噬作用，能使细菌突破宿主的防御功能而迅速繁殖和扩散。

【实验目的】

1. 掌握荚膜的致病作用。

2. 了解小鼠腹腔接种法。

【实验原理】

细菌的荚膜与侵袭力密切相关，ⅢS 型肺炎链球菌有荚膜，有致病力；当ⅢS 型肺炎链球菌失去荚膜成ⅡR 型时，肺炎链球菌的致病力也随之消失。

【实验器材】

1. 菌种：ⅢS 型肺炎链球菌、ⅡR 型肺炎链球菌。

2. 小白鼠。

3. 无菌 1ml 注射器、针头、剪刀等。

4. 荚膜染色液。

【实验方法】

1. 取 20g 左右重的健康小白鼠 2 只，1 只经腹腔注射ⅢS 型肺炎链球菌菌液 0.5ml，另一只用同样的方法注射ⅡR 型肺炎链球菌 0.5ml。

2. 饲养观察 1～2d，观察小鼠发病。

3. 在小鼠濒临死亡时或死亡后立即进行解剖，取血液或腹腔液涂片，作荚膜染色镜检。

4. 取血液或腹腔液接种血平板，作细菌培养。

【实验结果】

1. 接种有毒力的ⅢS 型肺炎链球菌，能使小白鼠在 12～36h 发病或死亡；无毒力的ⅡR 型肺炎链球菌，不能使小白鼠发病或死亡。

2. 有毒力的ⅢS 型肺炎链球菌，血液或腹腔液涂片后荚膜染色镜检，可见有明显的荚膜；无毒力的ⅡR 型肺炎链球菌，涂片染色镜检无荚膜。

3. 接种有毒力的ⅢS 型肺炎链球菌经血培养和腹腔液培养可获得肺炎链球菌纯培养物，且可形成荚膜；接种无毒力的ⅡR 型肺炎链球菌经培养获得的肺炎链球菌培养物无荚膜。

（朱翠明　李忠玉）

实验五　志贺菌侵袭力测定（Sereny 试验）

志贺氏菌属（Shigella）是一类革兰氏阴性杆菌，是人类细菌性痢疾最为常见的病原菌。其致病物质包括侵袭力、内毒素和外毒素。志贺氏菌的侵袭力主要是通过菌毛能黏附于回肠末端和结肠黏膜的上皮细菌表面，继而在侵袭蛋白作用下穿入上皮细胞内，一般在黏膜固有层繁殖形成感染灶。

【实验目的】

1. 掌握志贺菌菌毛黏附的致病作用。

2. 了解豚鼠眼结膜接种法。

【实验原理】

侵袭力是志贺菌的主要致病机制之一。测定志贺菌的侵袭力可用 Sereny 试验，系将受试菌悬液接种于豚鼠眼结膜囊内，若发生角膜结膜炎，则 Sereny 试验阳性，表明受试菌有侵袭力。

【实验器材】

1. 志贺菌、大肠杆菌 18～24h 固体培养物。

2. 健康豚鼠 1 只。

3. 注射器、生理盐水等。

【实验方法】

1. 取志贺菌和大肠杆菌 18～24h 固体培养物，用生理盐水制成 $9×10^9$/ml 菌悬液。

2. 将志贺菌悬液接种于豚鼠一侧眼睛的眼结膜上，另一侧用大肠杆菌作对照。

3. 48h 后观察结果。

【实验结果】

若豚鼠发生角膜结膜炎，则 Sereny 试验阳性，表明受试菌有侵袭力；反之表明受试菌无侵袭力。

接种志贺菌的一侧眼睛发生角膜结膜炎，接种大肠杆菌的眼睛未发生角膜结膜炎。

（朱翠明　赵飞骏）

实验六 内毒素的致病作用

内毒素是革兰阴性细菌的细胞壁的脂多糖成分，当细菌死亡裂解后释放出来，内毒素耐热，毒性作用相对外毒素较弱，其免疫原性亦弱，且不能脱毒成类毒素。

【实验目的】

熟悉内毒素对动物的致病作用。

【实验原理】

各种革兰阴性细菌所产生的内毒素毒性作用相对较弱，且致病作用基本相似，可引起发热反应、血压下降、DIC、微循环障碍、休克等。

【实验器材】

1. 脑膜炎奈瑟菌 18～24h 培养菌液。

2. 小白鼠。

3. 无菌 1ml 注射器和针头。

【实验方法】

1. 取脑膜炎奈瑟菌 18～24h 培养菌液，60℃加热 5～10min，杀死细菌，成为粗制的内毒素。

2. 取 20g 左右重的健康小白鼠 1 只，将其固定，暴露尾巴，用酒精反复擦拭，使尾部血管充血。

3. 取上述处理的菌液 1ml，注入小白鼠尾静脉。

4. 约 5h 后，用颈椎脱位法杀死小白鼠，解剖观察。

【实验结果】

可见小鼠皮下弥散性瘀，肝脏淤血水肿，肾脏及肾上腺充血，肠系膜及腹壁血管明显充血。

【注意事项】

试验用的注射器、针头、试管等，应避免被内毒素污染。

（朱翠明　伍　宁）

实验七 外毒素的致病作用

外毒素是许多革兰阳性细菌和少数革兰阴性细菌在生长代谢过程中分泌的毒性蛋白质。外毒素不耐热，毒性作用强，而且对组织器官有高度的选择性，其作用方式和致病机制复杂多样。外毒素免疫原性强，经甲醛处理可脱毒成类毒素。

【实验目的】

1. 掌握破伤风外毒素的对动物的致病作用。

2. 了解外毒素的特点。

【实验原理】

破伤风梭菌产生的外毒素又称破伤风痉挛毒素，是一种神经毒素。该毒素对神经细胞有高度亲和力，能阻止抑制性神经递质 γ-氨基丁酸和甘氨酸的释放，使运动神经元持续性兴奋，骨骼肌发生强直性痉挛而出现牙关紧闭、角弓反张等典型症状，严重时可死亡。

【实验器材】

1. 小白鼠。

2. 破伤风梭菌培养物（破伤风外毒素）。

3. 无菌 1ml 注射器和针头。

【实验方法】

1. 将破伤风梭菌接种疱肉培养基，37℃培养 48h，吸取上清液，3000r/min 离心 30min，弃去沉渣。临用时作 1∶100 稀释。

2. 试验组：取小白鼠 1 只，于一侧后腿肌内注射破伤风梭菌滤液 0.2～1.0ml。

3. 对照组：另取 1 只小白鼠，于一侧肌内注射破伤风抗毒素 100U，30min 后，于另一侧肌内注射 0.2～1.0ml 破伤风梭菌培养滤液。

【实验结果】

逐日观察，实验组小白鼠的后腿及尾巴强直性痉挛，继而延及全身，动物全身痉挛，2d 内死亡，此为毒力试验阳性。对照组小白鼠仍健康存活。

【注意事项】

1. 破伤风梭菌培养物过滤后需经稀释再注射，否则小鼠很快死亡，无法观察后肢及尾的痉挛。

2. 破伤风外毒素毒性很强，微量毒素即可引起动物致死或人致病，故用注射器吸取毒液及注射时应仔细操作，避免受伤。

（朱翠明　伍　宁）

第九章　常见病原菌的分离与鉴定

实验一　病原性球菌的分离与鉴定

球菌是细菌中的一个大类，其中对人有致病性的球菌包括分属葡萄球菌属（*Staphylococcus*）、链球菌属（*Streptococcus*）、肠球菌属（*Enterococcus*）和奈瑟菌属（*Neisseria*）四个属的一些细菌。根据革兰染色性的不同，球菌分成革兰阳性和革兰阴性两类。前者有葡萄球菌、链球菌、肺炎链球菌（*S. pneumonia*）和肠球菌等；后者有脑膜炎奈瑟菌（*N. meningitidis*）、淋病奈瑟菌（*N. gonorrhoeae*）等。通常把那些引起机体化脓性炎症的球菌又称为化脓性球菌（pyogenic coccus）。病原性球菌的形态、排列、染色性各不相同，菌落也各有其特征，可作为鉴别依据。但仅据形态、培养特性有时难以确定它们的致病性或耐药性，故还必须做进一步的试验来鉴定。

【实验目的】

1. 掌握几种常见病原性球菌的主要生物学性状。

2. 熟悉临床标本中常见的病原性球菌的分离鉴定方法。

【实验器材】

脓汁标本、革兰染色液、肉汤增菌液、血琼脂平板、生化反应和致病性鉴定的相应器材、普通培养箱等。

【实验方法】

1. 标本的采集和处理

（1）脓液：用无菌棉签蘸取患处深部脓液少许，置无菌小试管内送检。

（2）痰液：用消毒容器收集病人痰液，用无菌棉签挑取病人浓稠痰块，置无菌小试管内送检。

（3）咽部分泌物：嘱病人把口张大，用压舌板压住舌根部，用无菌棉签迅速蘸取咽部分泌物，置无菌小试管内送检。

（4）尿道、阴道分泌物：对可疑淋病患者，男性可从尿道取材，取材时应进入尿道1～2cm，转动后取出分泌物，如刚排尿，应等待1h左右；女性则可以从宫颈口取分泌物，当插入宫颈口后应稍等片刻，让棉拭子充分吸附分泌物，再旋转取出。取材后应立即送检，不可放置冰箱中。

（5）血液：疑为化脓性球菌败血症患者，在严格无菌操作下，静脉采血5ml，注入50ml的葡萄糖肉汤培养基内增菌。血液与培养基的比例应为1∶10，可使血液中的抗菌物质如原有抗生素、溶菌酶、抗体或补体等充分稀释，不能发挥抗菌活性。

（6）脑脊液：以无菌方法采集脑脊液1～3ml，置于无菌试管中立即送检。

2. 分离鉴定步骤　待检标本可直接涂片经革兰染色后镜检，必要时进行分离培养、生化反应和致病性鉴定。常见病原性球菌检验程序见图9-1。

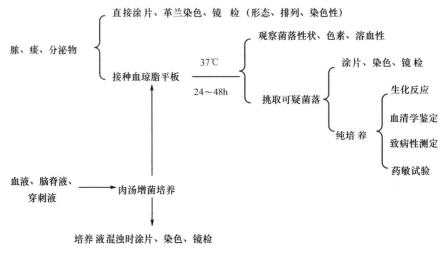

图 9-1　常见病原性球菌检验程序

【实验结果】

根据菌落特点及涂片镜检结果，做出初步判断，必要时再做进一步鉴定。

1. 葡萄球菌为革兰阳性球菌，呈葡萄串状排列，无鞭毛、无芽胞（见第一章实验四，彩图 2）。菌落中等大小，若菌落呈白色或柠檬色，周围无溶血环，则为表皮葡萄球菌或腐生葡萄球菌；若菌落为金黄色，周围可见完全透明溶血环（β 溶血），可能是金黄色葡萄球菌，可进一步做血浆凝固酶试验（见第九章实验一）和甘露醇发酵试验，确定其致病性。致病性葡萄球菌的鉴定主要依据：①能产生金黄色色素；②有溶血性；③凝固酶试验阳性；④耐热核酸酶试验阳性；⑤能分解甘露醇产酸。由于凝固酶阴性菌株有时亦能致病，在最后判定时应结合临床病症。

2. 链球菌菌体呈圆形或卵圆形，革兰染色阳性，链状排列，无鞭毛、无芽胞（彩图 7）。菌落较小，若菌落周围有 2～4mm 宽、界限分明、完全透明的无色溶血环，为乙型溶血性链球菌；若菌落周围有 1～2mm 宽的草绿色溶血环，为甲型溶血性链球菌，注意要和肺炎链球菌相鉴别。

3. 肺炎链球菌为革兰阳性球菌，菌体成矛头状，多成双排列，宽端相对，尖端向外，菌体周围显示有透明环。黑斯（Hiss）氏荚膜染色片中，菌体与背景均呈紫色，荚膜为淡蓝色（见第一章实验四，彩图 5）。菌落开始较小，经 48h 以上培养逐渐增大，菌落中央可出现自溶现象，呈"肚脐"状。菌落周围有草绿色 α 溶血环。肺炎链球菌主要应与甲型溶血性链球菌鉴别。常用方法有：①胆汁溶菌试验；②Optochin 敏感试验；③荚膜肿胀试验；④动物毒力试验。上述试验肺炎链球菌均为阳性，而甲型溶血性链球菌则为阴性。

4. 脑膜炎奈瑟菌为肾形或豆形革兰阴性双球菌，两菌的接触面较平坦或略向内陷。在患者脑脊液中，多位于中性粒细胞内，形态典型（彩图 8）。在巧克力（色）血琼脂平板上孵育 24h 后，形成直径 1.0～1.5mm，无色、圆形、光滑、透明、似露滴状的菌落，不溶血；产生自溶酶，培养物如不及时移种，48h 后即死亡。

5. 淋病奈瑟菌形态似脑膜炎奈瑟菌，成双排列，两菌接触面平坦，呈肾形或咖啡豆的革兰阴性球菌。脓汁标本中，大多数淋病奈瑟菌位于中性粒细胞内，但慢性淋病病人的淋病奈瑟菌多分布在细胞外。在巧克力（色）血琼脂平板上孵育 48h 后，形成圆形、凸起、灰白色、直径 0.5～1.0 mm 的光滑型菌落。

对可疑脑膜炎奈瑟菌和淋病奈瑟菌菌落可作氧化酶试验，葡萄糖、麦芽糖和蔗糖发酵试验等生化反应进行进一步确证。两菌氧化酶试验均为阳性，脑膜炎奈瑟菌可分解葡萄糖和麦芽糖，而淋病奈瑟菌只分解葡萄糖。

【注意事项】

1. 标本采集严格无菌操作，避免标本被杂菌污染。

2. 采集的标本必须尽快送检，大多数细菌标本可以冷藏送检。若疑为流脑或淋病患者，需检查脑膜炎奈瑟菌或淋病奈瑟菌，标本采取后要注意保温、保湿，所用的培养基要提前放入温箱内预温；标本应接种于巧克力（色）琼脂平板；初次分离培养时须供给 5%CO_2。

3. 若做血液培养，最好在疾病早期、高热期、抗菌药物使用前采取血液，此时培养阳性率最高。

4. 培养由厌氧菌感染引起的封闭性脓肿物标本，应尽量避免取材污染杂菌及减少暴露于空气中。

【思考题】

1. 常见的病原性球菌有哪些？它们的形态及培养有何特点？

2. 怎样区分致病性与非致病性葡萄球菌？

3. 甲型溶血性链球菌与肺炎链球菌的血平板培养特点有何相似之处？常用哪些实验来区别两者？

4. 若疑为流脑或淋病患者，标本送检及细菌分离培养时应注意哪些事项？

（刘 文 赵飞骏）

实验二 粪便标本中致病性肠道杆菌的分离与鉴定

正常情况下肠道中有多种细菌寄生，包括大量的厌氧菌和大肠杆菌、变形杆菌、粪产碱杆菌等。本实验的目的主要是分离沙门菌属及志贺菌属中的某些致病菌。

【实验目的】

1. 掌握粪便标本中致病性肠道杆菌的分离与鉴定的流程；

2. 熟悉粪便标本的采集方法和 SS 平板及双糖铁培养基的主要成分。

【实验原理】

粪便中细菌极多，为此，粪便的微生物学检查常根据检验目的菌的不同而选择不同培养基或用适当方法处理，尽可能地抑制杂菌，以利于病原菌的检出。并通过生化反应和血清学反应初步鉴别肠道致病菌与非致病菌。

【实验器材】

1. 临床病人标本：粪便。

2. 培养基：SS 琼脂平板、双糖铁半固体培养基。

3. 志贺菌属诊断血清、沙门菌属诊断血清。

4. 其他：生理盐水、玻片、接种环、酒精灯等。

【实验方法】

分离培养程序见图9-2。

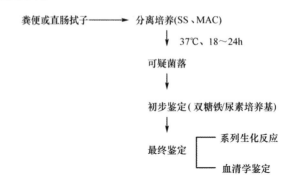

图 9-2　粪便标本细菌学检查程序

1. **标本采集**

（1）自然排便采集：自然排便后，挑取其脓血或黏液部分 2～3g，液状粪便取絮状物 2～3ml，置于灭菌容器内送检。

（2）直肠拭子采集：如不易获得粪便时，或排泄困难患者及婴儿，可用直肠拭子采取。即用灭菌棉拭经生理盐水或甘油缓冲盐水湿润后，插入肛门内 4～5cm（幼儿 2～3cm）处，轻轻转动一圈拿出，插入灭菌试管内送检。

（3）标本如不能立即送检，可将其保存于 30%甘油缓冲盐水或专门运送培养基内。

粪便中常见肠杆菌主要生化反应简明鉴定表（表 9-1）。

表 9-1　粪便中常见肠杆菌主要生化反应简明鉴定表

| | 双糖铁 | | | 动力 | 葡萄糖 | 乳糖 | 麦芽糖 | 甘露醇 | 蔗糖 | 吲哚 | 甲基红 | VP | 枸橼酸盐 | 尿素 |
	上层	下层	硫化氢											
大肠杆菌	⊕	⊕	—	+	⊕	⊕	⊕	⊕	d	+	+	—	—	—
产气杆菌	+	⊕	—	+	⊕	⊕	⊕	⊕	+	—	—	+	+	—
普通变形杆菌	—	⊕	+	+	⊕	—	+	—	+	+	+	—	—	+
伤寒沙门菌	—	+	+	+	+	—	+	+	—	—	+	—	—	—
甲型副伤寒沙门菌	—	⊕	d	+	⊕	—	⊕	⊕	—	—	+	—	—	—
肖氏沙门菌	—	⊕	+	+	⊕	—	⊕	⊕	—	—	+	—	d	—
希氏沙门菌	—	⊕	+	+	⊕	—	⊕	⊕	—	—	+	—	+	—
痢疾志贺菌	—	+	—	—	+	—	+	—	d	d	+	—	—	—
福氏志贺菌	—	+	—	—	+	—	+	+	d	d	+	—	—	—
鲍氏志贺菌	—	+	—	—	+	—	+	+	—	d	+	—	—	—
宋内志贺菌	*	+	—	—	+	*	+	+	+	—	+	—	—	—

注：*，迟缓发酵；+，产酸；⊕，产酸产气；—，不发酵；d，某些菌株阳性。

2. 实验方法

（1）第一日：取粪便标本分区划线接种 SS 平板，37℃培养 18～24h。

（2）第二日：观察 SS 平板上菌落特征，用接种针挑取可疑菌落分别接种于双糖铁-半固体培养基、尿素培养基中，37℃培养 18～24h。

（3）第三日：观察双糖铁-半固体培养基结果。尚需自双糖铁培养基上取材做以下试验鉴定。

1）革兰染色。

2）接种葡萄糖、乳糖、麦芽糖、甘露醇、蔗糖单糖发酵管，蛋白胨水及其他培养基 37℃培养 18～24h。

3）选用已知抗血清作玻片凝集试验。

（4）第四日：观察单糖发酵及其他培养基试验结果。根据以上各试验结果，判定被检粪便中分离的肠道致病菌是哪一种细菌。

【实验结果】

1. SS 平板　肠道致病菌不分解乳糖，所以在 SS 平板上生长的菌落为无色透明的小菌落。如能产生 H_2S，则菌落中心呈黑色。大肠杆菌在 SS 平板上一般不生长，但如粪便标本接种得多，大肠杆菌量多所以仍有少数生长。大肠杆菌能发酵乳糖产酸，菌落呈红色，或菌落中心显红色，很容易和致病菌区分。

2. 双糖铁-半固体培养基　根据双糖铁培养基中乳糖发酵、葡萄糖发酵结果、运动力的有无、能否产生 H_2S 等可初步判定为哪一类细菌（表9-2）。

表 9-2　几种肠道杆菌在双糖铁-半固体培养基中的反应

		沙门菌或变形杆菌	志贺菌	大肠杆菌
斜面（固体）	Fe^{2+}	+/-	-	-
	乳糖	-	-	⊕
	酚	红色	红色	变黄
下层（半固体）	葡萄糖	+/⊕	+	⊕
	酚红	变黄	变黄	变黄
	动力	+	-	+
进一步鉴定		尿素 吲哚 抗原鉴定	生化反应 抗原鉴定	

3. 进一步鉴定

（1）双糖铁-半固体培养基刮取物涂片革兰染色为中等大小、两端钝圆的革兰阴性细菌。

（2）单糖发酵试验能分解葡萄糖和乳糖。

（3）玻片凝集试验：若该菌能只能与志贺菌属诊断血清发生凝集反应，出现凝集，则为志贺菌，若只能与沙门菌属诊断血清发生反应出现凝集，则为沙门菌。若与两种血清均不发生反应，则为其他的肠道细菌。

【注意事项】

标本的采集也应注意防止杂菌污染。若便器或标本盛器不洁而污染了变形杆菌，就可能影响病原菌的分离检出，甚至把污染菌误报造成误诊。

【思考题】

简述粪便标本中致病性肠道杆菌的分离鉴定流程。

（朱翠明　伍　宁）

实验三　胃黏膜组织中幽门螺杆菌的分离与鉴定

1982 年澳大利亚学者 Marshall 和 Warren 首次从人胃黏膜组织中分离出幽门螺杆菌（*Helicobacter pylori*，*H. pylori*）。 近二十多年的研究发现，幽门螺杆菌感染是慢性活动性胃炎、消化性溃疡、胃黏膜相关淋巴组织（MALT）淋巴瘤和胃癌的主要致病因素。1994年世界卫生组织/国际癌症研究机构（WHO/IARC）将幽门螺杆菌定为Ⅰ类致癌原。幽门螺杆菌生长缓慢，营养要求高，需血清或血液，需在微需氧（5%O_2、10%CO_2 和 85%N_2）、相对湿度98%以上的环境中才能生长。对幽门螺杆菌进行分离和准确的鉴定，将为其相关感染性疾病的诊断、治疗以及流行病学调查等提供可靠的依据。

【实验目的】

1. 掌握幽门螺杆菌形态染色及培养特性。

2. 了解幽门螺杆菌分离鉴定基本程序。

【实验器材】

1. 新鲜胃黏膜活检标本，哥伦比亚血琼脂平板，厌氧罐，混合气体（85%N_2、10%CO_2、5%O_2）。

2. 幽门螺杆菌快速尿素酶检测试剂盒、氧化酶试剂、1%马尿酸钠溶液、3.5%茚三酮溶液、人的幽门螺杆菌 IgG（HP IgG）ELISA 试剂盒、3%H_2O_2。

3. 厌氧培养箱、显微镜、革兰染色液、载玻片、接种环等。

【实验方法】

胃窦黏膜标本幽门螺杆菌分离、鉴定基本程序见图 9-3。

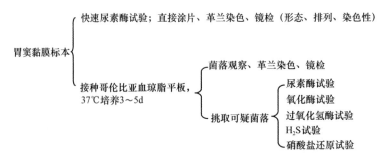

图 9-3　胃窦黏膜标本幽门螺杆菌分离、鉴定基本程序

1. 培养基选择及准备　培养幽门螺杆菌的培养基包括非选择性及选择性两种。常用的非选择性培养基基础为脑心浸液琼脂、哥伦比亚（Columbia）琼脂、胰蛋白胨大豆（trypticase soy）琼脂以及 Skirrow 琼脂，但培养基中需加入一定的添加成分如动物（马、羊、兔等）

血或血清、活性炭、可溶性淀粉或蛋清等。选择培养基则是在上述培养基中加入选择性抗生素以抑制其他细菌的生长,常用抗生素包括万古霉素(10mg/L)、两性霉素 B(10mg/L)、多黏菌素 B(2500U/L)以及三甲氧苄氨嘧啶(TMP)(5mg/L)。本次试验用 7%脱纤维羊血哥伦比亚选择性琼脂平板。

2. 胃黏膜标本直接镜检 取活检组织黏膜面向下在载玻片上压片或涂片,进行常规革兰染色。

3. 胃黏膜标本接种法

(1)直接划线接种法:用无菌眼科镊夹取组织在培养基上涂抹,要注意黏膜面向下,如不易分清黏膜面,则将组织各个面均做涂抹,这种方法获得的菌落数低于匀浆法。

(2)匀浆接种法:用无菌镊将组织转至 1ml 匀浆器中,滴加无菌生理盐水或转送液 0.5ml,轻轻研磨 8~10 下,用吸管吸取 1~2 滴匀浆液滴于固体培养基上,用 L 型玻棒涂开。

(3)培养:将培养平板置于 37℃微氧环境中进行培养,3~5d 后观察分离结果。

4. 生化反应鉴定 幽门螺杆菌生化反应不活泼,不分解糖类,氧化酶、过氧化氢酶(触酶)阳性;尿素酶丰富,快速尿素酶试验强阳性,是鉴定该菌的主要依据之一。另外,具有碱性磷酸酶、γ-谷氨酰转肽酶、亮氨酸胺肽酶和 DNA 酶;H_2S 试验阴性,硝酸盐还原试验阴性,马尿酸水解酶阴性。最常选用下列三种,同步进行。

(1)快速尿素酶试验:使用前取出底物微孔药条,每孔加入反应液 2 滴(100μl),待药膜完全溶解后,用牙签或洁净镊子将新鲜活检胃黏膜或接种环刮取的数个菌落置入药液内,在 10~30℃条件下孵育 3min 后观察结果。阳性者试剂应变为红色或紫红色。

(2)氧化酶试验:用滤纸条沾取待检菌落,滴加试剂 2~3 滴于菌落上,5~10s 内观察结果。细菌在与试剂接触 60s 内呈深紫色,为阳性,不变色为阴性。

(3)过氧化氢酶(触酶)试验:用接种环挑取数个待检菌落,置于洁净玻片上,滴加 3%H_2O_2 溶液数滴,观察结果。30s 内有气泡产生者为阳性,不产生气泡者为阴性。

(4)马尿酸水解试验:向 0.8ml 1%马尿酸钠溶液中加入幽门螺杆菌菌悬液 0.1ml,混匀后,于 37℃水浴 2h 后,向管内加 0.4ml 3.5%茚三酮,37℃水浴 10min 后观察溶液颜色,变紫色为阳性,不变色为阴性,幽门螺杆菌为试验阴性。

血清学检查:采集患者的血清样本,采用 ELISA 法,用 HP IgG ELISA 试剂盒测定患者血清中特异性抗体 IgG。抗体的效价高低可作为急性感染诊断或制订随后治疗方案的依据。

【实验结果】

幽门螺杆菌的鉴定主要凭菌落、细菌形态及生化反应。

1. 形态特征 幽门螺杆菌典型形态为革兰阴性,菌体弯曲呈弧形、S 形或海鸥状(彩图 9)。同细菌培养的形态相比,活检组织涂片上观察到的细菌更小、弯曲更明显。培养时间过长还可见到球形体、长丝体等,均为革兰阴性染色。

2. 菌落特征 培养 3~5d 后可见针尖状(直径 1~2mm)无色透明菌落,菌落周围形成狭窄 β 溶血环。

3. 鉴定 根据典型形态、菌落特征,快速尿素酶试验强阳性、氧化酶试验阳性、过氧化氢酶(触酶)试验阳性、马尿酸水解试验阴性可确定为幽门螺杆菌。患者血清中特异性抗体 IgG 效价大于 1∶320,可确定其存在幽门螺杆菌胃感染。

【注意事项】

1. 胃镜取材 自然感染情况下幽门螺杆菌定植以胃窦部最常见,故多从此处取材,但少数情况下尤其是应用质子泵抑制剂治疗后，细菌可由胃窦向胃体部迁移，故应从体部钳取 1 块组织。取材后活检钳及内镜要做相应的消毒处理以防幽门螺杆菌污染或传播。

2. 标本转运　活检标本的快速转运对保证细菌分离至关重要。目前人们已研制出多种幽门螺杆菌转送培养液，应在转送培养液允许期限内将标本送往实验室进行细菌分离培养。

3. 由于胃液存在多种过路菌，一般原代培养不使用液体培养基。将活检标本匀浆次数过多可造成细菌破碎，降低分离成功率。培养物在转种与鉴定过程中，应尽量减少暴露于空气中。

【思考题】

1. 如何培养鉴定胃炎活体组织标本中的幽门螺杆菌？

2. 如何提高胃黏膜活检标本幽门螺杆菌培养阳性率？

（李水红　伍　宁）

实验四　厌氧芽胞梭菌的分离与鉴定

厌氧性细菌是生长和代谢不需要氧气，利用发酵而获得能量的一群细菌。根据能否形成芽胞，可将厌氧性细菌分为两大类，即有芽胞的厌氧芽胞梭菌属和无芽胞厌氧菌。

厌氧性芽胞梭菌属（*Clostridium*）包括破伤风梭菌、产气荚膜梭菌和肉毒梭菌等，是一群革兰染色阳性，能形成芽胞的大杆菌，芽胞直径比菌体宽，使菌体膨大呈梭状，故此得名。该属细菌大多为严格厌氧菌。主要分布于土壤、人和动物肠道。多数为腐生菌，少数为致病菌，在适宜条件下，芽胞发芽形成繁殖体，产生强烈的外毒素，引起人类和动物疾病。

无芽胞厌氧菌包括一大群专性厌氧、无芽胞的菌属，包括革兰阳性和阴性的球菌和杆菌。它们是人类和动物肠道中或其他部位正常菌群的成员，且占正常菌群的绝对优势。在正常情况下，它们对人体无害；但在某些特定状态下，这些厌氧菌作为机会致病菌可导致内源性感染，甚至会危机生命。

本实验主要以厌氧芽胞梭菌为例，学习厌氧性细菌的分离和鉴定。

厌氧性芽胞梭菌的检测程序见图 9-4。

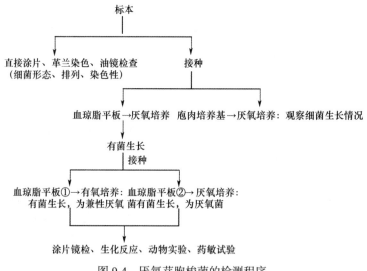

图 9-4　厌氧芽胞梭菌的检测程序

【实验目的】

1. 了解厌氧芽胞梭菌的分离鉴定基本程序。

2. 熟悉破伤风梭菌、产气荚膜梭菌、肉毒梭菌的形态、培养特性及主要生化反应。

一、厌氧芽胞梭菌的形态观察

【实验器材】

破伤风梭菌、产气荚膜梭菌和肉毒梭菌的革兰染色示教片，显微镜等。

【实验方法】

在油镜下观察各示教片，注意细菌的染色性、基本形态及芽胞的大小、形态和位置。

【实验结果】

1. 破伤风梭菌　细长杆状，革兰阳性，芽胞大于菌体，呈圆形，位于菌体顶端，使菌体呈鼓槌状（见第一章实验四，图1-10）。

2. 产气荚膜梭菌　两端几乎平切的革兰阳性粗大杆菌，芽胞呈椭圆形，位于菌体中央或次极端，小于菌体，在被感染的人或动物体内有明显的荚膜（彩图10）。

3. 肉毒梭菌　革兰阳性粗短杆菌，芽胞呈椭圆形，粗于菌体，位于次极端，使菌体呈汤匙状或网球拍状（彩图11）。

二、厌氧芽胞梭菌的培养特性

【实验器材】

1. 菌种　破伤风梭菌、产气荚膜梭菌和肉毒梭菌的庖肉培养物。

2. 培养基　庖肉培养基、血琼脂平板和溴甲酚紫牛乳培养基。

3. 试剂　焦性没食子酸、10%NaOH水溶液。

4. 无菌纱布或棉花、无菌吸管、固体石蜡等。

【实验方法】

1. 庖肉培养基　火焰加热庖肉培养基试管壁，融化凡士林，分别接种三种厌氧芽胞梭菌，置37℃培养48～72h，观察结果。

2. 焦性没食子酸法　将三种厌氧芽胞梭菌分别接种于血琼脂平板，将培养皿盖扣放在桌面上，于皿盖中央置纱布或棉花一片，在其上放置焦性没食子酸0.2g、10%NaOH水溶液0.5ml，迅速将接种好的培养皿再扣置于皿盖上，周围以加热融化的石蜡密封，置37℃培养48～72h，观察菌落特点。

3. 产气荚膜梭菌的"汹涌发酵"试验：产气荚膜梭菌代谢活跃，可分解多种常见的糖类，产酸产气。在庖肉培养基中可分解肉渣中糖类而产生大量气体。在牛乳培养基中分解乳糖产酸，使其中酪蛋白凝固；同时产生大量气体（H_2和CO_2），可将凝固的酪蛋白冲成蜂窝状，将液面封固的凡士林上推，甚至冲走试管口棉塞，气势汹涌，称"汹涌发酵"。破伤风梭菌不发酵糖类，不分解蛋白质，牛乳培养基无变化。肉毒梭菌能分解葡萄糖、麦芽糖和蔗糖，但不分解乳糖，牛乳培养基一般无变化。

将产气荚膜梭菌接种于溴甲酚紫牛乳培养基中，用无菌凡士林覆盖培养基表面隔绝空气，置37℃培养48～72h，观察产气荚膜梭菌的"汹涌发酵"现象。

【实验结果】

1. 疱肉培养法：如有细胞生长，可见肉汤混浊、肉渣变黑或变粉红色或肉渣被消化，并出现产气、腐臭等现象，三种厌氧芽胞梭菌在疱肉培养基中生长的状况不尽相同。

（1）破伤风梭菌：生长良好，培养液变混浊，肉渣部分消化，微变黑，有少量气体。

（2）产气荚膜梭菌：生长迅速，呈现混浊生长，肉渣呈粉红色，不被消化，产生大量气体，将培养基表面的凡士林冲向试管口。

（3）肉毒梭菌：生长旺盛，呈均匀混浊，产生少量气体，肉渣被消化变黑色，有腐败性恶臭。

2. 焦性没食子酸法

（1）破伤风梭菌：在血琼脂平板上呈扩散生长，菌落扁平、灰白色、边缘不齐、周边疏松似"羽毛状"，有狭窄 β 溶血环，不易见到单个菌落。

（2）产气荚膜梭菌：在血琼脂平板上形成圆形、凸起、表面光滑、边缘整齐的菌落。多数菌株有双层溶血环，内环呈 β 溶血，外环为 α 溶血。

（3）肉毒梭菌：在血琼脂平板上形成较大的、灰白色、半透明、有光泽、边缘薄、弥散而不规则的菌落，有 β 溶血环。

3. 产气荚膜梭菌的"汹涌发酵"试验：一般于孵育 6h 后即可见上述"汹涌发酵"现象。产气荚膜梭菌迅速分解乳糖产酸产气，酪蛋白被酸凝固，形成凝块和乳清。凝块被大量气体冲击，成为分散的海绵状碎块，并可将凡士林冲至管口棉塞处。可作为鉴定本菌的重要特征之一。

三、厌氧芽胞梭菌的生化反应

有鉴别意义的生化反应包括牛乳消化、明胶水解、糖类发酵等，而具有重要价值的生化反应是利用卵黄琼脂平板鉴别产气荚膜梭菌和肉毒梭菌。可分别观察卵磷脂酶和酯酶两个试验。

（一）卵磷脂酶试验

【实验原理】

产气荚膜梭菌产生卵磷脂酶，即 α 毒素。此酶能分解卵黄中的卵磷脂，成为磷酸胆碱和二酯酰甘油酯。后者为不溶性，致菌落周围出现乳白色不透明区，即卵磷脂酶试验阳性。该反应可被相应抗体抑制，若在接种细菌前先将卵磷脂酶抗毒素（抗体）涂在琼脂平板上，由于抗原（卵磷脂酶）与抗体发生中和反应，则菌落周围就不会形成乳白色不透明区，此现象称 Nagler 反应。这两个试验可确证该菌能产生卵磷脂酶。

【实验器材】

1. 菌种：产气荚膜梭菌疱肉培养物。

2. 培养基：卵黄琼脂平板。

3. 产气荚膜梭菌抗毒素，无菌盖玻片等。

【实验方法】

1. 取卵黄琼脂平板一块，标记成两等份。

2. 将产气荚膜梭菌抗毒素 2～3 滴涂布于平板的一侧（做好标记），待干。

3. 先在无抗毒素的一侧接种产气荚膜梭菌成一直径约 2mm ×3mm 大小的面积，然后以同样的方法将细菌接种于有抗毒素的一侧作为对照。细菌涂膜均用无菌盖玻片封盖，置 37℃培养 18～24h（如不加盖玻片，则须用厌氧培养法），观察实验侧及对照侧生长形成的菌膜周围有无异同。

【实验结果】

未涂抗毒素的一半平板，菌落周围形成较大的混浊不透明区，表示卵磷脂酶试验阳性；涂抗毒素的一侧，菌落周围无不透明区，表示卵磷脂酶活性已被抗毒素中和，为 Nagler 试验阳性；如两侧菌落周围均无不透明区，表示该菌不产生卵磷脂酶。

（二）脂酶试验

【实验原理】

某些厌氧菌能产生脂酶，作用于卵黄中游离脂肪，产生甘油和不溶性游离脂肪酸，在菌落下面的培养基中形成局限的不透明区，并于菌落表面产生一层珠光层（为一薄层脂肪酸，其熔点在 37℃以下，因此不能进入培养基，只能漂浮在菌落表面）。

【实验器材】

1. 菌种　肉毒梭菌、产气荚膜梭菌、破伤风梭菌的庖肉培养物。

2. 培养基　卵黄琼脂平板。

【实验方法】

取肉毒梭菌、产气荚膜梭菌、破伤风梭菌的庖肉培养物，以分离划线法接种于卵黄琼脂平板，置 37℃培养 48～72h，观察结果。

【实验结果】

在卵黄琼脂平板上，肉毒梭菌菌落表面有珠光层，菌落下的培养基中有不透明区，即为脂酶试验阳性。产气荚膜梭菌、破伤风梭菌脂酶试验阴性。

四、厌氧芽胞梭菌的动物实验

（一）产气荚膜梭菌的动物实验

【实验原理】

产气荚膜梭菌感染机体，生长繁殖产生强烈的外毒素和侵袭性酶，破坏组织细胞，发酵肌肉和组织中的糖类，产生大量气体，造成气肿；同时血管通透性增加，水分渗出，局部水肿，进而挤压软组织和血管，影响血液供应，造成组织坏死，并有恶臭。如将此菌接种小白鼠腹腔，可使小白鼠脏器肿胀，且出现许多小泡，以肝脏最为严重，故称"泡沫肝"。

【实验器材】

1. 菌种：产气荚膜梭菌庖肉培养物。

2. 动物：小白鼠。

3. 无菌注射器、解剖器材、革兰染液等。

【实验方法】

将产气荚膜梭菌庖肉培养液 0.5ml，注入小白鼠腹腔，10min 后断髓处死，置 37℃培养 5～8h，观察小白鼠：①腹部是否有气肿的膨胀现象；②对小白鼠进行腹腔解剖，观察脏器；③取腹腔液涂片或脏器组织印片，进行革兰染色或荚膜染色，油镜检查。

【实验结果】

1. 小白鼠腹部膨胀，剖开腹腔，释放大量恶臭气体。各脏器均有肿胀和气泡，以肝脏为甚，即"泡沫肝"。

2. 腹腔液涂片或脏器组织印片，革兰染色或荚膜染色后油镜观察，可见具有荚膜的革兰阳性粗大杆菌。亦可进行进一步分离培养。

（二）肉毒梭菌的动物实验

【实验器材】

1. 待检标本：肉毒梭菌陈旧庖肉培养物或患者呕吐物或可疑食物稀释液。

2. 动物：成年健康小白鼠。

3. 肉毒梭菌多价抗血清、无菌注射器、无菌滤器、无菌试管、离心机等。

【实验方法】

1. 将以上提供的某种待检标本，3000r/min 离心 30min，取上清。

2. 将上清过滤除菌，分装 2 支小试管，其中 1 管加热 100℃30min，待用。

3. 小白鼠腹腔注射　第 1 支注入 0.5ml 未加热滤液；第 2 支注入 0.5ml 加热处理的滤液；第 3 支注入不加热滤液和肉毒梭菌多价抗血清等量混合液。

【实验结果】

注射后 1 小时至 4 天，连续观察：第 1 只小白鼠出现四肢麻痹、呼吸困难、眼睑下垂、瞳孔散大、流涎等中毒症状，最后心力衰竭或窒息死亡。尸检可见内脏大量出血与血栓形成等。第 2 只和第 3 只小白鼠不发病并且正常存活。

（三）破伤风痉挛毒素的致病作用

具体见第八章实验七。

（刘　文　赵飞骏）

实验五　呼吸道感染细菌的分离与鉴定

呼吸道感染细菌是一类主要经呼吸道传播，引起呼吸道器官感染或呼吸道以外器官病变的细菌。主要包括结核分枝杆菌、白喉棒状杆菌、嗜肺军团菌、百日咳鲍特菌、流感嗜血杆菌等。这些细菌虽然传播途径相同，但所致疾病各异，均因各自具备其独特特性。所以，对各种细菌的检测程序不尽相同，本次实验重点阐述结核分枝杆菌和白喉棒状杆菌的分离与鉴定。

一、结核分枝杆菌的分离与鉴定

结核分枝杆菌（*Mycobacterium tuberculosis*）俗称结核杆菌，是引起结核病的病原体。本菌菌体细长略弯曲，呈单个或分枝状排列，无鞭毛，无芽胞。结核分枝杆菌菌体脂质含量高，常用齐-尼（Ziehl-Neelsen）抗酸性染色，菌体染成红色，而其他非抗酸性细菌及细胞等呈蓝色。该菌为专性需氧菌，营养要求高，最适 pH 为 6.5～6.8，最适温度为 37℃，生长缓慢，在特殊培养基上培养3～4w才出现肉眼可见的菌落。

【实验目的】

1. 掌握结核分枝杆菌的形态染色特点及培养特性。

2. 熟悉结核分枝杆菌的分离鉴定方法。

【实验器材】

1. 标本　疑似肺结核患者痰标本。

2. 动物　体重200～250g豚鼠2只。

3. 培养基　血清酸性培养基、改良罗氏（Lowenstein-Jensen）培养基。

4. 试剂　抗酸染色液（或金胺"O"染色液）、4%NaOH溶液，6%H_2SO_4溶液、消毒用材料等。

5. 其他　载玻片、玻片夹、酒精灯、接种环、普通或荧光显微镜、注射器等。

【实验方法】

根据结核分枝杆菌感染的类型，应采取病灶部位的适当标本。如肺结核采取咳痰（最好取早晨第一次咳痰，挑取带血或脓痰），肾或膀胱结核以无菌导尿或取中段尿液，肠结核采取粪便标本，结核性脑膜炎进行腰椎穿刺采取脑脊液，脓胸、肋膜炎、腹膜炎或骨髓结核等则穿刺取脓汁。如果标本中结核分枝杆菌量少、杂菌和杂质多时，可先集菌以提高检测的阳性率。无菌采取的脑脊液、导尿或中段尿可直接离心沉淀集菌。咳痰或粪便标本因含杂菌多，在浓缩集菌时需用4%NaOH或6%H_2SO_4处理后离心沉淀，取沉淀物涂片作抗酸染色检查、分离培养或动物试验。结核分枝杆菌微生物学检验程序见图9-5。

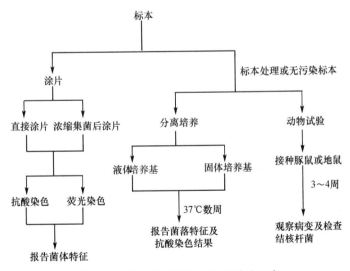

图9-5　结核分枝杆菌微生物学检验程序

1. 涂片镜检　直接涂片法简便迅速，但要求标本中结核杆菌量多，并要注意与非结核分枝杆菌区别。开放性肺结核病人的痰中常含有结核杆菌，如取痰液直接涂片、染色镜检找到抗酸杆菌，可作初步诊断。一般每毫升痰液含10^5个以上结核杆菌时，直接涂片染色方能找到该菌，如先作浓缩集菌处理，再行涂片检查，可以提高阳性率。

（1）涂片

1）直接涂片：用接种环挑取开放性肺结核病人晨痰标本干酪样坏死小块或脓性部分，

置清洁载玻片中央，均匀涂片，干燥，固定。

2）集菌涂片：①沉淀集菌法：取肺结核患者的痰液 2～3ml，置入沉淀管中，再加 1～2 倍量 4%NaOH 混匀。高压蒸汽灭菌或煮沸 20～30min 后，3000rpm 离心 30min，弃上清液，取沉淀物涂片、染色镜检；②漂浮集菌法：取晨痰 2～3ml 放入 100ml 三角瓶内，加 1～2 倍量 4%NaOH 溶液，高压蒸汽灭菌或煮沸 20～30min 杀菌。冷却后滴加汽油（或二甲苯）0.3ml，瓶口盖玻璃纸加塞，塞紧瓶口，置振荡器或手摇震荡 10min，加蒸馏水满瓶口，静置 10～15min。把标号的载玻片盖于瓶口上，放置 15～20min，使液体表面含菌层吸附于玻片上。取下玻片，翻转待干，固定，染色镜检。

（2）染色：将制好的涂片进行抗酸染色或金胺染色（参见第一章实验三）。

（3）镜检：染色后将涂片置油镜下或荧光显微镜高倍镜下观察，注意菌体形态排列及染色性。

2. 分离培养

（1）标本前处理

1）碱处理法：根据痰标本的黏稠度加入 2～4 倍 4%NaOH，37℃温箱内 30min，其间振荡 2～3 次，痰液液化后，离心沉淀集菌。

2）酸处理法：痰标本加入 2～4 倍 6%H_2SO_4，室温 30min，其间振荡 2～3 次，痰液液化后，离心沉淀集菌。

脑脊液、胸水、腹水、无菌导尿的尿液标本离心沉淀后取沉渣接种。脓汁和其他有杂菌的标本同痰标本一样进行前处理。

（2）接种与培养：取处理过的标本 0.1ml 均匀接种于改良罗氏斜面培养基或液体培养基中，置 37℃孵箱内培养，定期观察培养结果。

3. 动物试验　常用豚鼠或地鼠鉴别疑似结核杆菌的分离培养物以及进行毒力测定。此法敏感可靠，但手续较繁琐，不能列为常规检查。

（1）取经浓缩集菌处理的标本 1ml 注射于豚鼠腹股沟皮下。

（2）注射后每周定期检查一次，观察豚鼠腹股沟淋巴结是否肿大、局部变硬、化脓及体重减轻、体温升高等症状。

（3）给豚鼠作结核菌素试验，观察是否出现阳性结果。

（4）6～8w 将豚鼠进行剖检，剖检时应注意观察淋巴结、肝、脾、肺等脏器有无结核病变，取可疑病灶进行涂片染色镜检或分离培养鉴定。

【实验结果】

1. 涂片镜检

（1）抗酸染色法：结核分枝杆菌染成红色，为细长、直或微弯曲杆菌，有的可表现出分枝特征，此为抗酸染色阳性菌，而其他非抗酸性细菌及细胞等呈蓝色（彩图 12）。必须逐一观察各个视野，直到全部涂片找不到结核杆菌时，才可报告阴性。

（2）荧光染色法：经荧光染色的结核分枝杆菌在黑色背景中呈亮黄色。

2. 分离培养　接种后应每周观察细菌生长情况，阳性生长经涂片染色验证后随时报告，培养至 8 周未见细菌生长，报告分枝杆菌培养阴性。若有细菌生长，如生长缓慢，在液体培养基表面形成粗糙皱纹状的乳白色菌膜，或于固体培养基上形成干燥、颗粒状、乳酪色、"菜花状"菌落，菌体染色抗酸性强，呈单个散在或索状排列或成簇成团的杆菌，可判定为结核分枝杆菌。如有色素产生，菌落、菌体染色都不典型，则可能为非典型结核分枝杆菌，应进一步作鉴定试验。

3. 动物试验　豚鼠经 3～4w 饲养观察，如出现局部淋巴结肿大、消瘦或结核菌素试验阳性，剖检时可看到淋巴结、肝、脾、肺、肾等脏器的典型结核病变，病变处可查到抗酸杆菌或经培养有结核分枝杆菌生长，为阳性结果，可报告"豚鼠接种后××天查到有结核菌感染"。如若观察 6～8w 仍无症状及病变者，可报告为阴性。

【注意事项】

1. 痰结核菌检查应在生物安全工作台内或在装有过滤装置的向室外排风橱内进行。

2. 为防止交叉污染，在制作涂片前，痰标本可用高压蒸汽灭菌处理。用过的接种环须用 75%酒精充分清洗，或放入沸水中煮沸数分钟将接种环上的细菌杀死，然后方可在酒精灯上进行烧灼。或者先将接种环置酒精灯火焰旁烘烤片刻，再置于外焰中烧灼灭菌，严禁将取标本后的接种环直接放在火焰上灭菌，以防止痰液受热后突然炸裂，使尚未死亡的结核杆菌随之播散。

3. 处理痰标本用的酸、碱不可随意提高其浓度和延长处理标本时间，否则将杀伤大多数结核分枝杆菌。

【思考题】

1. 结核杆菌形态、染色、培养特性和抵抗力方面有哪些特点？

2. 对肺结核可疑患者痰标本做直接涂片检查时未发现抗酸杆菌能否除外结核杆菌感染？还应做哪些微生物学检查？

3. 查见标本抗酸染色阳性细菌即可报告感染结核杆菌吗？为什么？

4. 结核杆菌培养接种前为什么要进行标本前处理？其培养要求与普通细菌培养有何不同？为什么？

二、白喉棒状杆菌的分离与鉴定

棒状杆菌为革兰阳性杆菌，其中包括多种细菌，但能引起人类疾病且有传染性的主要为白喉棒状杆菌（ *C. diphtheriae* ）。白喉棒状杆菌俗称白喉杆菌，是人类白喉的病原体，该菌能产生强烈的外毒素，进入血流可引起全身中毒症状。白喉棒状杆菌为革兰阳性菌，菌体细长弯曲，粗细不一，常一端或两端膨大呈棒状。排列不规则，常呈 V、L 形或堆积如栅栏状，无芽胞、荚膜与鞭毛，菌体内有异染颗粒，有鉴别意义。

该菌需氧或兼性厌氧，在普通培养基中生长缓慢，在含有凝固血清的吕氏培养基上生长迅速，菌体形态典型，异染颗粒明显；而在含有 0.03%～0.04%亚碲酸钾血琼脂平板上生长时，能使亚碲酸钾还原为元素碲，故菌落呈黑色。

【实验目的】

1. 掌握白喉棒状杆菌的形态特点和常用染色方法。

2. 熟悉白喉棒状杆菌毒力检测及疑似白喉患者咽拭子的细菌学检查方法。

【实验器材】

1. 标本　疑似白喉患者的咽拭子。

2. 试剂　革兰染色液、Albert 染色液、Neisser 染色液、白喉抗毒素（DAT）。

3. 培养基　吕氏血清斜面、血琼脂平板、亚碲酸钾血琼脂平板、Elek 平板、单糖及糊精培养基等。

4. 其他 健康豚鼠、无菌注射器、无菌吸管、剪刀、灭菌滤纸条等。

【实验方法】

1. 检验程序：见图 9-6。

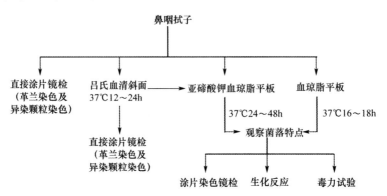

图 9-6 白喉棒状杆菌的微生物学检验程序

2. 标本直接镜检 将疑似白喉患者的咽拭子直接涂在两张载玻片上，分别作革兰染色和异染颗粒染色（参见第一章实验三）。

3. 分离培养与鉴定

（1）分离培养：将标本分别接种于吕氏血清斜面、血琼脂平板或亚碲酸钾血琼脂平板，置 37℃孵育 18～24h。

（2）初步鉴定

1）吕氏血清斜面经 37℃培养 6～12h 后，取培养物涂片、染色镜检，根据形态、排列和染色性可初步鉴定，亦可据此做出快速诊断。

2）从血琼脂及亚碲酸钾血琼脂平板上各取典型菌落涂片、染色镜检，注意染色性、菌体形态与排列、有无异染颗粒。

（3）纯培养：取上述培养基上的典型菌落（镜检初步证明系白喉棒状杆菌）接种于吕氏血清斜面作纯培养（供生化反应及毒力试验用），37℃培养 24h。

（4）生化反应：从上述吕氏血清斜面上挑取菌落接种于血清糖发酵管（葡萄糖、麦芽糖、蔗糖、糊精），置 35℃孵育 18～24h，观察结果。若呈阴性反应则延长到 72h 观察结果。

（5）毒力试验：Elek 平板毒力试验及动物试验参见第三章实验一。

【实验结果】

1. 形态观察 典型的白喉棒状杆菌为革兰染色阳性，一端或两端膨大呈棒状，菌体呈V、L 等字母形或成栅栏状排列；异染颗粒染色，如 Neisser 染色菌体呈棕黄色，异染颗粒呈棕褐色（彩图 13）；Albert 染色菌体呈草绿色，异染颗粒呈紫褐色，菌体排列同 Neisser 染色所见（彩图 14）。标本直接镜检如发现有白喉棒状杆菌的典型形态、排列和异染颗粒，则报告"直接涂片检出形似白喉棒状杆菌"。

2. 菌落观察 白喉棒状杆菌在吕氏血清斜面上可长出灰白色、光滑湿润的小菌落；在血平板上长出白色不透明菌落，轻型菌株的菌落有狭窄溶血环，其余无溶血现象；在亚碲酸钾血琼脂平板上的菌落呈黑色或灰黑色。

3. 毒力试验 Elek 平板毒力试验阳性者于滤纸条与菌苔交界处出现有白色沉淀线，说明待检菌产白喉外毒素；豚鼠体内中和试验若过2～4d后实验组动物死亡而对照组动物存活，则表明待检菌能产生白喉毒素。

【注意事项】

1. 白喉棒状杆菌属于生物危害二级，怀疑白喉棒状杆菌的菌株需要在生物安全柜内处理。

2. 为保持白喉棒状杆菌活力和毒力，标本如不能及时接种，就应将标本用灭菌马血清保存，细菌培养物在室温中搁置时间不超过2h，在4℃不超过4h。

【思考题】

1. 异染颗粒能作为白喉棒状杆菌的鉴别依据吗？除白喉棒状杆菌外，还有无细菌有异染颗粒？

2. 白喉的实验室诊断包括哪些内容？

（游晓星 李忠玉）

实验六 需氧芽胞杆菌的分离与鉴定

需氧芽杆菌属是一群需氧、能形成芽胞的革兰阳性大杆菌。其中炭疽芽胞杆菌能引起动物和人类炭疽，蜡样芽胞杆菌可以产生肠毒素引起人食物中毒。其他如类炭疽芽胞杆菌和枯草芽胞杆菌均属非致病菌，广泛存在于自然界中，是实验室和制剂生产车间的常见污染菌。

因此，需氧芽胞杆菌的分离鉴定主要用于炭疽芽胞杆菌和蜡样芽胞杆菌。因炭疽病的临床表现多样，所以应根据疾病表现采取标本，而蜡样芽胞杆菌主要引起食物中毒，则常用标本是可疑污染食物和呕吐物。常用标本和常见检测程序如下（图9-7）：

痰、呕吐物、分泌物、脑脊液、血液等标本：可直接涂片或细菌分离培养。

受染皮毛、土壤、污染食物、饮水等标本：需经65℃30min处理后再涂片检查或细菌培养。

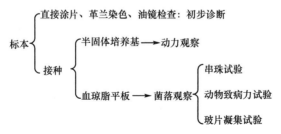

图9-7 需氧芽胞杆菌的微生物学检验程序

【实验目的】

熟悉需氧芽胞杆菌的形态染色及培养特性。

一、重要需氧芽胞杆菌的形态结构和培养特性

【实验器材】

1. 菌种 炭疽芽胞杆菌、蜡样芽胞杆菌、枯草芽胞杆菌。
2. 培养基 普通琼脂平板、血琼脂平板、普通肉汤培养基和半固体琼脂培养基。
3. 染色试剂 革兰染色液、芽胞染色液、荚膜染色液、鞭毛染色液。
4. 器材 玻片、接种环、无菌生理盐水、酒精灯、显微镜等。

【实验方法】

1. 将待检菌接种于普通琼脂平板、血琼脂平板、普通肉汤培养基和半固体琼脂培养基，35℃孵育 18～24h 后观察细菌生长特性。
2. 取待检菌血琼脂平板培养物分别进行革兰染色及芽胞、荚膜染色，油镜观察形态和特殊结构。

【实验结果】

1. 形态学观察

（1）炭疽芽胞杆菌：革兰阳性粗大杆菌，两端截平，呈短链状或竹节状长链排列。无鞭毛，芽胞椭圆形，位于菌体中央（彩图 15）。有毒菌株在机体内或含血清的培养基中可形成荚膜。

（2）蜡样芽胞杆菌：革兰阳性大杆菌，正直或微弯，末端稍钝圆，多呈链状排列。芽胞椭圆形，位于菌体中央或次末端。鞭毛染色可见有周鞭毛。

（3）枯草芽胞杆菌：革兰阳性大杆菌，两端钝圆，呈单个或短链状排列，芽胞位于菌体中央。

2. 培养物观察 三种细菌在四种培养基上的生长特征见表 9-3。

表 9-3 三种细菌在四种培养基上的生长特征

细菌	普通琼脂平板	血琼脂平板	普通肉汤培养基	半固体琼脂培养基
炭疽芽胞杆菌	可生成直径 2～4mm、扁平粗糙、不透明、灰白色、无光泽、边缘不整齐的菌落，在低倍镜下可见到菌落呈卷发状	菌落周围无溶血环，24h 后轻微溶血	管底有白色絮状沉淀，液体澄清，表面无菌膜。轻轻摇动，可见沉淀物呈卷丝状聚集	细菌沿接种线生长，无动力
蜡样芽胞杆菌	菌落大而凸起，灰白色，表面粗糙似融蜡状，不透明，边缘不整齐，往往沿接种线蔓延生长，呈片状	菌落周围有草绿色或完全透明溶血环	细菌呈混浊状生长，管底有沉淀，易于分散，表面有菌膜	细菌呈扩散生长，有动力
枯草芽胞杆菌	菌落扁平，干涩，灰白色，不透明，边缘不整齐，呈锯齿状	菌落周围有完全透明溶血环	与蜡样芽胞杆菌基本相似	与蜡样芽胞杆菌基本相似

【注意事项】

炭疽芽胞杆菌引起人、动物共患的炭疽病，属烈性传染病。本菌能在有氧的条件下产生芽胞，抵抗力强，能经多途径传染。检验时除遵守常规实验室规则外，还应注意：

1. 必须按烈性传染病检验守则操作。

2. 检验须在专用实验室或指定区域进行。

3. 操作台应铺来苏儿湿布，操作后收起湿布来苏儿中浸泡。动物尸体、病变脏器必须火化或深埋 2m 以下；实验用品最好采用高压蒸气灭菌，以防污染环境。

4. 涂片染色过程中用水冲洗时应冲入专门容器，经高压蒸气灭菌后再倾倒。

5. 从事炭疽芽胞杆菌检验的人员应定期接种炭疽疫苗。

二、鉴定性试验——氨苄青霉素串珠试验

【实验器材】

1. 菌种：炭疽芽胞杆菌 4～6h 肉汤培养物。

2. 培养基：氨苄青霉素（0.05～0.5U/ml）琼脂平板。

3. 无菌盖玻片等。

【实验原理】

炭疽芽胞杆菌在含微量（0.05～0.5U/ml）氨苄青霉素的培养基上，其形态变异为大而均匀的球形，呈串珠状排列。而其他需氧芽胞杆菌无此现象。

【实验方法】

1. 取一接种环炭疽芽胞杆菌肉汤培养物，滴于含氨苄青霉素琼脂平板上，涂布均匀，37℃孵育 1～4h。同样方法进行枯草芽胞杆菌的接种。

2. 取出平板加盖玻片，直接于低倍和高倍显微镜下观察。

【实验结果】

可见炭疽芽胞杆菌菌体肿大，形似圆球，排列成串。枯草芽胞杆菌及其他需氧芽胞杆菌均无此现象。

（刘　文　李忠玉）

实验七　细菌 L 型的分离与鉴定

细菌在体内外理化因素（如抗生素、溶菌酶、胆汁等）作用下，可以失去细胞壁成分而继续存活，称为细菌 L 型。其与亲代细菌有在形态、生长繁殖方式、代谢、表面抗原、抵抗力、药物敏感性等均有不同，因此，用常规细菌学方法不能培养出细菌 L型。细菌 L 型仍然具有一定的致病性，而且在一定的条件下可以长期存在于机体内，造成感染的迁延。

【实验目的】

1. 了解细菌 L 型分离培养的方法。

2. 熟悉细菌 L 型的菌落特征。

【实验原理】

细菌 L 型需采用特殊的方法进行分离培养与鉴定，由于细胞壁的缺失，细菌的 L 型不能在等渗环境中生存，必须提供高渗的环境才能继续生长，并根据生化反应、分子生物学、免疫学方法进行鉴定。

【实验器材】

1. 含 20%血清的高渗透压培养基、营养肉汤与血琼脂平板。

2. 采集的临床标本。

3. 氨苄青霉素 G、革兰染色液、细胞壁染色液。

4. 滤菌器（0.22～0.45μm 孔径）、烛缸或二氧化碳培养箱、无菌注射器、吸管、载玻片等。

【实验方法】

1. 标本的采集与处理

（1）血液、骨髓、胸腹水、尿液及其他穿刺标本，无菌采集，即刻送检。

（2）粪便、阴道分泌物等标本：用无菌生理盐水稀释 2～4 倍，0.45μm 滤膜过滤。

（3）若标本不能及时接种，可保存于等量 200g/L 蔗糖溶液或高渗液体培养基中。

2. 血液、骨髓、穿刺液标本　将 0.5ml 标本接种于 5ml 高渗肉汤（含 200g/L 蔗糖、30g/L 氯化钠）中增菌培养 1～7d。根据涂片、革兰染色、细胞壁染色初步鉴定。取 0.1ml 培养液接种于血琼脂平板和细菌 L 型高渗透压培养基（含 20%小牛血清），置烛缸或二氧化碳培养箱 37℃培养 24～48h 观察结果。

3. 尿液、脓液或精液等标本　取 0.1ml 标本分别涂布接种于血琼脂平板和 L 型高渗透压培养基，置烛缸或二氧化碳培养箱 37℃培养 24～48h 观察结果。

4. 鉴定　低倍镜观察菌落生长和菌落特征、革兰染色、细胞壁染色、常规细菌学生化反应、免疫学和分子生物学方法鉴定。

【分离培养程序】

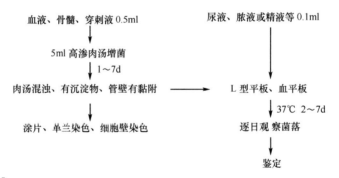

【实验结果】

1. 革兰染色　为革兰阴性，呈多形性。

2. 细胞壁染色　细菌 L 型，染料可渗入菌体内，呈紫色。有细胞壁的细菌，仅菌体周边染成紫色，内部无色。

3. 细菌 L 型菌落特点　一般培养 2～7d 后，在液体培养基中呈疏松的絮状颗粒，沉于管底，培养液则澄清。在固体培养基中生长，低倍镜下可见三种类型的菌落：

（1）油煎蛋样菌落（典型 L 型菌落）：细小、中间较厚、四周较薄，由透明颗粒组成。

（2）颗粒型菌落（G 型菌落）：整个菌落均由透明颗粒构成，无致密的核心。

（3）丝状菌落（F 型菌落）：菌落中心同 L 型菌落，但周边为透明丝状。

4. 鉴定要点　必须完全符合下面三点，才能确定是细菌 L 型。

（1）形态染色特点：具有明显的多形性，革兰染色多呈阴性，细胞壁染色整个菌体呈紫色。

（2）生长情况：一般培养 2～7d 后，液体培养基呈微浊或呈颗粒样沉淀和沿管壁生长；血平板无菌生长；L 型平板可形成油煎蛋样菌落、颗粒型菌落或丝状菌落。

（3）返祖试验：临床分离的 L 型细菌在做药敏试验时即可返祖，因此可取菌落涂片、染色镜检，若细菌的形态典型，可进一步做生化和血清学试验鉴定菌种。如细菌形态仍具有多形性，则需做返祖试验，即取菌落接种牛肉汤，37℃培养 24h 后，转种牛肉汤琼脂平板或 L 型平板，培养后取菌落涂片、染色、镜检。如此传代直至细菌返祖为原来典型的形态为主。

（朱翠明　赵飞骏）

第二篇 病 毒 学

第十章　病毒形态结构的观察

病毒（virus）是所有微生物中体积最小的一种，绝大部分病毒在普通光学显微镜下不能看到，必须用电子显微镜才能很清楚地观察到病毒的基本形态和超微结构。为了观察病毒与细胞的相互作用，以便揭示病毒在细胞内的复制过程与成熟部位，一般将接种病毒的组织培养固定，包埋后进行超薄切片，经磷钨酸负染色或免疫电镜法观察。

实验一　磷钨酸负染法

用磷钨酸钠等重金属盐对铺展在载网上的样品进行染色，使整个载网都铺上一层重金属盐，而有凸出颗粒的地方则没有染料沉积。由于电子密度高的重金属盐包埋了样品中低电子密度的背景，增强了背景散射电子的能力以提高反差，这样，在图像中背景是黑暗的，而未被包埋的样品颗粒则透明光亮，这种染色称为磷钨酸负染法。

【实验目的】

了解病毒的形态、大小与结构特点。

【实验器材】

1. 病毒悬液。

2. 染液　2%的磷钨酸（PTA），用 1mol/L KOH 或 NaOH 将 pH 调至 6.8~7.4，贮存于 4℃。

3. 铜网支持膜　为 75μm 孔径的 400 目的网格，表面铺有一层很薄的"电子透明"膜。

4. 电子显微镜。

【实验方法】

1. 用毛细管吸取少量病毒悬液，直接滴在铜网支持膜上（一般每份标本用 3~4 个铜网支持膜）。

2. 待 3~5min 后用小片滤纸吸去多余的病毒悬液，然后用另一吸管吸染液滴于铜网上，待 2~3min 吸去多余染液，约 2min 后再吸干，经紫外线照射 10min 以灭活病毒。

3. 电镜观察：经紫外线照射并已自然干燥的染色标本置电镜下观察，首先放大 2000 倍选择负染色良好的网孔，然后放大至 30 000~40 000 倍查找，每个标本至少应观察 3~4 个网孔，如果都没找到则可判定为阴性结果，一旦发现病毒颗粒，则立即拍照。

【实验结果】

1. 形态　电镜下病毒有球形、杆形和蝌蚪形等。黏病毒呈杆状或多形态，腺病毒和小 RNA 病毒属球形，噬菌体呈蝌蚪形。应用电镜技术也可较为准确地测定病毒体的大小。一般无包膜病毒大小比较一致，有包膜病毒的大小则差异较大，对这类病毒的大小测定，应求其平均值。测量病毒大小的单位为纳米（nm）。

2. 结构 一般而言，大部分球形病毒属立体对称，大部分杆形病毒属螺旋对称。如腺病毒和小 RNA 病毒呈 20 面体立体对称；流感病毒则以螺旋对称排列。电镜还可观察病毒有无包膜及亚单位结构。

【注意事项】

1. 适当的取材与标本的处理是成败的关键。

2. 标本液的浓度应适当，浓的标本必须加以稀释至微显混浊，否则容易形成厚膜，电子不能穿透，呈现漆黑一片，无法观察。

3. 染色的时间一般以 2min 较合适，可根据标本的厚薄和环境温度的高低而适当调整染色时间。

4. 标本应干透，如未充分干燥，当电子通过时，标本易于破裂或飘移，不但不能观察，且污染镜筒。

（曾焱华 李忠玉）

实验二 病毒包涵体的观察

感染病毒的宿主细胞内，出现在光学显微镜下可见的大小、形态、数量不等的小体，称为包涵体。大多数包涵体是由完整的病毒颗粒或尚未装配的病毒亚基聚集而成的小体；少数包涵体是宿主细胞对病毒感染的反应产物。在宿主细胞内形成包涵体是病毒的特征，不同病毒所形成的包涵体，在组织细胞内定位及其本身的嗜染色性也会不同，如狂犬病病毒包涵体位于脑神经细胞浆内，腺病毒包涵体位于感染的细胞核内，而巨细胞病毒包涵体则可在胞浆和胞核内出现，因此，包涵体的检查对诊断某些病毒性疾病具有一定价值。

【实验目的】

了解和认识病毒包涵体及其在诊断上的意义。

【实验器材】

1. 巨细胞病毒。

2. 传代人胚肺纤维母细胞培养小瓶。

3. 苏木精-伊红染色液。

4. Bouin 固定液。

5. 狂犬病病毒、麻疹病毒包涵体示教片（苏木精-伊红染色）。

【实验方法】

（一）巨细胞病毒包涵体的观察

1. 将巨细胞病毒接种于有盖玻片的传代人胚肺纤维母细胞培养小瓶中，37℃孵育，待其出现 80%～100%细胞病变后，取出盖玻片，在生理盐水中漂洗 2 次。

2. 用 Bouin 固定液将上述漂洗后的盖玻片固定 20～30min，再用生理盐水冲洗 2 次。

3. 苏木精-伊红染色。

4. 用光学显微镜（高倍镜或油镜）观察。

（二）狂犬病病毒、麻疹病毒包涵体示教片的观察

在镜下观察狂犬病病毒在犬中枢神经细胞胞浆内形成的嗜酸性包涵体和麻疹病毒在猴肾或人胚肾细胞胞浆、胞核内形成的嗜酸性包涵体。

【实验结果】

1. 巨细胞病毒包涵体　在巨细胞病毒感染的人胚肺纤维母细胞核内有嗜酸性包涵体（有时亦可嗜碱性），包涵体周围有与核膜明显区分的一轮晕。一个核内大多有 1 个包涵体，但亦有 2～3 个的。胞浆内可有境界不明的较小嗜碱性包涵体，但诊断意义不大。

2. 狂犬病病毒包涵体　光镜下可见胞浆内形成的嗜酸性包涵体，即内基小体（Negri Body）。神经细胞呈三角形，细胞核呈蓝色，胞浆为淡红色，内基小体染成鲜红色，呈圆形或椭圆形（彩图 16）。

3. 麻疹病毒包涵体　光镜下可见麻疹病毒在细胞中增殖引起细胞融合，胞核或胞浆内可见包涵体。

（曾焱华　朱翠明）

第十一章　病毒的分离培养技术

病毒（virus）是一类体积微小、结构简单，只含有一种核酸、专性活细胞内寄生的非细胞型微生物。病毒分离培养是病毒生物学性状研究、疫苗制备、流行病学监测、临床诊断和药物选择等方面的重要方法。由于病毒具有严格的细胞内寄生性，故应根据病毒的种类选用相应的组织细胞、鸡胚或敏感动物进行病毒的分离鉴定，这是病毒病原学诊断的金标准。其中以细胞培养法最为常用。

一、动物接种法

动物接种是最早的病毒分离方法，目前用得不多。可根据病毒的亲嗜性选择敏感动物极其适宜的接种部位，观察动物的发病情况、进行血清学检测、测定 ID_{50} 和 LD_{50} 等。该方法简便，实验结果易观察，对某些尚无敏感的细胞进行培养的病毒，该方法仍在沿用。但动物对许多人类病毒不敏感，或感染后症状不明显，而且动物体内常带有潜在病毒，应防止将这些潜在的病毒误作接种的病原体。分离病毒常用的动物有小白鼠、豚鼠、地鼠、家兔、猴等，接种途径有颅内、鼻腔及腹腔接种等。现以乙脑病毒的小白鼠颅内接种法为例简述如下。

【实验目的】

1. 熟悉动物接种的方法及用途。

2. 了解动物接种的操作过程及有关技术。

【实验器材】

1. 病毒　流行性乙型脑炎病毒悬液。

2. 动物　3～5 日龄小鼠乳鼠，体重 6～8g。

3. 其他材料　1ml 无菌注射器、无菌棉签、2.5%碘酒、75%乙醇及无菌小试管等。

【实验方法】

1. 用注射器抽取病毒悬液 0.1ml，除去注射器内气泡，插在无菌小试管内备用。

2. 取出小白鼠，左手将小白鼠固定在实验台上，以碘酒、乙醇消毒小鼠头部右侧眼、耳之间的皮肤。

3. 右手持注射器，将针头向小白鼠眼外角与耳根连线之中点略偏耳的方向刺入，约进针 2～3mm，注入量 0.01～0.03ml。感染后动物饲养在有防蚊设备的动物室。

4. 注射完毕，将用过之物煮沸消毒。

【实验结果】

接种后每日观察动物两次。动物一般在 3～4d 开始发病，表现为食欲减退、活动迟钝，耸毛、震颤、蜷曲、尾强直，逐渐发展为麻痹、瘫痪及死亡。

对感染动物行颅腔解剖取出鼠脑，作病毒学和病理学检查。

【注意事项】

接种病毒的乳鼠与母鼠一起喂养。用乙醇擦拭母鼠鼻子，避免母鼠嗅到乳鼠身上的碘酒、乙醇异味吃掉乳鼠。乳鼠发病后，立刻与母鼠分离，以免被母鼠所食。

二、鸡胚培养法

鸡胚培养法为常用的病毒培养方法之一，用于对痘类病毒、黏病毒和疱疹病毒的分离、鉴定、制备抗原以及研究病毒性质等方面。由于鸡胚培养方法操作简便、受精鸡卵来源丰富，鸡胚本身带病毒的情况少见，特别是鸡胚感染黏病毒后，在它的羊水和尿囊液中有大量的游离病毒存在，对动物红细胞可产生血凝现象，因此为初步鉴定病毒提供了一个依据。其接种方法有尿囊腔接种、绒毛尿囊膜接种、卵黄囊接种法以及羊膜腔接种。

【实验目的】

1. 熟悉鸡胚接种的方法及用途。

2. 了解鸡胚接种的操作过程及有关技术。

【实验器材】

1. 病毒　流感病毒（减毒株）、乙型脑炎病毒（减毒株）、单纯疱疹病毒-2 型（HSV-2）。

2. 器材　无特定病原体（specific pathogen free，SPF）的鸡受精卵、卵架、检卵灯、碘酒及酒精棉球、1ml 无菌注射器、钢钻、磨牙钻、弯头小镊、固体石蜡、灭菌毛细吸管等。

【实验方法】

1. 鸡卵的孵化　选大而壳薄的鸡蛋，用酒精棉球轻拭外壳以除去污物，置于 38～39℃的温箱中孵化，箱内必须保持相当的湿度，鸡卵每天翻动 1～2 次，受精的鸡卵 4～5d 后即可见到胚胎和血管。

2. 病毒的接种途径

（1）尿囊腔接种法

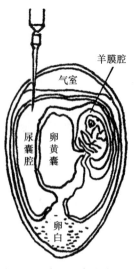

图 11-1　鸡胚尿囊腔接种法

1）取孵育 9～12 日龄鸡胚，检查鸡胚生活情况，用铅笔标明天然气室，然后在绒毛尿囊膜发育区避开大血管处作一直径为 1mm 的小圆圈定为注射入口。

2）用碘酒、酒精消毒注射入口和天然气室的顶端。

3）用钢钻经过火焰消毒，在注射入口以及气室顶端钻孔。

4）用灭菌注射器吸取流感病毒液 0.1～0.2ml，由小孔刺入约 0.5cm 后注入（图 11-1）。注射完毕后，石蜡封孔，置35～37℃温箱孵育。

5）逐日观察鸡胚生活情况，若鸡胚在接种后 24h 内死亡为非特异性死亡，应弃之。孵育 48～72h 后移入 4℃冰箱过夜，使鸡胚冻死以避免收获时出血。注意鸡胚必须直立，令气室端朝上。

6）收获尿囊液。次日取出鸡胚，消毒气室端卵壳，用无菌剪刀击破气室端卵壳，用小镊子在无大血管处撕破卵膜，以无菌毛细管吸取尿囊液，放入无菌试管中待做血凝试验、病毒鉴定及传代培养。同时应滴 2 滴尿囊液于无菌肉汤中做无菌试验。

尿囊接种法适用于某些呼吸道病毒，如流感病毒、副流感病毒、新城鸡瘟病毒等的培养，唯分离培养不如羊膜腔接种法阳性率高。

（2）绒毛尿囊膜接种法

1）取孵育 9～12 日龄鸡胚，于检卵灯下标记气室及胎位，将胚蛋横卧于蛋座上，使其绒毛尿囊膜部位朝上。

2）用碘酒、乙醇消毒绒毛尿囊膜部位和天然气室端的中心部，待干后即用磨蛋器轻轻在绒毛尿囊膜中心部磨一边长约 1cm 的等边三角形窗口，磨破卵壳而不使卵膜破裂。同时用磨蛋器于气室端开一小孔。

3）在窗口的壳膜处滴加一滴灭菌生理盐水，并用针尖在膜上轻轻划一裂隙，然后用橡皮乳头在天然气室小孔吸气，造成气室负压，绒毛尿囊膜下陷而于三角形裂痕下方形成人工气室。

4）用无菌镊子撕去人工气室上的壳膜，暴露该处的绒毛尿囊膜，以注射器吸取 0.2～0.5ml HSV-2 悬液滴于绒毛尿囊膜上，轻轻旋转胚胎，使病毒液均匀分布于膜上。用无菌透明胶纸封口，将胚蛋窗口朝上，37℃孵育，逐日观察。

5）孵育 2d 后，一旦发现鸡胚活动减弱，血管昏暗模糊处于濒死状态者，即取出放 4℃冰箱，如不死亡，经 4～5d 再放入冰箱过夜后取出。消毒卵壳，除去透明胶纸，扩大气窗。观察绒毛尿囊膜上出现白色斑点，为病毒在绒毛尿囊膜细胞中生长所形成的病变。剪下有病变的绒毛尿囊膜，置于无菌平皿中，用无菌生理盐水漂洗 1～2 次，则更清楚地观察到膜上病变情况。低温保存，备用。

绒毛尿囊膜接种法适用于天花、牛痘、单纯疱疹病毒和其他一些病毒，但其他一些病毒不如天花、牛痘、单疱疹病毒那样具有明显的病斑。

（3）卵黄囊接种法

1）取 6～8d 鸡胚，检卵灯下画出胎位和气室，垂直放于卵架上，气室端向上。

2）碘酒、酒精消毒气室端蛋壳，用无菌镊子在气室中央敲一小孔。

3）以 1ml 注射器及 12 号针头吸取乙型脑炎病毒液 0.5ml，自小孔穿入垂直接种于卵黄囊内，深度为 3cm 左右。注入标本 0.2～0.5ml，退出注射器。以石蜡封口，37℃孵育，每天检卵并翻动 2 次，弃去于接种 24h 内死亡的胚蛋。

4）取孵育 24h 以上濒死的鸡胚，将其气室端向上，垂直置于卵架上。消毒气室部，用无菌镊子击破气室并去除卵壳。用镊子提起卵黄蒂，挤出卵黄液，用无菌生理盐水洗去卵黄囊上的卵黄液后将卵黄囊置于无菌平皿内，低温保存、备用。

卵黄囊腔接种用于某些嗜神经病毒的培养。

（4）羊膜腔接种法

1）操作前一天将卵的小端向下直立培养，使胚胎浮在气室下，便于操作。

2）接种前检查鸡胚生活情况，并用铅笔划出气室和胚胎的位置，然后用磨牙钻在靠近胚胎侧磨一方形小窗，每边约 1cm。

3）用小镊挑去卵壳，撕去卵膜，再滴两滴石蜡油于卵膜上，石蜡油在卵膜上散开使膜透明，这样在照明灯照射下，整个鸡胚明显可见。

4）用灭菌 1ml 注射器抽取少许流感病毒，将针头对准鸡胚直下，穿过绒毛尿囊膜和羊膜进入羊膜腔，为了试探针头是否确实已到羊膜腔内，可用针头轻击小鸡嘴部，小鸡立

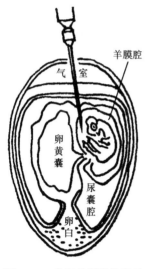

图 11-2　鸡胚羊膜腔接种法

即动弹表示针头已进入羊膜腔，推动注射器，注入 0.1～0.2ml（图 11-2）。

5）注射后用无菌透明胶纸封口，将鸡胚气室向上，直立置于 35～37℃的温箱中孵育 48～72h。

6）逐日检查鸡胚生活情况，两日以内死亡者多与病毒接种无关，收获病毒前将鸡胚放入 4℃的冰箱中使鸡胚冻死以避免收获时出血。

7）自冰箱内取出鸡胚，消毒气室端，撕去胶纸，并将蛋壳扩大，用小镊撕去卵膜及绒毛尿囊膜，用毛细吸管吸弃尿囊液。然后用左手持镊子镊住羊膜，右手以毛细吸管插入羊膜腔吸取羊水，一般可吸出羊水 1ml 左右，置无菌试管中待检。

8）检查羊水有无凝集鸡红细胞的作用。

羊膜腔接种方法适用于一些呼吸道病毒，如流感病毒、副流感病毒及流行性腮腺炎病毒等的分离。

三、细胞培养法

细胞培养法为病毒分离鉴定中最常用的方法。可根据细胞生长的方式分为单层细胞培养和悬浮细胞培养。从细胞的来源、染色体特征及传代次数等可分为：①原代细胞，来源于动物、鸡胚或引产人胚组织的细胞（如人胚肾细胞等），对多种病毒敏感性高，但来源困难；②二倍体细胞，指细胞在体外分裂 50～100 代后仍保持 2 倍染色体数目的单层细胞。但经多次传代也会出现细胞老化，以致停止分裂。常用的 2 倍体细胞株有来自人胚肺的 WI-26 与 WI-38 株等，用于人类病毒的分离或病毒疫苗生产；③传代细胞系，由肿瘤细胞或 2 倍体细胞突变而来，能在体外持续传代，对病毒的敏感性稳定，因而被广泛应用。

部分病毒在敏感细胞内增殖时可引起细胞特有的细胞病变，称为细胞病变效应（cytopathic effect，CPE）。CPE 在未固定、未染色时，用低倍显微镜即可观察到，据此可作病毒增殖的指标。常见的病变有细胞变圆、胞质颗粒增多、聚集、融合、坏死、溶解或脱落，形成包涵体等，不同病毒的 CPE 特征不同，依此可初步识别病毒。如腺病毒可引起细胞圆缩、团聚或呈葡萄串状；副黏病毒、巨细胞病毒、呼吸道合胞病毒等可引起细胞融合，形成多核巨细胞或称融合细胞等。

【实验目的】

1. 熟悉细胞培养的方法及用途。

2. 了解细胞培养的操作过程及有关技术。

【实验器材】

1. 组织及细胞　4～6 个月龄新鲜的胎儿（水囊引产或早产死胎）、待传代的单层 HeLa 细胞。

2. 病毒　腺病毒悬液。

3. 细胞生长液与维持液　见表 11-1。

表 11-1 细胞生长液与维持液

细胞种类	生长液	维持液
原代人胚肾细胞	10%小牛血清 0.5%水解乳蛋白培养液	2%小牛血清 0.5%水解乳蛋白培养液
HeLa 细胞	10%小牛血清 RPMI 1640 培养液	2%小牛血清 RPMI 1640 培养液

4. 试剂 Hanks 液、0.25%胰酶、双抗生素液（每毫升含青霉素 1 万单位、链霉素 1 万微克）及 5.6%NaHCO$_3$ 溶液。

5. 其他 无菌培养小瓶、三角烧瓶、吸管、血球计数器、眼科小剪刀及小镊子、显微镜等。

【实验方法及结果】

1. 原代人胚肾单层细胞培养法 原代细胞为直接采自动物或人组织如人胚肾、人羊膜、猴肾等。人胚肾为实验室常用的组织。

（1）取胚肾：胎儿取俯卧位，用 3%碘酒消毒背部及臀皮肤，剪开脊柱两侧皮肤及皮下组织。自肋缘下剪开骶嵴肌，钝性分离拉开切口，用止血钳或镊子夹取肾脏，分离肾周组织，取出肾脏放入无菌平皿中。

（2）剪取皮质：将肾包膜剥去，用眼科剪刀从肾表面剪取皮质，除去髓质。将皮质置营养小瓶内，剪成 1~3mm^3 小块，用 Hanks 液洗数次，直至液体清晰为止。

（3）消化：将组织小块移入三角烧瓶内，加 0.25%胰酶 10ml，同时加入 0.1ml 双抗溶液，将 pH 调至 8.0 左右置 4℃冰箱消化 18h 左右。取出后用 Hanks 液轻轻洗 3 次，以除去剩余的胰酶溶液。

（4）分散细胞：加入生长液 10ml，用刻度吸管吹打，直至组织块细小至不可见，全部成为分散细胞为止。

（5）细胞计数：吸 0.1ml 细胞悬液，加入 0.9ml Hanks 液，混匀后吸出少量悬液滴入血球计数板，用低倍镜计算，并按下列公式计算每 ml 细胞数：4 大格细胞数/4×10,000×10=每 ml 细胞数。

（6）细胞分装及培养：将已计数的细胞悬液，用生长液（5.6% NaHCO$_3$ 调整 pH 至 7.6）稀释至每毫升含 40 万~50 万个细胞，将此细胞悬液分装入培养小瓶，每瓶 1ml，用橡皮塞塞好，充分摇匀置 37℃温箱静置培养，以后每日观察细胞生长情况。一般于次日即可见细胞粘于管壁，3~7d 长成单层后可使用。

（7）接种病毒及细胞病变观察

1）选择生长良好的人胚肾细胞培养小瓶 2 瓶，倒掉瓶中原培养液，并用 Hanks 液洗涤细胞 1 次。

2）取 1 瓶细胞接种腺病毒悬液 0.1ml，使病毒液与细胞充分接触，在 37℃吸附 1~2h，然后加入维持液 0.9ml；另 1 瓶不接种病毒作为对照，仅加维持液 1ml。

3）置 37℃孵育，逐日观察细胞病变情况。低倍镜下，正常人胚肾单细胞为多边形的上皮细胞及梭形的成纤维细胞，排列整齐，折光一致，铺满瓶壁。感染病毒的细胞折光率差，有细小颗粒、肿大、变圆、融合，聚集成葡萄串状，或有部分脱落。

2. 传代 HeLa 细胞培养法 肿瘤组织经过多次传代可建立传代细胞系，这种细胞能无限传代。HeLa 细胞来自子宫颈癌组织，对多种肠道病毒及腺病毒均敏感，故可用于这些病毒的分离。

（1）弃去待传代 HeLa 细胞培养瓶中的培养液。

（2）加入 5ml 0.25%胰蛋白酶溶液，37℃孵育 1～2min。

（3）放置细胞瓶使细胞在上，胰酶溶液在下，继续孵育 5～10min。

（4）除去胰蛋白酶，加入原量的生长液，用 10ml 吸管吹打分散细胞。

（5）用生长液按原量作 3 倍稀释，然后用 1ml 吸管分装培养小瓶，使每小瓶含 1ml 细胞悬液，置 37℃培养。

（6）单层细胞的生长：培养 24h 后，HeLa 细胞贴于培养瓶壁，表现为单个或 2～3 个细胞聚集成的小岛，随后细胞开始分裂繁殖，一般 3～7d 长成单层。成单层后即可接种病毒，接种病毒的方法同上。HeLa 细胞的形态为多角形的上皮样细胞。

【注意事项】

1.细胞培养及接种病毒时应严格无菌操作，接种病毒时应将吸有毒种的吸管伸入到培养小瓶内，然后轻轻地吹出毒种，切不可将毒种污染环境，吸毒种的吸管应及时放入消毒缸内。

2. 生长液加 10%小牛血清，维持液加 2%小牛血清。

【思考题】

1. 病毒与细菌的检查方法有何不同？

2. 为什么一种病毒培养方法不能适用于所有病毒？细胞培养法是否可取代鸡胚培养法？

3. 病毒的培养方法有哪些？各有何优缺点？

（赵兰华　陈利玉）

第十二章　病毒数量与感染性的测定

对于已增殖的病毒，必须进行感染性和数量的测定。通过病毒接种于易感细胞所产生病变效应来测定，常用的有空斑形成试验和 50%组织细胞感染量（50% tissue culture infectious dose，TCID$_{50}$）的测定。

实验一　空斑形成试验

【实验目的】

1. 掌握空斑形成试验的原理及操作方法。

2. 了解空斑形成试验的优缺点。

【实验原理】

空斑形成试验（plaque forming assay）是目前测定病毒感染性最精确的方法。将适当稀释浓度的病毒液接种于敏感的单层细胞中，经一定时间培养后，覆盖薄层未凝固的琼脂于细胞上，待其凝固使病毒固定后继续培养，由于病毒的增殖使感染的单层细胞病变脱落，可形成肉眼可见的空斑（plaque）。以活性染料着染活细胞，留下未染上颜色的空斑，使结果更为清晰。一个空斑即一个空斑形成单位（plaque formation unit，PFU），通常由一个感染病毒增殖所致，计数平板中空斑数可推算出样品中活病毒的数量，通常以 PFU/ml 表示。

【实验器材】

1. 细胞　HeLa 细胞。

2. 病毒　腺病毒。

3. 其他　RPMI 1640 培养液、0.1%中性红水溶液、营养琼脂、Hanks 液、细胞培养瓶、培养箱、吸管等。

【实验方法】

1. 在培养瓶中将 HeLa 细胞培养为单层细胞。

2. 将培养瓶中的原生长液倒掉，并用 Hanks 液将已长好的单层细胞洗 2 次。

3. 用无血清 RPMI 1640 液 10 倍稀释病毒，每个稀释度接种 2 瓶细胞，每瓶 0.2～0.5ml。37℃放置 1h，使病毒吸附于细胞。

4. 加入 44℃预温的中性红营养琼脂（2%小牛血清，0.5%水解乳蛋白配成含有中性红的琼脂液）10 ml，平放 30min～1h 待琼脂凝固。

5. 黑纸包盖细胞瓶，细胞面向上置 37℃避光培养 3～5d，逐日观察结果。

【实验结果】

肉眼可见红色背景下无色的空斑，选择空斑不融合且分散的单个空斑计数空斑。计算病毒空斑形成单位（PFU）。

计算方法：

$$空斑形成单位(PFU) = \frac{每瓶平均空斑数}{病毒稀释度 \times 病毒接种量(ml)}$$

【注意事项】

由于中性红在光照下细胞毒性会增加，操作过程中避免强光照射。铺盖中性红营养琼脂时，应在暗室内进行。

（赵兰华　陈利玉）

实验二　$TCID_{50}$ 测定

【实验目的】

1. 掌握 $TCID_{50}$ 测定的原理及方法。

2. 了解 $TCID_{50}$ 测定的优缺点。

【实验原理】

50% 组织细胞感染量（50% tissue culture infectious dose，$TCID_{50}$）测定是以 CPE 作指标，判断病毒的感染性和毒力，但不能准确测定感染性病毒颗粒的多少。将待测病毒液进行 10 倍系列稀释，分别接种于单层细胞，经培养后观察 CPE 等病毒增殖指标，以感染 50% 细胞的最高病毒稀释度为判定终点，经统计学处理计算 $TCID_{50}$。

【实验器材】

1. 细胞株　HeLa 细胞。

2. 毒种　腺病毒。

3. 细胞维持液　2% 小牛血清 RPMI 1640 培养液。

4. 其他　细胞板（96 孔）、无菌吸管、试管、CO_2 培养箱、倒置显微镜等。

【实验方法】

1. 取无菌小试管 10 支，各管分别加含 2% 小牛血清的维持液 0.9 ml，然后向第 1 管加病毒液 0.1ml，反复混合 3 次，用另一新吸管从第 1 管内吸液 0.1ml 加入至第 2 管内，反复混合 3 次，再换一新吸管，从第 2 管吸液 0.1ml 加入第 3 管内，反复混合 3 次。以此类推将待测的腺病毒液作连续 10 倍稀释，使病毒稀释度为 10^{-1}，10^{-2}，$10^{-3}\cdots10^{-10}$。

2. 吸去已培养好的 HeLa 细胞培养板（96 孔）中的原培养液，并做标记。第 1 排加细胞维持液，视为细胞对照；第 2 排加病毒原液，视为病毒对照；第 3 排到第 12 排加依次稀释的病毒液。每孔加 $50\mu l$，每排平行加 8 孔。

3. 把培养板置 37℃、5%CO_2 温箱培养，48~72h 后于倒置显微镜下观察细胞病变情况，记录结果。

【实验结果】

1. 结果观察

（1）先看细胞对照孔：细胞饱满，形态正常，无圆缩、脱落现象。

（2）再看病毒对照孔：细胞有明显的病变。

（3）对比细胞对照和病毒对照孔，判定各实验孔的 CPE：

－：无细胞病变。

+：25%左右的细胞发生病变。

++：25%～50%的细胞发生病变。

+++：50%～75%的细胞发生病变。

++++：75%～100%的细胞发生病变。

2. 结果判定及实验计算

同一排细胞孔的半数细胞发生 CPE 的最高病毒稀释度，即为 $TCID_{50}$。

$TCID_{50}$ 按 Reed-Muench 法计算，具体参照附例（表 12-1）。

表 12-1　Reed-Muench 法计算 $TCID_{50}$ 滴度数据排列

病毒稀释度	接种细胞孔数	有病变孔数	无病变孔数	积累总数		有病变比例	有病变率（%）
				有病变	无病变		
10^{-2}	8	8	0	38	0	38/38	100.0
10^{-3}	8	8	0	30	0	30/30	100.0
10^{-4}	8	7	1	22	1	22/23	95.7
10^{-5}	8	5	3	15	4	15/19	78.9
10^{-6}	8	4	4	10	8	10/18	55.6
10^{-7}	8	4	4	6	12	6/18	33.3
10^{-8}	8	2	6	2	18	2/20	10.0
10^{-9}	8	0	8	0	26	0/26	0.0

由上表可知该病毒的 $TCID_{50}$ 介于 10^{-6}～10^{-7} 稀释度之间，两稀释度之间的距离比例为：

$$距离比例 = \frac{高于50\%累积病变百分率 - 50\%}{高于50\%累积病变百分率 - 低于50\%累积病变百分率}$$

$$= \frac{55.6 - 50.0}{55.6 - 33.3} = \frac{5.6}{22.3} = 0.25$$

本例高于 50% 病变的病毒稀释度的对数（即 $\log 10^{-6}$）为 -6，距离比例为 0.25，稀释系数的对数为 -1。

故 $\lg TCID_{50} = -6 + 0.2 \times (-1) = -6.2$，也就是说，此病毒液做 $10^{-6.2}$ 稀释，每孔接种 50μl，可使半数组织细胞发生病变。

（赵 铁 李忠玉）

第十三章　病毒感染的血清学试验

病毒侵入机体后，刺激机体产生免疫反应，并在血液中出现抗体，抗体在机体内可持续存在一定时期。因此，应用已知病毒测定抗体的存在和滴度，就可以协助诊断是否有病毒感染。由于病毒的隐性感染普遍存在，一般在疾病的早期和恢复期采取双份血清检测抗体，如恢复期抗体较早期血清抗体效价升高 4 倍或者以上时，再结合临床表现，才有诊断价值。如能检测到血清 IgM 抗体，则无需双份血清，可达快速诊断的目的。

实验一　血凝试验与血凝抑制试验

一、血 凝 试 验

【实验目的】

掌握血凝试验的原理、方法和应用。

【实验原理】

流感病毒表面有血凝素（HA）抗原，人"O"型红细胞、某些脊椎动物如豚鼠、鸡等的红细胞上有血凝素的受体，当把流感病毒悬液与这些红细胞混合在一起时，病毒表面的血凝素抗原会与红细胞上相应的受体结合而引起红细胞凝集。如出现血凝现象，表示有流感病毒存在。

【实验器材】

1. 流感病毒悬液（1∶5）：收获的鸡胚尿囊液或羊水。

2. 0.5%鸡红细胞、生理盐水。

3. 试管、吸管、滴管、橡皮乳头、37℃水浴箱等。

【实验方法】

1. 在试管架上排列 10 支小试管，依次编号。

2. 按表 13-1 所示第 1 管加生理盐水 0.9ml，其余各管加 0.5ml。

3. 于第 1 管中加入流感病毒悬液 0.1ml（作 1∶10 稀释），混匀后吸取 0.5ml 混悬液至第 2 管中并混匀，从第 2 管中吸出 0.5ml 混悬液加至第 3 管中并混匀，依次类推作倍比稀释至第 9 管，混匀后从第 9 管中取出 0.5ml 弃掉。这时从第 1 至第 9 管的稀释度分别 1∶10，1∶20，1∶40…1∶2560，第 10 管为生理盐水对照。

4. 稀释完毕后，按第 10 管至第 1 管的顺序，每管各加入 0.5ml 0.5%鸡红细胞悬液，轻轻混匀后置室温 60～90min。

表 13-1　血凝试验操作方法　　　　　　　　　　　（单位：ml）

试管号	1	2	3	4	5	6	7	8	9	10
生理盐水	0.9	0.5	0.5	0.5	0.5	0.5	0.5	0.5	0.5	0.5
病毒悬液	0.1	0.5	0.5	0.5	0.5	0.5	0.5	0.5	0.5	弃去 0.5
病毒稀释度	1 : 10	1 : 20	1 : 40	1 : 80	1 : 160	1 : 320	1 : 640	1 : 1280	1 : 2560	对照
0.5%鸡红细胞悬液	每管各加 0.5ml									

摇匀，置室温 60～90min

【实验结果】

1. 先观察对照管，红细胞应无凝集。

2. 其他各管红细胞凝集程度以++++、+++、++、+、±、−表示。

++++：全部红细胞凝集，红细胞铺满孔底，边缘不整齐。

+++：大部分红细胞凝集，红细胞铺满孔底，薄层较大。

++：孔底有小圆点状，但边缘有凝集薄层。

+：孔底有小圆点状，但边缘略有凝集薄层。

−：红细胞全部沉于孔底，呈圆点状，边缘整齐。

3. 血凝单位　能使红细胞发生++的凝集的病毒悬液的最高稀释倍数为一个血凝单位。做血凝抑制试验时，4 个单位的血凝素即为++管向左移两管的稀释度。如病毒的血凝稀释度为 1/640，则 4 个单位为 1/160，将鸡胚尿囊液用 160 倍稀释即为 4 个单位。

【注意事项】

观察结果时要轻拿轻放，避免振荡，自管底观察。

二、血凝抑制试验

【实验目的】

掌握血凝抑制试验的原理、方法和应用。

【实验原理】

流感病毒表面的血凝素与相应的血凝素抗体发生特异性结合后，则不能再与红细胞上的血凝素受体结合，使红细胞不出现凝集现象，即为血凝抑制试验。试验中若用已知抗体（病毒免疫血清），可鉴定分离病毒的型及亚型；若用已知病毒，则可测定病人血清中相应抗体。

【实验器材】

1. 病人血清，流感病毒（4 个血凝单位），0.5%鸡红细胞。

2. 生理盐水、试管、1ml 吸管等。

【实验方法】

1. 排列 11 支小试管，编号。

2. 按顺次加入各种材料（表 13-2）。

3. 摇匀，置室温 60～90min，按血凝结果标准判断观察结果，即在对照管均正常的条件下，不出现血凝的最高稀释管的稀释倍数即为血凝抑制抗体的效价。

表 13-2　血凝抑制试验操作方法　　　　　　（单位：ml）

试管号	1	2	3	4	5	6	7	8	9 血清 对照	10 病毒 对照	11 血球 对照
盐水	0.45	0.25	0.25	0.25	0.25	0.25	0.25	0.25	0.45	0.25	0.5
病人血清	0.05	0.25	0.25	0.25	0.25	0.25	0.25	0.25	弃去 0.25 → 0.05	—	—
血清稀释度	1∶10	1∶20	1∶40	1∶80	1∶160	1∶320	1∶640	1∶1280	1∶10	—	—
4 单位病毒悬液	0.25	0.25	0.25	0.25	0.25	0.25	0.25	0.25	–	0.25	–
0.5%鸡红细胞悬液	0.5	0.5	0.5	0.5	0.5	0.5	0.5	0.5	0.5	0.5	0.5
摇匀，置室温 60～90min											

【实验结果】

1. 对照管第 9 管和第 11 管应不凝集，第 10 管则应出现凝集。

2. 依次观察各实验管

++++：完全凝集，红细胞均匀铺于管底。

+++：大部分红细胞呈颗粒状凝集，边缘不整齐，有下垂趋势。

++：红细胞沉积于管底呈环状，四周有凝集的小块。

+：红细胞轻微凝集，沉积于管底，呈边缘不清晰的圆盘状。

－：红细胞不凝集，沉积于管底，呈边缘整齐的圆盘状。

3. 效价判定　血凝抑制效价：能完全抑制血球凝集（即不凝集）的血清最高稀释度为其血凝抑制效价。

（曾焱华　赵飞骏）

实验二　中　和　试　验

【实验目的】

掌握病毒中和试验的基本原理、操作方法及应用。

【实验原理】

人或动物受到病毒感染后，体内产生的特异性中和抗体能与相应的病毒粒子特异性结合，从而阻止病毒对易感细胞的吸附和穿入，使病毒失去感染能力。中和试验（neutralization Test）是以测定病毒的感染力为基础，以比较病毒受免疫血清中和后的残余感染力为依据，来判定免疫血清中和病毒的能力。可用于检测患者血清中抗体的消长情况，也可用来鉴定未知病毒或对病毒进行半定量。常用于流行病学调查，较少用于临床诊断。

中和试验常用的有两种方法：一种是固定病毒量与等量系列倍比稀释的血清混合，另一种是固定血清用量与等量系列对数稀释（即十倍递次稀释）的病毒混合，然后把血清-病毒混合物置适当的条件下作用一定时间后，接种于敏感细胞、鸡胚或动物，测定血清阻止病毒感染宿主的能力及其效价。目前中和试验向微量化发展，常用微量细胞培养板检测，简称微量血清中和试验。本实验介绍固定病毒-稀释血清法。

【实验器材】

1. 病毒　Ⅰ型脊髓灰质炎病毒。

2. 血清　阳性对照血清、待检血清。

3. 细胞　HeLa 细胞。

4. 细胞维持液 2%小牛血清 RPMI 1640 培养液。

5. 其他　Hank's 液、无菌吸管、试管、倒置显微镜等。

【实验方法】

1. 病毒稀释度选择　进行中和试验前应预先测定脊髓灰质炎病毒的 $TCID_{50}$，方法参见第十二章腺病毒的 $TCID_{50}$ 测定。做中和试验时采用 100 $TCID_{50}$ 的病毒液。

2. 血清标本稀释　先将待检血清经 56℃、30min 灭活，然后用细胞维持液倍比稀释待检血清为 1：10、1：20、1：40、1：80、1：160、1：320 等。

3. 设立对照

（1）设已知阳性血清对照 8 孔，1：40、1：80 两个稀释度各 4 孔。

（2）以维持液为阴性对照 4 孔；正常细胞对照 4 孔；病毒对照 4 孔（病毒加等体积维持液）。

4. 血清标本与病毒悬液的中和　吸取 100 $TCID_{50}$/25μl 病毒悬液，与等体积各稀释度的待检血清混匀，同样与两个稀释度的阳性血清等体积混匀，37℃水浴 1h。

5. 细胞接种　取生长单层的 HeLa 细胞 96 孔培养板，弃去原细胞培养液，用 Hank's 液洗涤细胞 2 次，分别接种上述中和物 50μl，每个稀释度平行接种 4 孔。阴性对照孔只加细胞维持液；正常细胞对照孔换以细胞维持液；病毒感染对照孔加 100 $TCID_{50}$ 病毒悬液和等体积的维持液。各孔均为 50μl 量。置 37℃、5%CO_2 孵箱中孵育 1h 后补加 50μl 维持液，继续于 37℃、5%CO_2 孵箱中培养。逐日观察细胞病变（CPE），并记录结果。一般需观察 5~7d。

6. 中和滴度的计算　按公式进行中和抗体的计算与判定。

【实验结果】

以能保护半数细胞孔不产生 CPE 的血清最高稀释度作为终点效价。按 Reed-Muench 法计算结果，见表 13-3。

表 13-3　中和抗体滴度计算表

血清稀释度/lg	CPE 孔数/总孔数	CPE 分布		CPE 累计		CPE	
		阳性	阴性	阳性↓	阴性↑	比数	百分比（%）
1：10/−1	0/4	0	4	0	24	0/24	0
1：20/−1.3	0/4	0	4	0	20	0/20	0
1：40/−1.6	0/4	0	4	0	16	0/16	0
1：80/−1.9	0/4	0	4	0	12	0/12	0
1：160/−2.2	0/4	0	4	0	8	0/8	0
1：320/−2.5	1/4	1	3	1	4	1/5	20
1：640/−2.8	3/4	3	1	4	1	4/5	80
1：1280/−3.1	4/4	4	0	8	0	8/8	100

由表可知，能保护 50%细胞不发生病变的血清最高稀释度，在（1∶640）～（1∶320）之间。

（1）距离比例 = $\dfrac{50\% - 低于50\%的病变率}{高于50\%的病变率 - 低于50\%的病变率}$

$$= (50 - 20) / (80 - 20) = 0.5$$

（2）中和抗体滴度的对数 = 低于 50%的病变率血清稀释度的对数 + 距离比例×稀释系数的对数

$$= -2.5 + 0.5 \times \lg（1/2）$$
$$= -2.65$$

（3）-2.65 的反对数 = 1∶447，即该份血清标本稀释到 1∶447 可以保护 50%的细胞不产生病变，中和抗体滴度判定为 1∶447。

【注意事项】

1. 试验必须设有阳性对照、阴性对照和细胞对照。
2. 试验应选用对细胞有较稳定致病力的病毒。
3. 待检血清须灭活，以去除非特异性抑制物。

（刘　文　伍　宁）

实验三　病毒补体结合试验

【实验目的】

掌握病毒补体结合试验的基本原理、实验方法及其应用。

【实验原理】

补体结合试验（complement fixation test，CFT）是根据补体的溶血机制，利用绵羊红细胞—溶血素（抗绵羊红细胞的抗体）系统作为指示系统，以检测病毒特异抗原—抗体系统的试验。当反应系统中有待检的抗原（或抗体），则与其相应抗体（或抗原）结合形成复合物后，抗体的补体结合位点能与补体结合，使加入的补体浓度降低或消失，因而不能使指示系统中的绵羊红细胞（致敏红细胞）破坏而无溶血现象出现，此为补体结合试验阳性；如果反应系统中没有待检的抗原（或抗体），则不能形成抗原抗体复合物，导致补体不能被结合，游离的补体使指示系统中的致敏红细胞破坏而发生溶血，此为补体结合试验阴性。该试验可用已知抗原或抗体检测标本中的未知抗体或抗原。由于补体结合抗体产生时间早、消失得快，因而可用于病毒感染的早期诊断。

【实验器材】

1. 待检血清　待检病人的早期和恢复期血清。
2. 病毒抗原　用含有钙镁离子的生理盐水将乙脑病毒鼠脑抗原稀释成合适的浓度。
3. 阳性对照血清和阴性对照血清。
4. 补体　预先滴定到浓度为每 1ml 含 5 个单位。
5. 溶血素　预先滴定到浓度为 1ml 含 20 个单位。
6. 1%绵羊红细胞　预先与溶血素结合使其致敏。
7. 其他　生理盐水（含有钙镁离子），吸管，试管架。

【实验方法】

1. 试管编号　如表 13-4 所示，排列 14 支小试管并编好号。

2. 血清稀释　如表 13-4 所示，将待检血清稀依次释为 1：2、1：4、1：8、1：16、1：32 和 1：64。

3. 加样孵育　按表所示，依次加入各种反应成分，当加完血清、抗原和补体后，摇匀试管，将其于 4℃冰箱中放置 16～18h 后再于 37℃水浴箱中放置 30min。然后加入 1%绵羊红细胞，摇匀试管，置 37℃水浴箱中孵育 30min。

4. 结果观察　按【实验结果】中所述标准判断观察结果。

表 13-4　病毒补体结合试验操作程序　（单位：ml）

试管号	1	2	3	4	5	6	7	8	9	10	11	12	13	14
	待检血清							阳性对照	阴性对照	补体对照			抗原对照	血球对照
	测定管					对照				2U	1U	0.5U		
生理盐水	0.2	0.2	0.2	0.2	0.2	0.2	—	0.1	0.1	—	—	—	—	—
待检血清	0.2	0.2	0.2	0.2	0.2	0.2	0.2（弃去）	0.2	—	—	—	—	—	—
阳性对照血清	—	—	—	—	—	—	—	0.1	—	—	—	—	—	—
阴性对照血清	—	—	—	—	—	—	—	—	0.1	—	—	—	—	—
血清稀释度	162	164	168	1616	1632	1664	—	162	162	—	—	—	—	—
病毒抗原	0.2	0.2	0.2	0.2	0.2	0.2	—	0.2	0.2	0.2	0.2	0.2	0.2	—
5 单位补体	0.4	0.4	0.4	0.4	0.4	0.4	0.4	0.4	0.4	0.4	0.2	0.1	0.4	—
生理盐水	—	—	—	—	—	—	0.2	—	—	0.2	0.4	0.5	0.2	0.8

4℃冰箱中放置 16～18h 后再于 37℃水浴箱中放置 30min

| 1%致敏绵羊红细胞 | 0.4 | 0.4 | 0.4 | 0.4 | 0.4 | 0.4 | 0.4 | 0.4 | 0.4 | 0.4 | 0.4 | 0.4 | 0.4 | 0.4 |

摇匀，置 37℃水浴箱中放置 30min

实验结果

【实验结果】

1. 记录结果

（1）首先，观察各类对照管，阳性对照管应不发生溶血，阴性对照管应发生明显的溶血；待检血清对照和抗原对照管均应完全溶血。血球（绵羊红细胞）对照管不应出现自发性溶血。2U 补体对照管应为全溶血，1U 对照管应为大部分溶血，稍有少许红细胞，0.5U 对照管应不溶血。如 2U 对照管没有出现溶血，说明补体用量太少，如 0.5U 对照管出现完全溶血，说明补体用量过多，这两种情况对结果都会有影响，应重复进行试验。

（2）其次，按如下标准记录各管的溶血情况：

++++：完全不溶血，红细胞集中在管底，呈"一点红"现象，上清液清亮。

+++：约 75%的红细胞没有被裂解，上清液略带红色。

++：约 50%的红细胞没有被裂解，上清液呈淡红色。

+：约 25%的红细胞没有被裂解，上清液呈红色。

－：红细胞全部被裂解，整个液体呈较深的红色。

2. 效价判定　当各对照管的结果均与预期相符合时，如受检血清管不溶血，其结果为阳性，以加病毒抗原的待检管出现不溶血的最高稀释度即为该待检血清的补体结合抗体的效价。如受检血清管均发生溶血，则其结果为阴性。

3. 临床意义　对于病毒感染性疾病的诊断，一般检测双份血清，如患者恢复期血清中补体结合抗体的效价比发病初期升高 4 倍或 4 倍以上，即有诊断意义。

【注意事项】

1. 试验中所用的抗原和抗体须事先用棋盘法进行滴定，正式实验中一般抗原用 2～4 个单位，抗体用 4 个单位。

2. 待检血清须经 56℃灭活 30min，以灭活血清中的补体和去除一些非特异因素。

3. 参与反应的成分多，影响因素复杂，加样必须尽量准确。

4. 观察结果时要轻拿轻放，避免振荡，自管底观察。

（曾焱华　赵飞骏）

第十四章　病毒感染的快速诊断

快速诊断主要是指不分离病毒，而直接观察标本中的病毒颗粒，直接检测病毒成分（抗原或核酸）和 IgM 抗体等，以作出快速（常在数小时内）和早期诊断。

实验一　免疫电镜法检测粪便标本中轮状病毒颗粒

轮状病毒是人类、哺乳动物和鸟类腹泻的重要病原体，可引起人类急性胃肠炎。由于在腹泻高峰时，患者粪便中存在大量病毒颗粒（每克粪便中的病毒颗粒可达 10^{10}），取粪便作直接电镜或免疫电镜检查，易检出轮状病毒颗粒，达到快速诊断的目的。

【实验目的】
掌握免疫电镜用于检测病毒感染的方法。

【实验原理】
免疫电镜法是借助特异性抗体捕捉病毒，经负染色直接在电镜下观察聚集的病毒抗体免疫复合物，可提高病毒的检出率和特异性。

【实验器材】
1. 待检标本　腹泻患者的粪便。
2. 试剂　患者恢复期血清或动物免疫血清、2%磷钨酸染液（用 1mol/L KOH 将 pH 调至 6.8～7.4）、PBS、生理盐水。
3. 无菌器材　无菌小试管、无菌毛细管、滤纸等。
4. 其他　电镜、带有 0.25% Formvar 制备的支持膜的铜网（孔径 75μm，400 目）、离心机等。

【实验方法】
1. 标本的处理：将适量 PBS 加入患者粪便中制成 20%粪便悬液，4000r/min 离心 30min，留取上清液。沉淀粪便重复前一次操作，将二次所得上清液混合后，8000r/min 离心 1h。取上清液加等量氯仿，强力振荡 15min 后，以 3000r/min 离心 15min。如此处理后，悬液分成三层，上层为清亮的组织液，其中可能含有待检的病毒，中层为脂层，下层为氯仿。
2. 血清的处理：患者恢复期血清（或已知病毒免疫血清）以生理盐水做（1∶5）～（1∶10）稀释。
3. 制备免疫复合物：将抗原粪便上清液与抗体血清按 4∶1 或 8∶1 混合，37℃水浴孵育 30min。
4. 用吸管吸取 2～3 滴复合物，滴于铺有三层滤纸的琼脂糖凝胶板上（吸水浓缩系统）形成液滴，随即把带膜电镜铜网膜面向下，漂于液滴上，待复合物的液相部分被吸水系统吸净时，立即取下铜网。
5. 用另一支吸管吸取磷钨酸染液滴于铜网上，待 2～3min 后，吸去多余染液，经紫外线照射 10min，使标本干燥、病毒灭活，即可进行电镜观察。

6. 电镜下，首先在 2000 倍上选择负染色良好的网孔，然后放大至 30 000~40 000 倍查找，每个标本至少应观察 5 个网孔方能确定阴性结果。

【实验结果】

多个轮状病毒聚集在一起，轮状病毒呈车轮状。

【注意事项】

注意掌握抗原、抗体比例，比例适当方可形成大小合适的抗原、抗体复合物。

（伍　宁　李忠玉）

实验二　ELISA 法检测乙肝病毒抗原、抗体

乙型肝炎病毒（hepatitis B virus，HBV）是乙型肝炎的病原体，主要通过血液及血制品、性接触和母婴传播。HBV 感染机体后，患者血清中有 HBV 颗粒、特定的病毒抗原标志以及相应的抗体。HBV 的体外培养尚未成功，HBV 感染的实验室诊断方法主要是检测血清标志物，主要包括抗原抗体系统和病毒核酸等。用 ELISA 法检测病人血清中 HBV 抗原和抗体是目前临床上诊断乙型肝炎最常用的方法。主要检测 HBsAg、抗-HBs、HBeAg、抗-HBe 及抗-HBc（俗称"两对半"）。

【实验目的】

1. 掌握 HBV 五项血清标志物检测的结果分析及临床意义。

2. 熟悉 HBV 表面抗原、抗体检测的 ELISA 法。

【实验原理】

1. HBsAg 检测：采用双抗体夹心法。采用单克隆抗-HBs 包被反应板，加入待测标本，同时加入多克隆抗-HBs-HRP，当标本中存在 HBsAg 时，该 HBsAg 与包被抗-HBs 结合并与抗-HBs-HRP 结合形成抗-HBs-HBsAg-抗-HBs-HRP 复合物，加入 TMB 底物产生显色反应，反之则无显色反应。

2. 抗-HBs 检测：采用双抗原夹心法。采用纯化的 HBsAg 包被反应板，加入待测标本，同时加入 HBsAg-HRP，当标本中存在抗-HBs 时，该抗-HBs 与包被 HBsAg 结合并与酶结合底物结合形成 HBsAg-抗-HBs-HBsAg-HRP 复合物，加入 TMB 底物产生显色反应，反之则无显色反应。

3. HBeAg 检测：采用双抗体夹心法。采用单克隆抗-HBe 包被反应板，加入待测标本，同时加入多克隆抗-HBe-HRP，当待测标本中含有 HBeAg 时就与包被抗-HBe、抗-HBe-HRP 结合形成复合物，加入 TMB 底物产生显色反应，反之则无显色反应。

4. 抗-HBe 检测：采用中和抑制法。用单克隆抗-HBe 包被反应板，加入待测标本，同时加入基因工程重组 HBeAg 和多克隆抗-HBe-HRP，形成竞争结合，如待测标本中抗-HBe 含量高，则抗-HBe-HRP 与 HBeAg 结合后形成游离物被洗涤掉，加入 TMB 底物时显色淡，反之则显色深。

5. 抗-HBc 检测：采用 rHBcAg 包被的竞争抑制法。用基因工程重组 HBcAg 包被反应板，加入待测标本，同时加入抗-HBc-HRP，与抗原形成竞争结合，如待测标本中抗-HBc

含量高，则抗-HBc-HRP 与 HBcAg 结合少，加入 TMB 底物时显色淡，反之则显色深。

【实验器材】

1. 标本 待检血清。

2. 试剂盒 HBV "两对半" ELISA 诊断试剂盒。试剂盒中材料：

（1）预包被反应条

（2）酶结合物

（3）阳性对照

（4）阴性对照

（5）浓缩洗涤液

（6）显色剂 A、显色剂 B

（7）终止液

注：抗-HBe 诊断试剂盒中另含中和试剂 1 瓶。

3. 其他 酶标仪、微量移液器等。

【实验方法】

参照所购试剂盒的操作说明书进行。

1. HBsAg、抗-HBs、HBeAg 检测

（1）实验准备：从冷藏环境中取出试剂盒，在室温下平衡 30min，同时将浓缩洗涤液作 1：20 稀释。

（2）加待测标本：加入待测标本每孔 50μl，并设阳性对照 2 孔，阴性对照 2 孔，空白对照 1 孔。

（3）加酶结合物：每孔 50μl，空白对照孔不加，充分混匀，置 37℃孵育 30min。

（4）洗板：①手工洗板，弃去反应板条孔内液体，拍干；用洗涤液注满每孔，静置 5～10s，弃去孔内洗涤液拍干，如此重复 5 次，拍干。②洗板机洗板，选择洗涤 5 次的程序洗板，最后拍干。

（5）加显色剂：先加显色剂 A，每孔 50μl；再加显色剂 B，每孔 50μl；充分混匀，放置 37℃避光孵育 15min。

（6）终止反应：每孔加入终止反应液 50μl，混匀。

（7）测定：用酶标仪读数，可选择单波长 450nm（以空白孔校零）或双波长 450/630nm，读取各孔 OD 值。

2. 抗-HBe 检测

（1）实验准备：从冷藏环境中取出试剂盒，在室温下平衡 30min，同时将浓缩洗涤液作 1：20 稀释。

（2）加待测标本：加入待测标本每孔 50μl，并设抗-HBe 阳性对照 2 孔，抗-HBe 阴性对照 2 孔，空白对照 1 孔。

（3）加中和试剂：每孔 50μl，空白对照孔不加。

（4）加酶结合物：每孔 50μl，空白对照孔不加，充分混匀，置 37℃孵育 30min。

（5）洗板：①手工洗板：弃去反应板条孔内液体，拍干；用洗涤液注满每孔，静置 5～10s，弃去孔内洗涤液拍干，如此重复 5 次，拍干。②洗板机洗板：选择洗涤 5 次的程序洗板，最后拍干。

（6）加显色剂：先加显色剂 A，每孔 50μl；再加显色剂 B，每孔 50μl；充分混匀，放

置 37℃避光孵育 15min。

（7）终止反应：每孔加入终止反应液 50μl，混匀。

（8）测定：用酶标仪读数，可选择单波长 450nm（以空白孔校零）或双波长 450/630nm，读取各孔 OD 值。

3. 抗-HBc 检测

（1）实验准备：从冷藏环境中取出试剂盒，在室温下平衡 30min，同时将浓缩洗涤液作 1∶20 稀释。

（2）加待测标本：加入待测标本每孔 50μl，并设抗-HBc 阳性对照 2 孔，抗-HBc 阴性对照 2 孔，空白对照 1 孔。

1）1∶30 稀释血清（血浆）检测结果代表临床意义，待检标本可用稀释后的洗涤液加以稀释；

2）原倍血清（血浆）检测结果代表流行病学意义。

（3）加酶结合物：每孔 50μl，空白对照孔不加，充分混匀，置 37℃孵育 30min。

（4）洗板：①手工洗板：弃去反应板条孔内液体，拍干；用洗涤液注满每孔，静置 5～10s，弃去孔内洗涤液拍干，如此重复 5 次，拍干。②洗板机洗板：选择洗涤 5 次的程序洗板，最后拍干。

（5）加显色剂：先加显色剂 A，每孔 50μl；再加显色剂 B，每孔 50μl；充分混匀，放置 37℃避光孵育 15min。

（6）终止反应：每孔加入终止反应液 50μl，混匀。

（7）测定：用酶标仪读数，可选择单波长 450nm（以空白孔校零）或双波长 450/630nm，读取各孔 OD 值。

【实验结果】

1. HBsAg、抗-HBs、HBeAg 检测结果判断

Cutoff 值计算：COV=阴性对照平均 OD 值×2.1

标本 OD 值≥COV 为阳性，标本 OD 值<COV 为阴性

注：阴性对照 OD 值低于 0.05 作 0.05 计算，高于 0.05 按实际 OD 值计算。

2. 抗-HBe 检测结果判断

Cutoff 值计算：COV=阴性对照组 OD 值×0.3

标本 OD 值<COV 为阳性，标本 OD 值≥COV 为阴性

注：非原倍血清样品（稀释血清、质控血清）COV=阴性对照平均值×0.5

3. 抗-HBc 检测结果判断

Cutoff 值计算：

原倍血清 COV=阴性对照组 OD 值×0.3

1∶30 稀释血清 COV=阴性对照平均 OD 值×0.5

标本 OD 值<COV 为阳性，标本 OD 值≥COV 为阴性

【实验结果与分析】

HBV 抗原、抗体检测结果的临床分析见表 14-1。

表 14-1　HBV 抗原、抗体检测结果的临床分析

HBsAg	抗-HBs	HBeAg	抗-HBe	抗-HBc IgM	抗-HBc IgG	临床意义
+	−	−	−	−	−	HBV 感染者或无症状携带者
+	−	+	−	+	−	急性乙型肝炎（传染性强，俗称"大三阳"）
+	−	−	+	−	+	急性感染趋向恢复（俗称"小三阳"）
+	−	+	−	+	+	急性或慢性乙型肝炎，或无症状携带者
−	+	−	+	−	+	乙型肝炎恢复期
−	−	−	−	−	+	既往感染
−	+	−	−	−	−	既往感染或接种过疫苗

【注意事项】

1. 本试剂盒适用于血清或血浆标本。标本宜新鲜，无污染，无溶血，避免反复冻融，不可用 NaN_3 防腐。血清必须高度分离，不可混有红细胞和凝块，若加入血清带有红细胞和凝块或溶血的标本将影响测定结果，可能造成假阳性结果。

2. 冷藏的待测标本需置室温平衡 30min，再可检测。

3. 试剂使用前应摇匀，并弃去 1～2 滴后垂直滴加，注意均匀用力。从冷藏环境中取出的试剂盒应置室温平衡 30min 再进行测试，余者应及时封存，置冰箱内贮藏备用。

4. 洗板时所用的吸水纸请勿反复使用。

5. 不同批号试剂请勿通用。

6. 结果判断须在 10min 内完成。

7. 封片不能重复使用。

8. 若浓缩洗涤液出现结晶时，请放置 37℃至溶解。

9. 本试剂盒应视为有传染性物质，请按传染病实验室检查规程操作。

【思考题】

1. 影响 ELISA 法检测 HBV 抗原、抗体的因素有哪些？

2. 简述乙肝五项指标各自的医学意义。

（赵兰华　伍　宁）

实验三　ELISA 法检测 HIV 抗体筛选试验

人类免疫缺陷病毒（human immunodeficiency virus，HIV）是获得性免疫缺陷综合征（acquired immunodeficiency syndrome，AIDS）的病原体。HIV 有 HIV-1 和 HIV-2 两型。

HIV 感染的实验室检查方法主要包括检测 HIV 特异性抗体、检测病毒抗原或核酸、病毒的分离鉴定。临床实验室最常用的检测方法是用 ELISA 法检测 HIV 抗体做初筛试验，用于献血员的筛查及高危人员中 HIV 抗体的筛查。

【实验目的】

1. 熟悉 ELISA 双抗原夹心法检测血清中 HIV 抗体的原理。

2. 了解 ELISA 双抗原夹心法检测血清中 HIV 抗体的操作方法和结果判断。

3. 了解 HIV 抗体筛选试验的临床意义。

【实验原理】

酶联免疫吸附试验（ELISA）是目前检测 HIV 抗体最常用的方法，有间接法、双抗原夹心法、竞争法等。目前国内外主要使用第三代试剂盒（双抗原夹心法），此法可检测 HIV 不同的抗体亚类（IgG、IgM、IgA 等），且灵敏度、特异性均较高。将 HIV（1+2 型）基因重组抗原吸附于固相载体表面，与加入待检血清中的相应 HIV 抗体结合为 Ag-Ab 复合物，加入过氧化物酶标记的 HIV（1+2 型）抗原酶结合物，使酶作用于相应底物产生颜色变化，用肉眼判读或酶标仪测定结果。

【实验器材】

1. HIV 抗体检测的 ELISA（双抗原夹心法）诊断试剂盒（4℃保存），包括：

（1）HIV 抗原预包被的反应板。

（2）抗 HIV 阳性和阴性对照血清。

（3）HRP 标记的 HIV 抗原酶结合物。

（4）20 倍浓缩洗涤液：使用前用蒸馏水做 1：20 稀释。

（5）显色剂 A、B，终止液。

2. 待检患者血清。

3. 酶标仪、微量移液器、吸头等。

【实验方法】

按试剂盒说明书操作，基本步骤如下：

1. 将试剂盒从 4℃冰箱取出，室温放置约 30min。

2. 加样：取已包被 HIV 抗原的反应板，设阴性对照和阳性对照各两孔，分别加入阴、阳性对照血清各 100 μl，设空白对照 1 孔，不加样品。其余各孔加入待测血清 50μl。

3. 温育：置 37℃孵箱温育 30min。

4. 洗涤：弃去反应板条孔内液体，再注满洗涤液，静置 30～60s，弃去孔内洗涤液，在吸水纸上拍干。同上洗涤 6 次。

5. 加酶结合物：除空白对照外，其余各孔加入酶结合物 100 μl，轻轻振荡混匀。

6. 温育：置 37℃孵箱温育 30min。

7. 洗涤：弃去孔内酶结合物，用洗涤液洗板 6 次，方法同步骤 4。

8. 显色：每孔加显色剂 A、B 各 50μl，轻轻振荡混匀。37℃避光显色 15min。

9. 终止反应：每孔加终止液 50μl，终止反应。

10. 结果观察：酶标仪测定 OD 值。

【实验结果】

用酶标仪测定 OD 值时，可选择单波长 450nm（以空白孔校零）或双波长 450/630nm，读取各孔 OD 值。P/N 值≥2.1 为阳性，<2.1 为阴性。P 为被检标本 OD 值，N 为阴性对照 OD 值。阴性对照 OD 值低于 0.05 作 0.05 计算，高于 0.05 按实际 OD 值计算。

【质量控制】

1. 抗 HIV 阳性对照 OD 值应≥0.8，抗 HIV 阴性对照 OD 值应≤0.1（空白校零后）。

2. 若抗 HIV 阳性对照 OD 值超出正常范围或其孔间之差大于 30%，应重复试验。

【注意事项】

1. HIV 抗体检测必须在经当地卫生行政部门批准的实验室进行。操作时必须戴手套、穿工作服，严格防止交叉感染。

2. ELISA 检测 HIV 抗体是初筛试验。对初筛试验呈阳性反应者不能出阳性报告。一旦初筛 HIV 抗体阳性，必须重新取样，双孔重复一次。若重复试验结果仍呈阳性，必须做蛋白印迹或免疫荧光试验进行确证。

3. 洗涤时各孔均需加满洗涤液，防止孔口有游离酶不能洗净，防止出现假阳性。

4. HIV 抗体测定结果的判定必须以酶标仪读数为准，结果判读应该在 15min 内完成。

5. 所有样品、洗涤液和各种废弃物均应按传染物处理。

【思考题】

1. 常用的 ELISA 法有哪些?

2. 若 ELISA 法检测 HIV 抗体阳性，进一步应如何处理?

（赵兰华　朱翠明）

实验四　蛋白印迹法检测 HIV 抗体确证试验

HIV 感染的实验室检查分为初筛和确证实验。用 ELISA 法初筛试验检测 HIV 抗体阳性者，必须做蛋白印迹、条带免疫试验或免疫荧光试验等确证试验来确诊。

【实验目的】

1. 熟悉 WB 法检测 HIV 抗体的原理。

2. 熟悉 WB 法检测 HIV 抗体的临床意义。

3. 了解 WB 法检测 HIV 抗体的实验方法。

【实验原理】

免疫印迹（western blot，WB）是目前公认的确诊 HIV 感染的方法。将 HIV（1+2 型）蛋白质抗原样品变性，SDS-PAGE 电泳分离的蛋白组分从凝胶转移到硝酸纤维素滤膜上，利用抗原与抗体结合的特异性，与相应的一抗孵育，用二抗放大一抗检测到的信号，并显示检测信号，从而判断膜上有无待测蛋白质抗原的存在及量的多少。同时用蛋白质标准分子量，还可判断待测蛋白质抗原的分子量。

【实验器材】

1. HIV 抗体检测的 wertern blot 诊断试剂盒，包括:

（1）结合有 HIV 蛋白的硝酸纤维素膜条。

（2）抗 HIV-1 型和 HIV-2 型阳性和阴性对照血清。

（3）10 倍浓缩样品稀释缓冲液。

（4）20 倍浓缩洗膜缓冲液。

（5）辣根过氧化物酶（HRP）标记的抗人 IgG 抗体酶结合物（使用前用封闭缓冲液 1∶1000 稀释）。

（6）底物液。

（7）封闭粉：脱脂奶粉。

2. 待测患者血清。

3. 恒温摇床、小镊子、吸管等。

【实验方法】

1. 配制封闭缓冲液

（1）将 10 倍浓缩样品稀释液用蒸馏水做 1：20 稀释，充分混匀。

（2）将 1g 封闭粉加入 20ml 稀释的样品稀释液中，混匀，充分溶解。

2. 用镊子小心取出需要的硝酸纤维素膜条，每份标本 1 条。将膜条有号码的一端向上，分别放入孵育板槽内。每次检测应包括一条阳性对照和一条阴性对照。

3. 于每个反应槽内加入 2ml 稀释后的洗膜缓冲液。

4. 将反应板置摇床上室温振荡孵育至少 5min，吸出缓冲液。

5. 于每个反应槽内加入 2ml 封闭缓冲液，随后分别加入 20μl 待测血清及阳性和阴性对照血清。

6. 盖好孵育板，将反应板置摇床上室温振荡孵育 60min。

7. 掀开孵育板，吸出反应液。不同样品间应换吸头避免交叉污染。

8. 于每个反应槽内加入 2ml 稀释后的洗膜缓冲液，置摇床上室温振荡洗涤 5min，弃洗液，再重复 2 次。

9. 于每个反应槽内加入 2ml 酶结合物工作液。

10. 盖好孵育板，将反应板置摇床上室温振荡孵育 60min。

11. 掀开孵育板，吸出酶结合物工作液。不同样品间应换吸头避免交叉污染。

12. 洗膜，方法同步骤 8。

13. 于每个反应槽内加入 2ml 底物液。

14. 盖好孵育板，将反应板置摇床上室温振荡孵育 15min。

15. 掀开孵育板，吸出底物液，用蒸馏水洗涤膜条数次以终止反应。

16. 小心取出膜条，于滤纸上吸干水分。

17. 把膜条贴在工作表格的纸上，观察记录结果。

【实验结果】

1. 我国使用 WB 确认 HIV 感染的判定标准和判定结果的基本原则。在实际工作中还应参照所用试剂盒说明书综合判定，遇疑难情况应报上级实验室解决。

显色后在硝酸纤维素膜条上，阳性对照和阳性样品的结果可能出现三种区带，即 env 带（gp120、gp41）、pol 带（p51/p61、p32、p11）、gag 带（p24、p17、p7），而且一种带可能如上述出现数条蛋白条带，其分子量大小可用分子量标准对应测得。

2. 确认试验的结果判定可根据 WHO 推荐的标准，即阳性：至少一条 env 带和一条 pol；或至少一条 env 带和一条 gag 带；或至少一条 env 带、一条 gag 带和一条 pol 带；或至少 2 条 env 带。可疑：一条 gag 带和一条 pol 带，或分别只有 gag 带或只有 pol 带。阴性：无病毒特异带。确认结果见表 14-2。

表 14-2 WHO 推荐的判定标准

区带（含蛋白种类）	出现条带数							
env（gp120、gp41）	1	1	1	2	0	0	0	0
pol（p51/p61、p32、p11）	0	1	1	0	1	0	1	0
gag（p24、p17、p7）	1	0	1	0	0	1	1	0
结果判断	+	+	+	+	±	±	±	−

3. 质量控制　为确保实验结果的有效性，每次实验结果必须符合下列条件：

（1）阴性对照：硝酸纤维素膜条上无特异性条带。标本质控带清晰可见。

（2）阳性对照：试剂盒说明书中规定的阳性对照所有相关分子量条带都必须出现。其分子量大小可用分子量标准对应测得。

【注意事项】

1. 符合 HIV-1 抗体阳性判断标准，报告"HIV-1 抗体阳性（＋）"，并按规定做好检测后咨询、保密和疫情报告工作。

2. 符合 HIV 抗体阴性判断标准，报告"HIV 抗体阴性（－）"。如果近期有高危行为，如性乱、注射毒品等，或有急性流感样症状等情况，为排除因"窗口期"而出现的假阴性结果，建议高危行为后 3 个月时再做抗体检测。也可进行 HIV-1 p24 抗原或 HIV 核酸检测，作为辅助诊断。

3. 符合 HIV 抗体不确定判断标准，报告"HIV 抗体不确定（±）"，在备注中应注明"3 个月后复检"，同时进行以下处理：

（1）随访复检：每 3 个月随访复检 1 次，连续 2 次，共 6 个月。如果检测时暴露时间已超过 3 个月，则在 3 个月后随访 1 次即可。将前后 2 份样品同时检测，仍呈不确定或阴性则报告 HIV 抗体阴性，如果在随访期间发生带型进展，符合 HIV 抗体阳性判定标准则报告 HIV-1 或 HIV-2 抗体阳性。

（2）必要时可做 HIV-1 p24 抗原或 HIV 核酸测定，但检测结果只能作为辅助诊断依据，确认报告要依据血清学随访结果。

4. 发出确认报告的同时要做好检测后咨询。

5. HIV 抗体确认报告由 1 名具有高级卫生技术职称的人员复核签字，按原送检程序反馈。如确认对象户口不属于本辖区，确认报告应同时抄送 HIV 感染者户口所在地的省艾滋病确认中心实验室。其他系统确认的地方人员（包括本地和外地），也应及时向当地卫生行政部门和省艾滋病确认中心实验室报告。

6. 省艾滋病确认中心实验室难以确认的样品，送国家艾滋病参比实验室确认。同一受检对象的样品在不同实验室得到不一致的确认结果时，由国家艾滋病参比实验室和艾滋病确认实验室审评及技术指导专家组予以仲裁。

【思考题】

1. 用于 HIV 抗体检测的确证试验有哪些？

2. 对 HIV 抗体确证试验阳性的患者应如何处理？

（赵　铁　朱翠明）

实验五　间接免疫荧光法检测单纯疱疹病毒抗原

【实验目的】

了解免疫荧光技术的原理、方法及其应用。

【实验原理】

单纯疱疹病毒（HSV）根据型特异性糖蛋白 gG 的不同分为两种血清型，即 HSV-1 和 HSV-2。HSV-1 以腰上部位感染为主，HSV-2 则以腰以下及生殖器感染为主。密切接触和性接触是主要传播途径，病毒经黏膜和破损皮肤进入人体。新生儿可经产道感染，引起疱疹性脑膜炎和疱疹性角膜结膜炎。孕妇感染 HSV，病毒可经胎盘感染胎儿，诱发流产、早产、死胎或先天畸形。

免疫荧光（IF）技术可用于细胞培养病毒的鉴定，也适用检测临床标本中病毒抗原，具有快速、特异的优点。直接免疫荧光技术是用荧光素直接标记特异性抗体，检测病毒抗原；间接免疫荧光技术（indirect immunology fluorescence，IIF）是先用特异性抗体与标本中抗原结合，再用荧光素标记的抗体与特异性抗体结合，从而间接识别抗原。可取咽喉脱落细胞，检测呼吸道合胞病毒、流感及副流感病毒抗原；取病灶刮片或脑活检标本，检测单纯疱疹病毒抗原；取尿沉渣检测巨细胞病毒抗原等。近年来使用单克隆抗体大大提高了检测的灵敏度和准确性。本研究采用 HSV 型共同性糖蛋白单克隆抗体为夹心的 IIF 法检测临床拟诊为生殖器疱疹患者皮损中的 HSV。

【实验器材】

1. 待检标本：疱疹病损组织的基底部材料涂片。
2. 试剂：间接免疫荧光检测试剂盒、丙酮、PBS 等。
3. 手术刀、滴管、冰箱、恒温箱、荧光显微镜等。

【实验方法】

1. 取材方法　皮疹为水疱时，将水疱表面常规消毒后用 5 号手术刀刮取水疱液，均匀涂在荧光专用载玻片中央的圆孔内，自然干燥后滴加丙酮固定 5min，置普通冰箱（4℃，下同）待检。皮疹为糜烂或结痂者，用消毒棉拭子擦去表面的分泌物或痂屑，再擦取其基底部的细胞，将拭子的一部分标本涂于玻片圆孔的上半部分，再将另一部分标本涂于玻片的下半部分，自然干燥后丙酮固定放冰箱待检。

2. 标本和试剂置室温恒温 10min。用消毒滴管加适量 HSV 型共同性单克隆抗体于玻片的圆孔中（试剂能覆盖圆孔即可），置室温或 37℃温箱反应 20min。自来水或蒸馏水冲掉多余单抗，PBS 液脱盐 2min，滤干后加适量荧光兔抗鼠抗体，37℃恒温反应 20min，蒸馏水冲掉多余荧光抗体后 PBS 脱盐 2min，滤干后加封片剂置荧光显微镜下观察。

【实验结果】

用低倍镜找到底色为暗红色含有上皮细胞的视野，换成高倍镜观察，在上皮细胞核周围或细胞内包涵体见到苹果绿色荧光，每张片看到 10 个类似上皮细胞即为阳性。

【注意事项】

由于 IIF 法较易受取材方法及标本含量的影响，当标本中未取到足量的上皮细胞时，易出现假阴性结果；同样，由于制片过程中标本处理不当，出现非特异性荧光，干扰结果的判断出现假阳性。

（刘卓然　肖勇健）

实验六　病毒的分子生物学检查

病毒的分子生物学检测技术包括聚合酶链反应（polymerase chain reaction，PCR）、逆转录-聚合酶链反应（reverse transcription-polymerase chain reaction，RT-PCR）、核酸杂交技术、基因芯片技术、基因测序等。

一、PCR 法检测 HCMV

【实验目的】

了解 PCR 技术的原理、方法及其应用。

【实验原理】

聚合酶链反应（polymerase chain reaction，PCR）是一种在体外特异性扩增 DNA 或 RNA 片段的技术，能在体外经数小时的处理即可扩增同一基因序列上百万倍。PCR 技术的基本步骤为从标本中提取 DNA 作为扩增模板；选用一对特异性寡核苷酸作为引物，经不同的温度变性、退火、延伸等循环后使之扩增；扩增产物作溴乙啶染色的凝胶电泳，若需进一步鉴定可将 PCR 产物回收，再用特异性探针作核酸杂交确定。

PCR 技术具有快速、灵敏和特异性强等特点，已广泛应用于细菌、病毒、支原体及衣原体等病原微生物的实验室检测与诊断。

人巨细胞病毒（human cytomegalovirus，HCMV）可通过垂直传播、性接触、输血和器官移植等方式传播，是造成先天性感染的主要病毒之一。本实验采用 PCR 技术检测该病毒为例。

【实验器材】

1. 标本　无菌采取的患者静脉血标本（以肝素抗凝）。

2. 试剂

（1）淋巴细胞分离液：密度 1.077 ± 0.002。

（2）病毒 DNA 提取液

1）裂解液 A：320mmol/L 蔗糖，10mmol/L Tris·HCl（pH7.6），5mmol/L $MgCl_2$，1%Triton X-100。

2）裂解液 B：10mmol/L Tris·HCl（pH7.2），1% SDS。

3）蛋白酶 K、2mol/L KCl。

（3）PCR 反应体系

1）PCR 引物：

上游引物：5'- GTCAGGTCTACGGTGTCGTGC -3'。

下游引物：5'- CGCCTTCGCAATGTCTCAGGC -3'。

扩增片段大小为 288bp。

2）10×PCR 反应缓冲液：500mmol/L KCl、100mmol/L Tris-HCl（pH8.3）、25mmol/L MgCl$_2$。

3）2.5mmol/L dNTPs、Taq DNA 聚合酶 5U/μl。

（4）阳性对照、DNA Marker、溴酚蓝、琼脂糖、EB（溴化乙啶）、TBE、去离子水或双蒸水等。

3. 设备与器材　Eppendorf 管、微量移液器及移液器吸头、PCR 仪、台式高速离心机、紫外透射反射仪、净化工作台等。

【实验方法】

1. 外周血单个核细胞（PBMC）的分离　将静脉血标本以 Hanks 液对倍稀释。于无菌试管中加入 2ml 淋巴细胞分离液，取 4ml 稀释后的血液样品置淋巴细胞分离液上，2500rpm 离心 20min，收集单个核细胞层，以 Hanks 液洗涤 2 次。

2. DNA 提取　于 PBMC 中用 750μl 裂解液 A 洗涤 2 次，离心后去上清液，于沉淀中加入 117μl 裂解液 B，75℃ 5min 溶解沉淀，待冷至 55℃后，加入 3μl 蛋白酶 K（20g/L），55℃保温 1～2h 后，95℃加热 10min 以灭活蛋白酶 K，加入 30μl 2mol/L KCl 溶液，冰浴 5min，12000rpm 离心 5min，取上清液，以无水乙醇沉淀 DNA，75%乙醇洗涤沉淀 2 次，挥干乙醇后，将沉淀溶于 25μl 1×TE 中。

3. PCR 扩增　PCR 反应体系共 25μl，包括：

10×PCR 缓冲液	2.5μl
2.5mmol/L dNTPs	2μl
上下游引物混合物（各 10μmol/L）	1.5μl
Taq DNA 聚合酶	1μl
无菌蒸馏水	13μl
模板	5μl
无菌石蜡油	30μl

将以上各成分混匀后，10000rpm 离心片刻，置于 PCR 仪中扩增，参数：95℃预变性 5min，94℃ 1min，55℃ 1min，72℃ 1min，扩增 35 个循环，最后于 72℃保温 10min。取 10μl 产物进行琼脂糖凝胶电泳。

【实验结果】

检测标本可出现与阳性对照相同的橘红色明亮带，DNA 条带大小为 288bp，则 HCMV DNA 扩增阳性。

【注意事项】

PCR 只需几个 DNA 分子作模板就可大量扩增，应注意防止反应体系被痕量 DNA 模板污染和交叉污染，这是造成假阳性最大的可能。

1. DNA 处理最好用硅烷化塑料管以防黏附在管壁上，所有吸头、离心管等用前必须高压处理，常规消耗用品用后作一次性处理，避免反复使用造成污染。

2. PCR 在超净台内进行，操作前后紫外灯消毒。

3. PCR 操作应戴手套并勤于更换。

4. 试剂管用前先瞬时（10s）离心，使液体沉于管底，减少污染手套与加样器机会。

5. 最后加模板 DNA，马上盖好，混匀，瞬时（10s）离心，使水相与有机相分开。加入模板切忌喷雾污染，所有非即用管都应盖严。加模板 DNA 后应更换手套。

6. 实验设阳性、阴性对照。

7. 反应管中加好所有的试剂后，应尽快上 PCR 仪进行扩增，以免形成过多的二聚体。

【思考题】

1. PCR 技术的原理是什么？简述其操作步骤。

2. 影响 PCR 反应的因素有哪些？它们是如何影响的？

3. 污染是 PCR 反应中最常见的问题，可采用哪些措施防止污染？

（陈列松 朱翠明）

二、RT-PCR 法检测鼻咽拭子中甲型 H_1N_1 流感病毒

甲型流感病毒（influenza A virus）是流行性感冒（流感）的主要病原体，主要经呼吸道传播，易引起爆发流行。甲型流感病毒极易发生变异，主要是 HA、NA 抗原的变异，形成新的亚型。H_1N_1 是一种亚型流感病毒，2006 年大约有一半的人类流感病毒感染是由 H_1N_1 病毒株引起的，2009 年 3 月，再次引起世界性大流行。

【实验目的】

1. 掌握 RT-PCR 的基本原理。

2. 了解 RT-PCR 法检测鼻咽拭子中甲型 H_1N_1 流感病毒的操作过程。

3. 了解 A 类病原体核酸检测的生物安全。

【实验原理】

RT-PCR 是将 RNA 的反转录（RT）和 cDNA 的聚合酶链式扩增（PCR）相结合的技术。首先经反转录酶的作用从 RNA 合成 cDNA，再以 cDNA 为模板，扩增合成目的片段。RT-PCR 技术灵敏而且用途广泛，可用于检测细胞中基因表达水平，细胞中 RNA 病毒的含量和直接克隆特定基因的 cDNA 序列。用 RT-PCR 检测甲型流感病毒 H_1N_1 RNA，是检测甲型流感病毒 H_1N_1 感染最常用的分子生物学方法。

【生物安全】

1. 实验室级别及个人防护　对采集自属于感染甲型 H_1N_1 流感病毒疑似病例的患者的临床标本进行的诊断性实验工作，在 BSL-2 实验室内进行。所有样本操作均应在生物安全柜（BSC）内进行。遵循生物安全三级个人防护。

2. 健康监测

（1）所有人员均应自测发热及其他症状。

（2）感染甲型 H_1N_1 流感病毒的症状包括咳嗽、喉咙痛、呕吐、腹泻、头痛、流鼻涕和肌肉疼痛。如有不适，应立即向上级报告。

（3）如有人员在无防护情况下暴露于甲型 H_1N_1 流感确诊病例的临床标本或活病毒，应考虑在暴露后的 7 天时间里使用奥司他韦或扎那米韦进行抗病毒药物预防。

【实验器材】

1. RNA 提取试剂盒 QIAGen RNeasy Mini Kit。

2. β-巯基乙醇。

3. 70%乙醇。

4. RT-PCR Kit：QIAGEN One step RT-PCR Kit。

5. RNasin Ribonuclease Inhibitor。

6. 检测引物 NIC 引物列表见表 14-3。

表 14-3 NIC 引物列表

NIC 引物	引物名称	碱基组成	目的片段大小	备注
FluA	FluA-M-F30	TTCTAACCGAGGTCGAAACG	235bp	甲型流感病毒 M 基因通用检测引物
	FluA-M-R264	ACAAAGCGTCTACGCTGCAG		
H1HA	H1 F1147	AAGAGCACACATAATGCCAT	527bp	H_1N_1 亚型检测通用引物
	H1 R1673	CCATTRGARCACATCCAG		
HuH1HA	H1HA F768	ACTACTGGACTCTGCTGGAAC	327bp	人季节性流感病毒 H_1N_1 亚型检测引物
	H1HA R1094	CAATGAAACCGGCAATGGCTCC		
SWH1HA-1	SW-H1 F786	AATAACATTAGAAGCAACTGG	153bp	此次甲型 H_1N_1 亚型流感病毒引物
	SW-H1 R920	AGGCTGGTGTTTATRGCACC		
RnaseP	RnaseP F	AGA TTT GGA CCT GCG AGC G	约 80bp	与 real-time PCR 中 RnaseP 引物一致
	RnaseP R	GAG CGG CTG TCT CCA CAA GT		

7. Axygen 1.5ml 离心管，货号：MCT-150-C。

8. Axygen 0.2ml PCR 管，货号：PCR-02-C。

9. Axygen 10μl，100μl，200μl，1000μl 带滤芯枪头。

10. 10μl，100μl，200μl，1000μl 加样器。

11. 可调转速 14K 离心机。

12. 旋涡混合器。

13. 生物安全柜：二级生物安全柜。

14. PCR 仪。

15. 琼脂糖：Biowest Agarose Distributed by Gene Tech（Shanghai）Company Limited Lot No. 101685。

16. 核酸染料。

17. 电泳液：5×TBE 电泳缓冲液 cat No. 9009032718. 电泳槽、电泳仪。

【实验方法】

1. 标本的采集与处理

（1）标本采集：疾病发病后应尽快采集如下标本：鼻拭子、咽拭子、鼻腔吸取物、鼻腔冲洗液。气管插管的病人也应收集气管吸取物。标本应置于 3ml 无菌病毒采样液（含有蛋白质稳定剂，阻止细菌和真菌生长的抗生素，缓冲液），并立即用冰块或冰排保存或置于 4℃（不能超过 4d）或者 –70℃或–70℃以下，并马上送至实验室。采样同时填写疑似人感染甲型 H_1N_1 感染病例标本采样单。

（2）标本的分装处理：标本送至实验室后，立即进行处理，避免反复冻融。将原始标本分为三份，一份用于核酸检测，一份用于病毒分离，一份保存待复核。

（3）标本的运输：疑似人感染甲型 H_1N_1 感染病例列为 A 类，用 UN2814 包装运输。填写疑似人感染甲型 H_1N_1 感染病例标本送检单。

2. RNA 提取

（1）根据标本数量分装 RLT 液：从 Kit 中取出 RLT 液，用 1.5ml 离心管分装，每管 500μl（在体系配制区操作）。

（2）在生物安全柜内将采样液（鼻拭子、咽拭子、胸水等）或病毒培养物（鸡胚尿囊液或细胞培养液）取 100μl 加入 RLT 液管中，充分混匀。

（3）每管分别加入 5μl β-巯基乙醇，混匀后依次加入 600μl 70%的乙醇，充分混匀。

（4）从 Kit 中取出带滤柱的 2ml 收集管，打开包装将其做好标记。取步骤（3）中的混合液 600μl 加入滤柱中，12000rpm 离心 15s，弃收集管中的离心液。

（5）滤柱仍放回收集管上，将步骤（3）剩余的混合液全部吸入滤柱中，12000rpm 离心 15s，弃离心液。

（6）于滤柱中加入 700μl Wash Buffer RW1 液，12000rpm 离心 15s。

（7）从 QIAGEN RNeasy Mini Kit 中取一支干净的 2ml 收集管，将离心后的滤柱移到新的收集管上，于滤柱中加入 500μl Wash Buffer RPE 液，12000rpm 离心 15s。

（8）弃收集管中的离心液，再于滤柱中加入 500μl Wash Buffer RPE 液，13000～14000r/m 离心 2min。

（9）将滤柱移到一个干净的 1.5ml Eppendorf 管上，向滤柱中加入 30～50μl 的 Rnase-free Water，室温静置 1～3min。

（10）12000rpm，离心 1min，收集离心液即为提取的病毒 RNA，立即做实验或-20℃以下保存。

注意：Buffer RPE 使用之前加 44ml 无水乙醇。

3. 反应体系配制

（1）实验设计

1）检测标本 RNA

2）质控参数

A 阴性对照：无菌水（标本 RNA 提取时，跟标本同时提取无菌水）。

B 阳性对照：已知病毒 RNA。

（2）RT-PCR 反应体系配制（在体系配制区配反应液）

1）按表 14-4 加入试剂：

表 14-4　RT-PCR 反应体系

组分	体积（μl）
RNase Free Water	$11.9 \times n$
5×RT-PCR Buffer	$5 \times n$
10mM dNTP Mixture	$1 \times n$
Enzyme Mix	$1 \times n$
RNase Inhibitor	$0.1 \times n$
上游引物	$0.5 \times n$
下游引物	$0.5 \times n$
Total	$20 \times n$

对每一个建立的反应确定反应数（n=拟进行的 RT-PCR 管数，包括阴性、阳性对照）。考虑到阴性无模板对照、阳性对照、误差，制备过量的反应混合物是必要的。具体如下：

A 如果包括对照，样品的数量（n）为 1 到 14，那么 $N= n +1$；

B 如果包括对照，样品的数量（n）大于 15，那么 $N= n +2$。

2）将上述反应液混匀，分装到 0.2ml EP 管中，每管 20μl，分别做好标记。

3）加 RNA 模板（在核酸提取区）

将上述分装好的 EP 管分别加入模板。首先加入阴性对照管（5μl 无菌水），然后分别加标本 RNA（每管 5μl），最后加入阳性对照 RNA（每管 5μl）。

4. RT-PCR 反应　将上述加好模板的反应管混匀，短暂离心后放入 PCR 仪进行 RT-PCR 扩增，反应程序见表 14-5。

表 14-5　RT-PCR 反应程序

温度（℃）	时间	循环数
60℃	1min	
42℃	10min	
50℃	30min	1
95℃	15min	
94℃	30s	35
52℃	30s	
72℃	1min	
72℃	7min	1
4℃	保存	

5. RT-PCR 产物检测

（1）2.0%琼脂糖凝胶制备：称取 2.0g 琼脂糖，倒入耐热玻璃瓶内，再加入电泳液（1×TBE）100ml，轻轻混匀后加热，使琼脂糖完全熔化。待琼脂糖胶温度降至 50～60℃，加入核酸染料，轻轻混匀（不要产生气泡）。待胶温度降至 50℃左右时，将其倒入制胶板，插好电泳梳子。待胶完全凝固（30～60min）之后，将梳子拔出。

（2）将制备好的电泳胶放入电泳槽（带梳子孔的一端在阴极），倒入电泳液（1×TBE）浸过胶面即可。

（3）PCR 产物各取 10μl，加入 2μl 上样缓冲液（6×Loading Buffer），混匀后加入电泳胶孔内（先加 Marker DL-2000）5μl，然后依次加标本 PCR 产物，再加阴性对照，最后加阳性对照产物）。

（4）电泳电压 100V，30～40min 后看结果。

（5）将电泳胶放入凝胶成像系统观察结果并照相。

6. 结果判断　在系统成立，即阴阳性参考均正常的条件下，各引物所代表意义如表 14-6：

表14-6 各引物代表意义列表

PCR 引物	待检样品 1	待检样品 2	待检样品 3	待检样品 4	待检样品 5	待检样品 6
FluA	−	+	+	+	+	+/−
H1HA	−	−	+	+	+	+/−
HuH1HA	−	−	+	−	−	+/−
SWH1HA-1	−	−	−	+	−	+/−
RnaseP	+	+	+	+	+	−
结果判断	非甲型流感病毒	甲型流感病毒,非H1N1 亚型	人季节性 H1N1 亚型流感病毒	猪 H1N1 亚型流感病毒,送国家流感中心复核	送国家流感中心检测	标本不是人源标本/标本中细胞量少/实验或仪器问题

【思考题】

1. 除了 RT-PCR 外,还有哪些常用方法可检测甲型 H1N1 流感病毒?

2. 用 RT-PCR 检测甲型 H1N1 流感病毒,标本的采集与处理要注意哪些原则?

（陈列松　朱翠明）

三、PCR 产物微孔板杂交法检测 HBV DNA

分子杂交（简称杂交,hybridization）是核酸研究中一项最基本的实验技术。其基本原理就是应用核酸分子的变性和复性的性质,使来源不同的 DNA（或 RNA）片段,按碱基互补关系形成杂交双链分子（heteroduplex）。杂交双链可以在 DNA 与 DNA 链之间,也可在 RNA 与 DNA 链之间形成。

核酸分子杂交既可以用硝酸纤维素膜或尼龙膜作为载体,也可以在微反应板中进行,近年来,随着分子生物学技术的发展,出现了一种新的方法—PCR 产物微孔板杂交法,用来检测病原体的遗传物质。该方法成功地将 PCR 技术、核酸杂交技术及酶联免疫技术结合起来,开拓了分子杂交新领域。它具有以下优点：①容易操作、稳定性好、试剂容易购得；②无放射性污染及 EB 污染；③仪器读取结果客观,避免主观干扰；④便于同时大量样本检测,杂交过程短,故便于临床常规应用和流行病学研究中样本筛选；⑤敏感性高,高于琼脂糖电泳 10 倍以上,其敏感性和特异性与 PCR^{32}P 探针的 Southern 杂交法相当；⑥可进行 PCR 产物的定量或相对定量；⑦可实现自动化。

【实验目的】

熟悉 PCR 产物微孔板杂交法检测 HBV DNA 的方法。

【实验原理】

通过一定的方法将 PCR 产物固定于聚苯乙烯微孔板上,再将特异的探针加入孔中进行分子杂交,最后加入与探针上标记物相应的酶标配体,利用酶联免疫技术达到检测信号的目的。

【实验器材】

1. 待检标本　待检血清。

2. 试剂　HBV-DNA 定性试剂、链霉亲和素（streptavidin）、酶标抗 FITC 抗体。

3. 器材　酶标板、杂交微孔板、PCR 仪、全自动酶标仪、冷冻离心机等。

4. 在 HBV 前 C 及 C 区设计引物，正反向引物顺序分别为：

5'-biotin　TTGCCTTCTGACTTCTTTC

5'-biotin　CGAGGGAGTTCTTCTTCTAC

探针序列：5'-FITC　AGACCAAAATGCCCTATC，可以向生物公司购买。

【实验方法】

1. 模板制备　120mmol/L 脂肪酸钠水溶液 20μl 加入待检查血清 40μl，沸水浴中煮沸 15 min，12 000 r/min 离心 15min。

2. PCR 扩增　25μl 反应体系中含 10mmol/L Tris-HCl（pH8.4），50mmol/L KCl，2.0mmol/L MgCl$_2$，0.01%明胶，200μmol 各 dNTP。两条引物浓度各为 100pmol/L。加入 1U Taq DNA 聚合酶。加入 5μl 标本提取液。PCR 热循环仪上进行扩增，循环参数为：94℃ 预变性 2min，94℃ 40s，55℃ 40s，72℃ 55s，35 次循环后，72℃延伸 5min。

3. 包被　将 Streptavidin 溶于 pH9.6、0.05mmol/L 碳酸盐缓冲液中，于微孔板每孔加 100μl，4℃过夜，次日以漂洗液（PBS-0.1%Tween 20）洗 5 次，倒置于干净滤纸上使其干燥，4℃贮存备用。

4. 变性　取 0.6mol/L NaOH 与扩增产物等量混合，室温 10min。

5. 杂交与呈色　于微孔板中加入 100μl 杂交液（称取 250mg 聚蔗糖 400，250mg 牛血清蛋白，250mg 聚乙烯吡咯啉酮，62.5mg 牛 DNA，加入 20×SSC 31.25ml，1mol/L HCL 375ml，加水至 1000ml，含探针 50mmol/L），25μl 变性混合液，37℃ 1h，pH7.4 PBS-0.1% Tween 洗 5 次，每次 300μl，每次间隔 3s。加入酶标抗体（临用前用 pH7.4 PBS 1∶1000 稀释）100μl，37℃ 30min，室温洗板 3 次，加 TMB 呈色液 100μl，37℃ 10min，加 2mol/L H$_2$SO$_4$ 100μl，分别于酶标仪 450nm 比色。

【实验结果】

判断：用空白孔校零点，然后读取各孔吸光度值。样品 A 值/阴性对照平均 A 值≥2.1 判断为阳性，否则为阴性。阴性对照平均 A 值＜0.05 时以 0.05 计算。

【注意事项】

1. 注意防污染，微孔板杂交法可确定扩增产物的特异性但并不能解决样品间污染导致假阳性问题，故应采取绝对分区操作、戴一次性手套等防污染措施。

2. PCR 操作应戴手套并勤于更换。成套试剂，小量分装，专一保存，防止他用。

3. 实验应设阳性、阴性对照。

4. 不同浓度的 NaOH 对变性和杂交有影响，在 0.5～0.65mol/L 稳定性好。

5. 杂交时间的把握，尽量保持在 45～75min，可根据具体情况调整。

（伍　宁　朱翠明）

第三篇 其他微生物

第十五章 支 原 体

支原体（*Mycoplasma*）是一类缺乏细胞壁、呈高度多形性、能通过滤菌器、在无生命培养基中能生长繁殖的最小原核细胞型微生物。支原体种类繁多，其中对人类致病性支原体主要有肺炎支原体、生殖支原体、人型支原体、嗜精子支原体；条件致病支原体主要有发酵支原体、穿透支原体、梨支原体、解脲脲原体和微小脲原体。

实验一 肺炎支原体分离培养及菌落、形态观察

【实验目的】

1. 熟悉支原体的形态及菌落特征。

2. 了解肺炎支原体的培养方法。

【实验原理】

肺炎支原体（*Mycoplasma pneumoniae*）培养基中需加入10%～20%人或动物血清以提供胆固醇与其他长链脂肪酸，常用SP-4培养基。在37℃、微氧环境（含5%CO_2和90%N_2）中生长最佳，形成典型的"油煎蛋"样菌落。在液体培养基中肺炎支原体能分解葡萄糖使培养基颜色由红变黄，由于增殖量不超过（10^6～10^7）/ml颜色变化单位（color changing unit，CCU），故液体清亮。

【实验器材】

1. 待检标本　采集可疑患者咽拭子、鼻咽抽取液、痰液、支气管肺泡灌洗液、胸膜腔液及脑脊液标本，取样后应尽快接种培养，置4℃可保存24h，−70℃或液氮能长期保存。

2. 肺炎支原体SP-4液体培养基和固体培养基。

3. 普通光学显微镜等。

【分离培养】

1. 将可疑患者的痰或咽拭子等标本先接种于2～3ml SP-4液体培养基，37℃培养1～2w。

2. 平板接种　肺炎支原体分解葡萄糖产酸，使酚红指示剂由红色变为橘黄色，则取0.2ml培养物转种于含血清和酵母浸液的琼脂培养基，在微氧环境（含5%CO_2和90%N_2）中，37℃培养1～2w。注意培养过程中应保持一定湿度，以免平板干裂。

3. 培养1w后开始每日用低倍镜观察菌落，当平板上出现微小菌落则传代培养。挑选可疑菌落经糖发酵、溶血性、血细胞吸附试验进行初步鉴定，进一步鉴定需用特异性抗血清做生长抑制试验（growth inhibition test，GIT）与代谢抑制试验（metabolic inhibition test，MIT）。

4. 菌落染色镜检：低倍镜下选择1个菌落，连同琼脂切下置于载玻片上，菌落面朝下置于一载玻片上，将载玻片斜放入80～85℃热水中，见琼脂发白脱落即取出。放入另一

90℃左右的热水缸中洗掉表面的琼脂，自然干燥，经姬姆萨（Giemsa）染色后镜检。

5. 直接从肺炎支原体固体培养基上取菌落涂片，Giemsa 染色后油镜下观察支原体形态。

【结果观察】

1. 液体培养基：肺炎支原体能分解葡萄糖产酸，培养基由红色变为橘黄色，液体清亮。

2. 固体培养基：初次分离时，一般 10d 左右长出菌落，呈致密圆形，深入琼脂，无明显边缘。多次传代后，生长加快，菌落呈"油煎蛋"状（彩图 17），圆形，中心致密隆起，深入琼脂，外周由颗粒包绕，边缘整齐。

3. Giemsa 染色的肺炎支原体菌落在低倍镜下呈"荷包蛋"状，即边缘较透明、色浅淡，菌落中心呈蓝紫色。

4. 支原体形态：油镜下可见支原体个体微小，呈高度多形性，有球形、杆状、丝状、环状、分枝状和颗粒状等不规则形态，Giemsa 染色呈淡紫色。

【思考题】

1. 支原体为什么呈多形性？

2. 除了支原体外，还有哪种微生物培养后也能形成"油煎蛋"样菌落？有何区别？

（赵兰华　朱翠明）

实验二　解脲脲原体分离培养

【实验目的】

了解解脲脲原体的分离培养方法。

【实验原理】

解脲脲原体培养常采用加有尿素和血清的支原体培养基，最适 pH 为 5.5～6.5。能分解尿素产生 NH_3，使培养基 pH 升高，其中的酚红指示剂变成红色，而液体培养基因解脲脲原体生长菌量少而不出现混浊现象。在固体培养基上，48h 后长出直径 15～30μm 的"油煎蛋"状菌落。

【实验器材】

1. 标本　慢性前列腺炎患者的前列腺液。

2. 培养基　解脲脲原体液体培养基、固体培养基。

【实验方法】

1. 分离培养　按摩慢性前列腺炎患者的前列腺，取其前列腺液接种于解脲脲原体液体培养基中，置37℃培养 16～18h。

2. 平板接种　如培养基澄清而颜色由橘黄色变成红色，则取 0.2ml 培养液转种于固体培养基，置 5%CO_2、90%N_2 环境中，37℃培养 24～48h，用低倍镜观察菌落。注意培养过程中应保持一定湿度，以免平板干裂。

【实验结果】

液体培养基接种标本后，变成红色，液体仍澄清表明可能有支原体生长。转种固体培养基，低倍镜下逐日观察，出现油煎蛋样或颗粒样菌落，即为解脲脲原体分离培养阳性。培养72h仍无菌落生长，则视为阴性。

（曾焱华　赵飞骏）

第十六章　立克次体

实验一　立克次体形态、结构的观察

立克次体（rickettsia）是一类以节肢动物为传播媒介、严格细胞内寄生的原核细胞型微生物。大小介于细菌和病毒之间，均可在光学显微镜下观察到；形态多样，以球杆状或杆状为主；有细胞壁，革兰染色阴性，但不易着色，常用 Giemsa 染色，立克次体被染成紫蓝色，常有两极浓染，也可用吉姆尼茨（Gimenez）法或吖啶橙染色。不同立克次体在感染细胞内的存在位置不同，可辅助鉴别立克次体。

【实验目的】

熟悉立克次体的形态及染色特性。

【实验器材】

1. 恙虫病立克次体感染的小鼠腹腔液涂片。

2. Giemsa 染色液。

3. 甲醇、蒸馏水。

【实验方法】

1. 涂片的固定　将自然干燥后的小鼠腹腔液涂片于甲醇中固定 5min。

2. 染色　吸取蒸馏水 2ml，加入 Giemsa 染色液 6 滴，配成新鲜稀释的 Giemsa 染色液，并加热至沸腾，用滤纸过滤后滴于涂片上，染色 10min。

3. 镜检　涂片经水洗、干燥后置油镜下观察。

【实验结果】

镜下可见有完整或破碎的细胞，细胞核呈紫红色，细胞浆呈浅蓝色；在巨噬细胞胞浆内有大量紫红色、杆状或球杆状的恙虫病立克次体，成堆密集排列于胞核旁（彩图 18）。

【思考题】

细胞内寄生的恙虫病立克次体的 Giemsa 染色特点是什么？

（赵　铁　曾焱华）

实验二　外斐反应

【实验目的】

掌握外斐反应的原理、方法及应用。

【实验原理】

斑疹伤寒立克次体和恙虫病东方体与普通变形杆菌 X_{19}、X_2、X_k 菌株的菌体有共同抗原，由于变形杆菌抗原容易制备，故可用这些菌株的 O 抗原（OX_{19}、OX_2、OX_k）代替立克次体抗原检测患者血清中相应抗体，此交叉凝集试验称外斐反应（Felix-Weil reaction），可辅助诊断立克次体病。

【实验器材】

1. 待检标本　患者血清。
2. 菌液　变形杆菌 OX_k、OX_2 及 OX_{19} 诊断菌液。
3. 其他　生理盐水、小试管、吸管、记号笔等。

【实验方法】

1. 试管编号　取清洁小试管 27 支，分成 3 排，每排 9 支，依次编号置于试管架上（表 16-1）。
2. 待检血清的倍比稀释　所有试管内各加入生理盐水 0.5ml，再往每排第 1 支试管内各加 1∶10 的待检血清 0.5ml，用 1ml 吸管吹吸数次，充分混匀，吸出 0.5ml 注入相应排的第 2 号试管作对倍稀释，依次稀释至第 8 管，从第 8 管吸出 0.5ml 弃去，此时血清的稀释倍数分别为：1∶20，1∶40，1∶80，1∶160，1∶320，1∶640，1∶1280，1∶2560。第 9 管只加 0.5ml 生理盐水作对照。同法将第 2、3 排依次作倍比稀释。
3. 加入相应的抗原　从第 9 管开始，从后向前，于第 1 排、第 2 排及第 3 排各管内分别加入 3 种诊断菌液（OX_k、OX_2 和 OX_{19}）各 0.5ml。此时各管的血清最终稀释度依次为 1∶40，1∶80，1∶160，1∶320，1∶640，1∶1280，1∶2560，1∶5120。
4. 孵育　加完菌液后，轻轻振荡试管架，混匀，置 37℃ 水浴箱孵育 16～18h 后观察结果。

表 16-1　外斐反应的操作方法　　　　　　　　　　（单位：ml）

试管号	1	2	3	4	5	6	7	8	9
生理盐水	0.5	0.5	0.5	0.5	0.5	0.5	0.5	0.5	0.5
1∶10 待检血清	0.5	0.5	0.5	0.5	0.5	0.5	0.5	0.5	弃去 0.5
诊断菌液	0.5	0.5	0.5	0.5	0.5	0.5	0.5	0.5	
血清稀释度	1∶40	1∶80	1∶160	1∶320	1∶640	1∶1280	1∶2560	1∶5120	对照
摇匀，37℃ 孵育过夜									

【实验结果】

外斐反应的结果判断同肥达反应，观察前不要晃动试管，与对照管比较，判定凝集程度。

此实验所用抗原为 O 抗原，故阳性凝集现象与伤寒沙门菌 O 抗原相似，即凝块成颗粒状。能使凝集呈"++"的血清最高稀释度为本实验的凝集效价。双份血清效价 4 倍升高可作为新近感染立克次体的指标。单份血清凝集效价超过 1∶160 时才有诊断意义。

【注意事项】

血清中不可含有普通变形杆菌抗体；本实验为非特异性，必须结合流行病学和临床症状才能作出最后诊断。

【思考题】

外斐反应的原理是什么？结果如何判断？

（蔡恒玲　曾焱华）

第十七章　衣　原　体

实验一　衣原体分离培养技术

衣原体（chlamydia）是一类能通过细菌滤器、严格真核细胞内寄生、具有独特发育周期的原核细胞型微生物；对人致病的衣原体主要有沙眼衣原体、肺炎嗜衣原体和鹦鹉热嗜衣原体。经典的衣原体分离培养技术包括动物接种、鸡胚培养和细胞培养，其中以细胞培养法为衣原体分离鉴定中最常用的方法。

沙眼衣原体分离培养较常用的细胞有 McCoy、HeLa-229 细胞和 HEp-2 细胞等。但衣原体多缺乏主动穿入组织细胞的能力，故可将接种有标本的细胞培养管离心沉淀以促使衣原体穿入细胞，在细胞培养管中加入代谢抑制物如二乙氨基葡聚糖（DEAE-dextran）、细胞松弛素 B、放线菌酮，或先用 X 线照射，使细胞处于非分裂状态，其目的在于使细胞生长代谢缓慢，有利于衣原体的寄生性生长或提高衣原体吸附细胞的能力，使它易穿入细胞进行繁殖。

【实验目的】
熟悉衣原体的培养特性。

【实验器材】

1. 标本　眼结膜刮片、泌尿生殖道拭子或宫颈刮片，保存于蔗糖-磷酸盐-谷氨酸（SPG）保存液或二磷酸蔗糖（2SP）保存液。

2. 细胞和培养基　HeLa 细胞、DMEM 培养液。

3. 代谢抑制物　DEAE-dextran、放线菌酮。

4. 其他　小牛血清、细胞培养板、CO_2 培养箱等。

【实验方法】

1. 标本的运输保存与预处理　标本取材后若 18h 内能接种，则保存于 4℃冰箱中，如时间较长，则冻存于–70℃低温冰箱中，直到用前融化。

将保存液中的标本拭子在试管壁反复挤压后弃去，用力振摇以破碎感染上皮细胞释放出原体。组织标本需切碎研磨，用含抗生素的稀释液制成 10%～20%悬液。

2. 培养方法

（1）单层致密细胞的培养与预处理：取无菌 24 孔细胞培养板，孔中放入圆形盖玻片，每孔加 1ml 含约 $1×10^5$ 个细胞的培养液，置于 37℃、5%CO_2 培养箱中培养 18～24h，待细胞生长成单层后吸出培养液，PBS 洗涤数次，每孔加入含 30μg/ml DEAE-dextran 的 PBS 0.5 ml，37℃放置 10～15min，备用。

（2）标本的接种与培养：临床标本自–70℃冰箱中取出后放置于 37℃水浴中融化，吸出各细胞孔中的 DEAE-dextran，每孔加入标本量 0.5ml，每份临床标本加 2 个细胞孔，1 孔用于染色观察结果，如为阴性，则用另 1 孔作继续传代。每批临床标本均设阳性和阴性对照。室温 2000～2500r/min 离心 1h，取出后放置于 CO_2 培养箱中培养 1～2h 后吸去上清液，每孔加入含 1μg/ml 放线菌酮的衣原体生长培养基 1ml，置 37℃、5%CO_2 的培养箱中培养 48h，观察结果。

【实验结果】

取出 24 孔板，每份标本吸去 1 孔上清液，甲醇固定 10min 后，取出玻片，进行碘染色、Giemsa 染色或免疫荧光抗体染色，显微镜下见感染细胞浆中有棕色的包涵体颗粒（碘染色）、包涵体呈紫红色（Giemsa 染色）或有荧光包涵体（免疫荧光染色），表明沙眼衣原体培养阳性。

【注意事项】

1. 细胞培养的特异性为 100%，是目前诊断沙眼衣原体感染最可靠的方法，曾被誉为实验室诊断的"金标准"。细胞培养的敏感性为 70%～96%，它受标本采集、运送、保存以及实验室条件和技术等诸多因素的影响。

2. 现代沙眼衣原体的检测是以培养方法+两个原理不相关的非培养方法作为"金标准"，如培养阳性，则无需使用非培养方法；如果培养阴性，则使用两个非培养方法，只有在后者两个同时阳性才能判断为阳性，否则判断阴性。

3. 尿标本的分离培养阳性率比宫颈或尿道拭子低得多，同时分离培养方法操作复杂，耗时长，且不是所有的实验室均具备所需条件，故不常用。

（陈列松　朱翠明）

实验二　沙眼衣原体包涵体的观察

【实验目的】

掌握沙眼衣原体包涵体的形态特征。

【实验器材】

1. 试剂：甲醇、Giemsa 染色液、PBS 等。

2. 玻片、显微镜等。

【实验方法】

1. 涂片　从沙眼患者眼结膜上穹隆病变部位或泌尿生殖道刮取的标本涂在洁净载玻片上。

2. 固定　涂片用甲醇固定 10min。

3. 染色　涂片用 Giemsa 染液染色 30～45min，用 PBS 冲洗涂片 2 次。

4. 镜检　置涂片于显微镜下观察包涵体，观察时注意其形态、大小、染色特性等。

【实验结果】

染色片可见上皮细胞外有大量原体，细胞浆内有染成紫色的包涵体，包涵体中的原体较小，染成红色，始体较大，染成深蓝或暗紫色。有 4 种典型形态：

（1）散在型：由始体组成，呈圆形或卵圆形，散布于胞浆中，1 个上皮细胞内可有 1～3 个或更多。

（2）帽型：多由始体连续排列而成，紧贴于细胞核上，呈帽状（彩图 19）。

（3）桑葚型：由始体和原体堆积而成，长梭形或椭圆形，形似桑葚状。

（4）填塞型：主要由原体构成，充满细胞浆，将细胞核挤压变形，为巨大包涵体。

【思考题】

沙眼衣原体的包涵体经 Giemsa 染色后其形态具有哪些特征？

（曾焱华　陈列松）

实验三 实时荧光定量PCR检测沙眼衣原体

【实验目的】

了解实时荧光定量 PCR 技术的基本原理，熟悉实时荧光定量 PCR 检测沙眼衣原体的基本操作。

【实验原理】

沙眼衣原体（*Chlamydia trachomatis*，Ct）易引起沙眼、包涵体结膜炎和泌尿生殖道感染等多种临床疾病。1996 年美国 Applied Biosystems 公司建立了实时荧光定量 PCR（Real-time fluorescence quantitative PCR，FQ-PCR）技术。该技术优于常规 PCR，检测的敏感性和特异性更强、定量更准、自动化程度更高，现已推广应用于沙眼衣原体等多种病原微生物的快速检测。

FQ-PCR 是 PCR 体系中加入荧光化学物质，利用荧光信号累积实现了实时监测整个 PCR 进程，对未知样本 DNA 进行定量分析的方法。在整个 PCR 反应扩增过程中监测分析扩增相关的荧光信号变化可以绘制出一条荧光扩增曲线（图 17-1）。通常可将荧光扩增曲线分成 3 个阶段：荧光背景信号阶段、荧光信号指数扩增阶段和平台期。利用荧光信号指数扩增阶段 PCR 产物量的对数与起始样本 DNA 量呈线性关系，可绘制出一条标准曲线（图 17-2），进而对模板 DNA 进行定量分析。为了便于定量和比较，引入了两个重要的概念：荧光阈值和 CT 值。荧光阈值是在荧光扩增曲线上人为设定的一个值，它可以设定在荧光信号指数扩增阶段的任意位置。一般荧光阈值的设置是基线（背景）荧光信号的标准偏差的 10 倍。每个反应管内的荧光信号到达设定的阈值所经历的循环数则称为 CT 值。研究表明，起始模板拷贝数越多，CT 值越小。只要获知未知样本的 CT 值，就可从标准曲线上就可以计算出该样本的起始拷贝数。

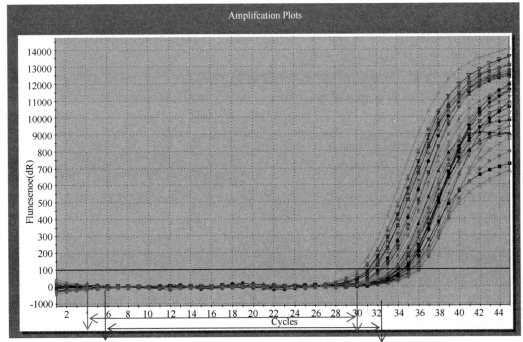

图 17-1 荧光扩增曲线

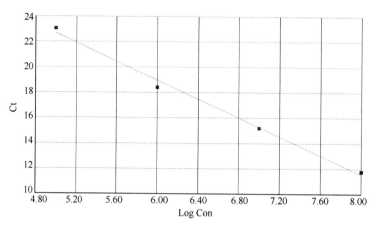

图 17-2　荧光定量标准曲线

目前 FQ-PCR 所使用的荧光化学物质包括荧光探针和荧光染料。荧光探针包括水解探针（如 Taqman）、分子信标（即标记荧光的发夹探针）、荧光标记引物（即联合分子探针系统）和杂交探针（即使用两个特异性的探针，上游探针的 3' 端标记供体荧光素，下游探针的 5' 端标记受体荧光素）。荧光染料通常为 DNA 结合染料，如 SYBR Green Ⅰ。

本实验应用 FQ-PCR 技术检测待检患者临床标本中沙眼衣原体 DNA 含量。

【实验器材】

1. 待检样本　患者眼结膜滤泡组织刮取物或泌尿生殖道拭子。

2. 衣原体样本 2SP 运送培养基：

蔗糖	4.85g
K_2HPO_4	0.21g
KH_2PO_4	0.11g
蒸馏水	100ml

以上成分经高压蒸汽灭菌冷却后，再加胎牛血清 3.1ml、链霉素 5.0μg/ml、万古霉素 10μg/ml、制霉素 2.5IU/ml，混匀即可。

3. DNA 提取液、沙眼衣原体核酸检测试剂盒。

4. 实时荧光定量 PCR 仪、配套 0.2mlPCR 管、无菌生理盐水等。

【实验方法】

1. 取患者眼结膜滤泡组织刮取物或泌尿生殖道拭子置于 1～2ml 2SP 运送培养基中。

2. 向样本管中加入 1ml 无菌生理盐水，充分震荡混匀。

3. 将上述液体全部转移至新的 1.5ml 离心管中，室温下 12000rpm 离心 5min。

4. 弃上清，加入 50μl DNA 提取液，重悬；同时从检测试剂盒中各取 50μl 阴性对照和阳性对照质控品，分别加入等量 DNA 提取液，充分混匀。

5. 将样品管和对照管放置于 100℃裂解 10min 后，再置于室温下 12000rpm 离心 5min。

6. 取 2μl 上清液作为模板，直接加入已准备好的 PCR 反应液（试剂盒提供）中，混匀后，短暂离心以集中样品。

7. 将样品管和对照管放入实时荧光定量 PCR 仪中，按照试剂盒设定的程序参数扩增 DNA，荧光采集点设置在 57℃ 45s 末，由仪器自动检测。

8. PCR 扩增反应结束后由电脑自动分析并计算出样品中沙眼衣原体 DNA 含量。

【注意事项】

1. 样本采集后应避免样本间的交叉污染，并立即送检。

2. 根据样本间的不同，应酌情优化 PCR 扩增反应的相关参数。

（陈列松　李忠玉）

第十八章 螺 旋 体

螺旋体（spirochete）是一类细长、柔韧、弯曲呈螺旋状、运动活泼的原核细胞型微生物。螺旋体种类很多，大多数为非致病性螺旋体，仅少数对人和动物有致病性。对人和（或）动物致病的有钩端螺旋体（简称为钩体）、密螺旋体和疏螺旋体3个属。

实验一 螺旋体的形态观察

一、钩体和梅毒螺旋体的形态观察

【实验目的】

掌握钩端螺旋体和梅毒螺旋体的形态、染色性特征。

【实验原理】

病原性螺旋体形态纤细，折光性强，未经染色时不易查见，用革兰染色法染色时不易着色。常用 Giemsa 染色法（适用于回归热螺旋体）、冯泰纳（Fontana）镀银染色法（适用于各种螺旋体）及暗视野检查法。

【实验器材】

钩端螺旋体和梅毒螺旋体 Fontana 镀银染色示教片、显微镜等。

【实验方法】

1. 使用普通光学显微镜的油镜观察各示教片。

2. 注意观察各螺旋体的大小、形状、螺旋数目、螺旋规则程度和螺旋间距。

【实验结果】

钩端螺旋体和梅毒螺旋体经镀银染色，背景被染为淡黄褐色至棕黑色，钩端螺旋体染成棕褐色，菌体整齐，粗细均匀。螺旋细而致密不明显，一端或两端弯曲呈钩状，使菌体呈 S 形、C 形或 8 字形，有时只略为弯曲而似杆状（彩图 20）。梅毒螺旋体菌体呈棕褐色，细长，两端尖直，有 8～14 个致密而规则的螺旋，形似细密的弹簧（彩图 21）。

【思考题】

钩端螺旋体和梅毒螺旋体经 Fontana 镀银染色后其形态有何不同？

二、牙垢中疏螺旋体的检查

【实验目的】

了解牙垢涂片的检查方法；证实口腔中有螺旋体存在。

【实验原理】

正常人口腔中可带有少量奋森疏螺旋体。革兰阴性梭形杆菌与之共同寄居于人类口腔牙龈部位，当机体免疫力下降时，这两种微生物可大量增殖，协同引起奋森咽峡炎、牙龈炎、口腔坏疽等疾病。革兰染色不易着色，采用镀银染色普通光镜下观察。

【实验器材】

镀银染色液、牙签、生理盐水、载玻片。

【实验方法】

1. 在载玻片中央滴加 1 滴生理盐水，用牙签刮取少许齿龈部牙垢，与生理盐水混合，涂成均匀薄膜状。

2. 自然干燥后，滴加固定液，1min 后，细流水冲洗。

3. 滴加鞣酸媒染液，酒精灯火焰加热至有蒸汽冒出，染色 30s，细流水冲洗。

4. 滴加硝酸银染液，加热使之产生蒸汽，染色 30s，水洗，待干镜检。

【实验结果】

镜下背景为淡黄褐色至棕黑色，菌体稍弯曲，呈疏螺旋形，染成棕褐色或黑褐色。

（曾焱华　陈列松）

实验二　钩端螺旋体的动力观察

【实验目的】

掌握钩端螺旋体动力的观察方法。

【实验器材】

1. 菌种　钩端螺旋体液体培养物。

2. 器材　载玻片、牙签、生理盐水、暗视野显微镜等。

【实验方法】

1. 取钩体液体培养物 1～2 滴于载玻片上，覆以盖玻片，制成压滴标本。

2. 于暗视野显微镜高倍镜或油镜下观察。观察时注意钩体形态及运动形式。

【实验结果】

在黑暗背景中，钩体像一串发亮的微细珠粒，一端或两端弯曲成钩状（图 18-1），运动活泼，或以长轴为中心，做回旋运动，或以波浪式朝直端方向前进。

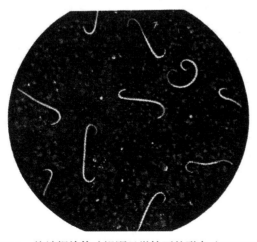

图 18-1　钩端螺旋体暗视野显微镜下的形态（×1000）

【思考题】

暗视野显微镜观察钩端螺旋体的原理是什么？

（陈列松　曾焱华）

实验三　钩端螺旋体的分离培养

【实验目的】

熟悉培养钩端螺旋体的基本方法，了解钩端螺旋体常用培养基及培养结果的观察。

【实验原理】

钩端螺旋体人工培养较容易，但营养要求复杂，常用柯索夫（Korthof）培养基，其中需加入 10%～20% 的兔血清或牛血清。血清能为钩端螺旋体生长提供氨基酸和脂肪以促进其生长，还能中和毒性代谢产物。需氧或微需氧，适宜温度为 28～30℃，pH7.2～7.6，生长缓慢。

【实验器材】

1. 钩端螺旋体菌种或临床标本：钩体病发病 10d 内患者血液 2～3ml、发病 2w 后病人中段尿 30～50ml、动物肾脏标本。

2. 含 20% 兔血清的柯索夫（Korthof）培养基。

3. 其他：毛细吸管、酒精灯、培养箱、暗视野显微镜等。

【实验方法】

1. 传代培养：取 0.1ml 钩端螺旋体菌液接种到 10ml 柯氏培养基中，置 28℃孵箱培养。

2. 临床标本中钩端螺旋体的分离培养：将血液标本（2～3 滴）、尿沉渣（0.3～0.5ml）或剪碎的动物肾脏标本接种于 2～3 支柯氏液体培养基中，置 28℃孵箱培养。

3. 从接种后第 3d 起，每日观察生长情况。若见培养基混浊，则用暗视野镜检查有无钩体。若有，应用已知诊断血清鉴定其血清群和血清型。

【实验结果】

1. Korthof 液体培养基　钩端螺旋体生长后，培养基呈半透明云雾状混浊，在液面下 1cm 左右处最为明显，轻摇培养基，有絮状物泛起。7～10d 为钩体繁殖高峰，暗视野显微镜下可观察到运动活泼的钩体。临床标本若培养 30～40d 仍无钩体生长才能报告为阴性。

2. 固体培养基　一般 2w 左右可形成圆形、扁平、无色透明、大小不等的菌落。

【注意事项】

为提高检出率和减少污染，血标本宜在床旁接种，而且不加抗凝剂；尿液标本离心后沉渣则接种于含 100～400μg/ml 氟尿嘧啶（5-Fu）的柯氏培养基内。

（赵兰华　朱翠明）

实验四 致病性螺旋体的血清学试验

一、钩端螺旋体显微镜凝集试验

【实验目的】

熟悉钩端螺旋体显微镜凝集试验的原理及应用。

【实验原理】

钩端螺旋体显微镜凝集试验（microscopic agglutination，MAT）是目前用得最多的钩体血清学试验之一。在暗视野显微镜下，钩端螺旋体运动活泼，若遇到同型的免疫血清后会发生蜘蛛样凝集，当抗体浓度高时，可使凝集发生溶解，故又叫做凝集溶解试验。本试验有型特异性和较高敏感性，可用于临床诊断、钩体血清型鉴定和流行病学调查。

【实验器材】

1. 已知型别的钩端螺旋体液体培养物。

2. 患者血清标本。

3. 与上述同型的钩端螺旋体免疫血清。

4. 生理盐水、玻片、盖玻片、微量吸管、暗视野显微镜等。

【实验方法】

1. 用生理盐水将患者血清自 1∶50 开始，作一系列倍比稀释，直到 1∶12800（表 18-1）。

2. 取各稀释度免疫血清 0.1ml 分别加入有机玻璃凹孔板中，最后 1 孔加 0.1ml 生理盐水作对照。

3. 每孔加 0.1ml 钩体纯培养物，轻轻混匀，置 28～30℃温箱孵育 2h。

4. 将各孔分别取 1 滴于载玻片上，覆以盖玻片，在暗视野显微镜下观察钩体凝集溶解情况。

表 18-1　显微镜凝集试验操作程序　　　　　　　　　　　　　（单位：ml）

凹孔编号	1	2	3	4	5	6	7	8	9	10（对照）
稀释血清量	0.1	0.1	0.1	0.1	0.1	0.1	0.1	0.1	0.1	盐水 0.1
血清稀释度	1∶50	1∶100	1∶200	1∶400	1∶800	1∶1600	1∶3200	1∶6400	1∶12800	—
钩体培养物	0.1	0.1	0.1	0.1	0.1	0.1	0.1	0.1	0.1	0.1
血清最终稀释度	1∶100	1∶200	1∶400	1∶800	1∶1600	1∶3200	1∶6400	1∶12800	1∶25600	—
摇匀，置 37℃2h										
结果										

【实验结果】

1. 结果判断标准　以凝集情况和游离活钩体的比例来判定结果。

++++：几乎全部钩体溶解，呈团块状或大小不等的残片，间或有少数游离的钩体存在。

+++：约 75%以上的钩体凝集，呈块状或蜘蛛状，约 25%钩体游离。

++：约 50%钩体凝集，呈小蜘蛛状，约 50%钩体游离。

+：约 25% 钩体凝集，75% 钩体游离。

−：全部钩体正常，分散，无凝集。

2. 效价判定　能使抗原发生凝集溶解（++）的血清最高稀释度为该血清的凝集效价。一般凝集效价在 1：300 以上或晚期血清比早期血清效价高 4 倍以上有诊断意义。

【思考题】

钩端螺旋体显微镜凝集试验的原理是什么？结果如何判断？

二、梅毒螺旋体血清学试验

梅毒的血清学试验根据所用抗原不同可分两类。第一类是非螺旋体抗原试验，用正常牛心肌的心脂质作为抗原，检测患者血清中的反应素（抗脂质抗体）。属于这一类的试验的有性病研究实验室试验（venereal disease research laboratory，VDRL）、不加热血清反应素试验（unheated serum reagin test， USR）、快速血浆反应素试验（rapid plasma reagin，RPR）、甲苯胺红不加热血清试验（toluidine red unheated serum test，TRUST）等，敏感性高而特异性差，有生物学假阳性反应，适用于梅毒患者的初筛。在结果分析和判断时，应结合临床资料，以排除假阳性反应。第二类为螺旋体抗原试验，采用 Nichols 株梅毒螺旋体或重组蛋白作为抗原，测定病人血清中特异性抗体。常用的方法有：荧光密螺旋抗体吸收试验（fluorescent treponemal antibody-absorption，FTA-ABS）、梅毒螺旋体血凝试验（treponema pallidum hemagglutination assay，TPHA）、梅毒螺旋体明胶颗粒凝集试验（treponema pallidum particle agglutination test，TPPA）和基于重组梅毒螺旋体抗原的血清学方法。第二类试验特异性、敏感性均高，可作为梅毒感染确证试验，但试验复杂，不易推广，主要用于疑难病例的诊断和鉴别生物学假阳性。

【实验目的】

熟悉梅毒螺旋体的血清学筛选试验和确证试验。

（一）快速血浆反应素试验（RPR）

【实验原理】

本法是 USR 的改良试验，适用于血清和血浆标本。RPR 所用的抗原是吸附于炭粒上的类脂质抗原，试验在特制的白色纸卡上进行，在白色底板上出现黑色凝集颗粒或絮片为阳性反应。此法可进行半定量检测，快速、简便、不需显微镜，适于进行大量筛选实验。

【实验器材】

1. 待检血清标本或血浆标本。

2. RPR 试剂盒。

【实验方法】

1. 定性试验

（1）在卡片圆圈中加入 50μl 待检血清，并扩展到整个圆圈。

（2）摇匀 RPR 悬液，用滴管吸取后在每份标本中垂直加入 1 滴。

（3）旋转摇动卡片 8 min，速度约 100r/min，立即在明亮光线下肉眼观察结果。

2. 定量试验　定性试验阳性和弱阳性者，都必须做定量试验。方法是将血清用生理盐水作对倍稀释，从 1∶2 至 1∶32 按定性试验操作。若效价高于 1∶32，则应测 1∶64、1∶128、1∶256 稀释度。以最高稀释度达到阳性或弱阳性反应作为效价。

【实验结果】

阳性反应：可见大或中等大小黑色凝集块。

弱阳性反应：可见小凝集块。

阴性反应：抗原颗粒分布均匀，无块状物。

【注意事项】

1. 本试验在 23～29℃室温进行，气温过低或过高都可能影响反应性。试剂及待检血清从冰箱取出后也应在 23～29℃处放置 30min 再做试验。

2. 本试验系非特异性反应，需结合临床进行综合分析，必要时需做梅毒螺旋体抗体特异性试验。

3. 应排除某些疾病引起的生物学假阳性和技术性误差引起的假阳性。生物学假阳性的效价一般不超过 1∶8。

4. 每次实验均应设阴、阳性对照。

（二）梅毒甲苯胺红不加热血清试验（TRUST）

【实验原理】

TRUST 试验原理与 RPR 试验原理相同，唯 TRUST 抗原中加入甲苯胺红染料颗粒代替碳颗粒作为指示物，使阳性结果出现红色絮状凝集现象，阴性结果甲苯胺红颗粒聚集于中央一点或均匀分散。本试验可作为梅毒病人的诊断和疗效参考。

【实验器材】

1. 待检血清标本。

2. TRUST 诊断试剂盒。

【实验方法】

1. 定性试验

（1）分别吸取 50μl 梅毒阳性对照和阴性对照血清均匀铺加在纸卡的两个圆圈中。

（2）取待检血清或血浆 50μl（不需灭活）置于纸卡的另一圆圈中。

（3）用专用滴管及针头垂直分别滴加 TRUST 试剂 1 滴于上述血清中。

（4）按每分钟 100 转摇动 8min，肉眼观察结果。

2. 定量试验　将待检血清用生理盐水作倍比稀释，然后按上述定性方法进行试验，以呈现明显凝集反应的最高稀释度作为该血清的凝集效价。

【实验结果】

阳性反应（+++～++++）：可见中等或较大的红色凝聚物。

弱阳性反应（+～++）：可见较小的红色凝聚物。

阴性反应（−）：可见均匀的抗原颗粒而无凝聚物。

（三）梅毒螺旋体明胶颗粒凝集试验（TPPA）

【实验原理】

将梅毒螺旋体 Nichols 株的精制菌体成分包被于人工载体明胶粒子上。这种致敏粒子和标本中的梅毒螺旋体抗体结合时可产生凝集反应，由此可以检测出血清或血浆中的梅毒螺旋体抗体，并且可用来测定抗体效价。一般用于筛选试验阳性结果的确证试验。

【实验器材】

1. 待检标本　筛选试验中阳性患者血清。

2. TPPA 试剂盒。

3. U 型微量反应板（96 孔）、微量加样器（25μl）、微量滴管（25μl）、平板混合器等。

【实验方法】

按试剂盒说明书操作，定性试验只做 4 孔，半定量试验做 12 孔，见表 18-2。

表 18-2　TPPA 实验操作表　　　　　　（单位：μl）

孔号	1	2	3	4	5	6	7	8	9	10	11	12
标本稀释液	100	25	25	25	25	25	25	25	25	25	25	25
标本	25	25	25	25	25	25	25	25	25	25	25	25
标本稀释倍数	1:5	1:10	1:20	1:40	1:80	1:160	1:320	1:640	1:1280	1:2560	1:5120	1:10240
未致敏粒子			25									
致敏粒子				25	25	25	25	25	25	25	25	25
标本最终稀释倍数			1:40	1:80	1:160	1:320	1:640	1:1280	1:2560	1:5120	1:10240	1:20480

1. 用微量滴管将血清稀释液滴入微量反应板第 1 孔中，共计 4 滴（100μl），从第 2 孔至最后一孔各滴入 1 滴（25μl）。

2. 用微量加样器取样品 25μl 至第 1 孔中，混匀后取 25μl 加入第 2 孔，依此类推倍比稀释至最后一孔取 25μl 弃去。

3. 用试剂盒中提供的专用滴管（每滴 25μl）在第 3 孔中滴入 1 滴未致敏粒子，从第 4 孔至最后一孔各滴入 1 滴致敏粒子。

4. 用平板混合器以不会导致微量反应板内容物溅出的强度混合 30s，加盖后于室温（15~30℃）水平静置。2h 后观察结果，24h 不影响结果判断。

【实验结果】

1. 结果判定标准　凡出现明胶颗粒凝集者为阳性反应，不出现凝集者为阴性反应：

－（不凝集）：明胶颗粒集中在孔中央，呈纽扣状，边缘光滑。

±（可疑）：明胶颗粒浓集呈边缘光滑、圆整的小圆环。

＋（凝集）：明胶颗粒形成较大的环状凝集，外周边缘不光滑。

＋＋～＋＋＋（强凝集）：明胶颗粒覆盖在整个孔底，呈多形性膜状，边缘粗糙。

2. 结果判定　阳性：未致敏粒子（最终稀释度 1:40）的反应判定为（－），致敏粒子（最终稀释度 1:80 以上）的反应判定为阳性（＋）时，最终判定为阳性，以显示反应为阳性（＋）时的最高稀释倍数作为抗体效价。

阴性：无论未致敏粒子呈现何种反应，只要致敏粒子（最终稀释度 1:80）的反应显示为阴性（－）时，最终判定为阴性。

可疑：未致敏粒子（最终稀释度 1:40）的反应判定为（－）且致敏粒子（最终稀释度

1：80）的反应判定为可疑（±）时，最终判定为可疑。

【注意事项】

1. 试剂盒应贮存于 2～8℃，切勿冰冻保存。不同批号的试剂不能混用。每次实验前应将从冰箱拿出的试剂盒放置室温平衡 30min 以上，并将试剂充分摇匀。

2. 明胶颗粒专用滴管不能混用，不能用来稀释血清。每次实验都需要做阳性和阴性对照。

3. 样品中如果存在红细胞等其他成分，会给反应带来不便，所以应在离心除去之后再进行检查。

4. 微量反应板中的内容物应充分混合后再静置。静置过程中，一定要对微量反应板加盖并禁止振摇。

5. 结果为阳性时，应进行随访并结合临床综合考虑。结果为可疑时，还需要用其他方法（如 FTA-ABS）复查。对于未致敏粒子和致敏粒子均显示（±）以上凝集的标本，应参照试剂盒说明书用非致病性的梅毒螺旋体 Reiter 株制成的吸收液进行吸收试验后再复查。

6. 此类患者的血清等标本，可能存在 HBV、HCV、HIV 等病原体，因此，所有的检样、用过的器具、废弃液体等均应按传染性物品处理。

（四）荧光密螺旋体抗体吸收试验（FTA-ABS）

【实验原理】

利用非致病性的梅毒螺旋体 Reiter 株吸附待检血清中可能存在的非特异性交叉抗体，然后将血清与梅毒螺旋体抗原混合，再加入荧光标记的抗人 IgG 抗体，荧光显微镜下观察，若血清中有梅毒螺旋体抗体，则在镜下可见发荧光的抗原抗体复合物。因血清中的非特异性抗体通过吸附试验已去除，因此，此试验具有高度特异性，可用于筛选试验后的确证试验。

【实验器材】

1. 待检标本　筛选试验中阳性患者血清。

2. 梅毒螺旋体 Reiter 株。

3. U 型微量反应板（96 孔）、微量加样器、平板混合器。

4. PBS、荧光素标记抗人 IgG 等。

【实验方法】

1. 抗原片制备　将梅毒螺旋体 Reiter 株抗原悬液在干净载玻片上均匀涂布数个直径约为 5mm 的菌膜，干燥后，用甲醇固定。

2. 待测血清处理　将待检血清置于 56℃水浴灭活 30min，然后取 50μl 热灭活血清与 200μl 吸附剂（非致病性梅毒螺旋体 Reiter 株）混匀，37℃处理 30min，以充分去除血清中可能存在的非特异性抗体。

3. 荧光染色　将处理后的血清用无菌 PBS 缓冲液进行 1：20、1：40、1：80 至 1：320 等不同程度倍比稀释。然后将稀释后的血清分别滴加于抗原菌膜上，于 37℃湿盒内孵育 30min，PBS 冲洗，于 PBS 缓冲液中浸泡 5min，换液 3 次，晾干。在各抗原反应片上滴加荧光素标记的抗人 IgG，于湿盒内 37℃孵育 30min，再按前述方法用 PBS 进行浸泡冲洗，自然干燥后用甘油缓冲液封片。

4. 荧光显微镜观察　阳性结果表现为镜下可见多数荧光菌体,阴性对照无荧光菌体或偶见极少量荧光菌体。

【实验结果】

1. 参照阳性标准血清的荧光强度判断试验结果。

高倍镜下，100%螺旋体出现荧光：++++。

高倍镜下，75%左右螺旋体出现荧光：+++。

高倍镜下，约50%螺旋体出现荧光：++。

高倍镜下，约25%螺旋体出现荧光：+。

高倍镜下，无荧光菌体或偶见极少数发荧光菌体出现：-。

2. 参照非特异性血清荧光强度判定可疑结果为：++或+。

3. 参照阴性对照血清判定阴性结果为：-或+。

（陈列松　李忠玉）

第十九章　真　　菌

实验一　真菌形态、结构的观察

真菌（fungus）是真核细胞型微生物，可分为单细胞真菌和多细胞真菌两大类。单细胞真菌的结构较为简单，如新生隐球菌，只是由母细胞发芽而繁殖；大多数真菌为多细胞，由菌丝和孢子两部分组成，由于菌种的不同，可出现不同形式的菌丝和孢子。由于真菌有特殊的形态和结构，因此形态学诊断有一定价值，一般根据其形态结构及培养特性即可对真菌进行分类鉴定。

【实验目的】

通过观察示教片，熟悉单细胞真菌和多细胞真菌的形态特点。

一、单细胞真菌的形态观察

【实验器材】

白假丝酵母菌革兰染色及小培养示教片、新生隐球菌墨汁负染示教片、显微镜等。

【实验方法】

1. 油镜下观察白假丝酵母菌革兰染色示教片、新生隐球菌墨汁负染示教片。

2. 高倍镜下观察白假丝酵母菌小培养示教片。

【实验结果】

1. 白假丝酵母菌　镜下可见革兰阳性的单细胞菌体、呈卵圆形，大小不等，染色不均，比葡萄球菌大 5～6 倍，并见芽生孢子与假菌丝，丛生的芽生孢子呈圆形或卵圆形，假菌丝呈藕节状（彩图 22）。

2. 白假丝酵母菌厚膜孢子　白假丝酵母菌菌体上出芽伸长可形成假菌丝，在假菌丝紧束点上又附着芽生孢子，一些菌丝顶端可见较大、圆形、壁厚的孢子，即称厚膜孢子（彩图 23）。

3. 新生隐球菌　镜下观察新生隐球菌墨汁负染涂片，在黑色背景上可见发亮、大小不等的圆形单细胞菌体，有时还可见到出芽菌体。细胞壁较厚，在菌体周围有透明发亮的肥厚荚膜（彩图 24）。

二、多细胞真菌形态观察

【实验器材】

1. 毛癣菌培养物、毛霉菌培养物、石膏样小孢子菌或絮状表皮癣菌培养物。

2. 乳酸酚棉蓝染色液、显微镜等。

【实验方法】

将融化的沙保培养基少许加于消毒载玻片上，待凝后，将待检真菌接种在琼脂中央，覆盖消毒盖玻片，37℃培养 1～2d，室温放 24h 后，棉蓝染色，用低倍镜或高倍镜观察菌丝与孢子。

【实验结果】

注意观察菌丝分枝、交织，有无分隔，及菌丝的特征性表现，如呈螺旋状、球状、梳状、结节状等（图 19-1）。

1. **毛癣菌棉蓝染色片** 可见到有隔菌丝，菌丝在一定间距连有明显横隔。

2. **毛霉菌棉蓝染色片** 可见无隔菌丝，菌丝中无横隔将其分段。

3. **石膏样小孢子菌或絮状表皮癣菌棉蓝染色片** 可见壁厚、体积较大，由多个细胞组成，呈梭状、棍棒状或梨状的大分生孢子，有数个分隔，每一个横隔为一个细胞（彩图 25）。

4. **毛癣菌或絮状表皮癣菌棉蓝染色片** 可见体积较小，只有一个细胞，呈圆形、卵圆形、梨形或棍棒形的小分生孢子，常直接或由小侧枝连接而生长于菌丝的侧面。

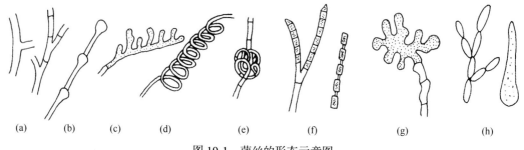

(a)　　　(b)　　　(c)　　　(d)　　　　(e)　　　　(f)　　　　(g)　　　　(h)

图 19-1　菌丝的形态示意图

（a）单纯菌丝，（b）球拍状菌丝，（c）破梳状菌丝，（d）螺旋状菌丝，（e）结节菌丝，（f），鹿角状菌丝，

（g）关节菌丝，（h）假菌丝

（赵飞骏　李忠玉）

实验二　真菌分离培养技术

大多数真菌营养要求不高，37℃（深部真菌）或室温 20～28℃（浅部真菌）条件生长较好，在弱酸性（pH4.0～6.0）和较高的湿度时生长缓慢，一般需 1～2w 才形成典型菌落。培养真菌的方法可分为大培养法和小培养法，大培养法主要用于患者标本的分离培养及真菌培养性状和菌落特性的观察；小培养法则可以直接观察到生活状态下真菌的完整结构及发育过程，在鉴定上有重要意义。常用的培养基有沙保弱培养基（Sabouraud）、麦芽糖培养基、葡萄糖培养基、玉米粉琼脂培养基及血液琼脂培养基等。

【实验目的】

1. 掌握真菌的三种典型菌落的形态特征。

2. 熟悉真菌的大、小培养方法。

一、真菌大培养

【实验器材】

1. **菌种**　新生隐球菌、白假丝酵母菌、絮状表皮癣菌琼脂斜面培养物。

2. **培养基**　沙保弱琼脂斜面培养基。

【实验方法】

以无菌操作方法用接种环挑取新生隐球菌、白假丝酵母菌、絮状表皮癣菌琼脂斜面培养物，分别点种于沙保琼脂斜面培养基上，置37℃培养3~7d后，观察其菌落特征。

【实验结果】

观察结果时应注意菌落的形态特点及颜色变化。真菌菌落在形态上可分为三大类：

1. 酵母型菌落（yeast type colony）　多数单细胞真菌的菌落为酵母型菌落，菌落圆形、较大、呈浅棕色至褐色，边缘整齐，表面湿润光滑，无菌丝伸入培养基内，类似一般细菌菌落。有荚膜真菌的菌落外观黏稠，无荚膜者不黏稠，新生隐球菌属此类型菌落。

2. 类酵母型菌落（yeast-like type colony）　菌落圆形、较大、呈白色奶油状，与酵母型菌落相似，但菌落底层有假菌丝长入培养基内，呈树枝状。陈旧培养物颜色变深，菌落逐渐变硬或皱褶。白假丝酵母菌属此类型菌落。

3. 丝状型菌落（filamentous type colony）　菌落为棉絮状、绒毛状或粉末状，除了菌落底层有营养菌丝长入培养基内外，菌落表面还可见有气生菌丝，且其正面和背面可显示各种不同颜色的色素，对多细胞真菌的鉴定有意义。絮状表皮癣菌属此类型菌落。

二、真菌小培养

【实验器材】

1. 标本　白假丝酵母菌、絮状表皮癣菌沙保弱琼脂培养物。

2. 培养基　沙保弱培养基。

3. 其他　培养皿、镊子、小刀、玻片、盖玻片、接种针、显微镜等。

【实验方法】

1. 分别在两套培养皿中倾注熔化的沙保弱培养基和玉米面琼脂培养基，成为3~4mm的薄层。待凝固后，用小刀切成1cm^{2}的小块置于无菌的载玻片上。

2. 用接种针在培养基四周从侧面穿刺接种真菌，加盖玻片。白假丝酵母菌接种于玉米面琼脂培养基，絮状表皮癣菌接种于沙保弱培养基。

3. 将接种好的载玻片置于一定湿度的无菌平皿内，置28℃温箱中培养3~5d。逐日在高倍镜下观察生长现象。

【实验结果】

1. 白假丝酵母菌玉米面琼脂载玻片　高倍镜下可见假菌丝、厚膜孢子及芽生孢子。

2. 絮状表皮癣菌沙保弱琼脂载玻片　高倍镜下可见大分生孢子、小分生孢子、气中菌丝。

【注意事项】

1. 培养时要保证一定的湿度。

2. 由于真菌会产生大量的孢子，所以在做小培养时各菌种间不可共用一个湿盒，以免污染。操作最好在生物安全柜中进行，避免孢子对空气的污染。

（曾焱华　陈利玉）

实验三　临床标本中常见真菌的检查

一、浅部感染真菌的检查

寄生或腐生于角质蛋白（表皮角质层、毛发、甲板）的真菌统称浅部真菌。可分为皮肤癣菌和角层癣菌两类。皮肤癣菌有毛癣菌属、小孢子菌属和表皮癣菌属等 3 个属约 36 种。癣症的实验室诊断，一般可取患者病变部位组织材料直接镜检，观察真菌菌丝和孢子，即可做出初步诊断。必要时可进行真菌培养鉴定。

【实验目的】

熟悉浅部感染真菌的检查方法。

【实验器材】

1. 标本　采集病变部位材料。发癣可用镊子拔取病损部位的断残头发或带有白色菌鞘的病损部毛发；手足癣、体股癣等可用小刀刮皮肤损害部位的边缘，以获得皮屑。甲癣则可用小刀刮患病指（趾）甲深层以获得甲屑。取标本时，最好先用 1∶10000 新洁尔灭洗涤患部后，再刮取标本。

2. 试剂　10% KOH 溶液。

3. 器材　载玻片，盖玻片，酒精灯。

【实验方法】

1. 标本制作　将病发、皮屑、甲屑等放于清洁载玻片上，往上滴 1～2 滴 10% KOH，加盖玻片，于酒精灯火焰上方微微加热（往返数次），静置 3～5min，以加速角质溶解，使标本透明，轻轻挤压盖玻片使成薄片，驱去气泡，吸去周围溢液。

2. 先用低倍镜检查有无真菌菌丝或孢子，再以高倍镜观察菌丝和孢子形态、位置、大小和排列方式等特征。镜检时光线宜稍暗。

【实验结果】

在镜下若能见到典型的菌丝和孢子可初步诊断为真菌病。若需进一步确诊由何种真菌引起，则需培养后鉴定。

【注意事项】

1. 观察菌丝和孢子时，应注意与纤维、表皮细胞、气泡及油点等区别。

2. 阴性结果不能完全排除真菌感染，需要复查。

3. 如为毛发标本，切忌加热加压过甚，以保持毛发原型为宜，便于观察真菌与毛发的关系。

【思考题】

在显微镜下观察手足癣真菌标本时，常用哪种物质处理标本？为什么？

（曾焱华　赵飞骏）

二、深部感染真菌的检查

侵犯表皮及其附属器以外的组织和器官的病原性真菌或机会致病性真菌称为深部真

菌。常见的机会致病性真菌有白假丝酵母、新生隐球菌等。深部感染真菌的检查应根据病情取病变部位分泌物、排泄物、体液、痰液及血液等。标本采集时注意无菌操作，样本量要足够，并及时送检。

【实验目的】

熟悉深部感染真菌的检查方法。

（一）白假丝酵母菌的检查

白假丝酵母菌是机会致病菌，通常存在于人的皮肤及口腔、上呼吸道、阴道与肠道黏膜，当机体出现菌群失调或抵抗力下降时，可引起皮肤、黏膜和内脏的急性或慢性炎症，即白假丝酵母病。菌体呈圆形或卵圆形，革兰染色阳性，在组织内易形成芽生孢子及假菌丝。在1%吐温-80玉米粉琼脂培养基上可形成丰富的假菌丝，同时也产生真菌丝和厚膜孢子。

【实验器材】

1. 疑似白假丝酵母菌感染的临床标本。

2. 培养基　沙保弱琼脂平板、1%吐温-80玉米粉琼脂培养基、正常人血清或羊血清。

3. 其他　家兔、载玻片、盖玻片、显微镜等。

【实验方法】

1. 直接涂片镜检　取口腔病灶黏膜、阴道分泌物、皮屑、甲屑、血、尿、粪、脑脊液、胸水或尸体解剖材料，制作10%KOH溶液或生理盐水盖玻片压滴标本，高倍镜或油镜检查。

2. 分离培养　取刮屑、拭子或痰、脓等临床标本接种于加有青、链霉素的沙保弱琼脂平板上，置37℃培养2～4d。

3. 鉴定　假丝酵母菌种类繁多，可根据形态结构、培养特性、生化反应等进行鉴别。

（1）芽管形成试验：将该菌接种于0.5～1.0ml正常人血清或羊血清中，37℃孵育1.5～4h后镜检。

（2）厚膜孢子形成试验：将该菌接种于1%吐温-80玉米粉琼脂培养基，于25℃培养24～48h。

（3）动物试验：经家兔耳静脉或皮内注射1%白假丝酵母菌生理盐水悬液1ml。

【实验结果】

1. 直接涂片镜检　镜下可见卵圆形芽生孢子及假菌丝。若查到大量假菌丝表明白假丝酵母菌处于致病阶段，有一定的诊断意义。

2. 分离培养　在沙保弱琼脂平板上培养2～4d后，出现灰白或奶油色、表面光滑、带有浓厚酵母气味的类酵母型菌落。菌落涂片镜检可见假菌丝及成群（2～4）μm×6μm大小的卵圆形芽生孢子。

3. 鉴定

（1）芽管形成试验：镜检可见芽生孢子及藕节状芽管形成，用于白假丝酵母菌的快速诊断。

（2）厚膜孢子形成试验：在玉米粉琼脂培养基中培养24～48h后生长出灰白色菌落，菌落涂片镜检可见大量菌丝，菌丝顶端、侧缘或中间可见厚膜孢子。厚膜孢子是鉴定白假丝酵母菌的重要特征。

（3）动物试验：静脉注射后家兔4～5d内可死亡，解剖可见肾脏、肝脏肿大，有许多白色小脓肿分布在脏器中。注射于家兔皮内，注射处于 48h 可形成脓肿。

【注意事项】

1. 培养温度若超过 27℃，难以形成厚膜孢子。

2. 在血中或脑脊液中查到白假丝酵母菌可以确诊。

（二）新生隐球菌的检查

新生隐球菌（cryptococcus neoformans）是隐球菌病的病原体。该菌种类较多，在自然界分布广泛，鸽粪中大量存在，也存在于人体的体表、口腔和粪便中。多数引起外源性感染，也可引起内源性感染。本菌可以侵犯皮肤、黏膜、淋巴结、骨和内脏各器官，最易侵犯的是中枢神经系统，引起慢性脑膜炎。

【实验器材】

1. 疑似新生隐球菌感染的临床标本。

2. 培养基　沙保弱琼脂平板。

3. 其他　印度墨汁、载玻片、盖玻片、中性树胶、显微镜等。

【实验方法】

1. 标本采集　病人的脑脊液、痰、脓液、尿、活组织及尸体解剖材料。如检查脑脊液，离心取沉淀物检查。

2. 直接涂片镜检　采用墨汁负染色法，将检材或沙保固体斜面培养物置于载玻片上，与 1 滴印度墨汁混匀，盖上盖玻片，四周用中性树胶密封，用高倍镜镜检。

3. 分离培养　将检材接种于沙保弱琼脂平板 2 个，分别在室温和 37℃培养 2～5d。可依据标本情况，在培养基中加入青、链霉素以抑制细菌生长。

4. 动物接种　将病人的传染性检材经青、链霉素处理后，制成悬液，注射于小白鼠腹腔内；或取分离到的纯培养物制成盐水悬液，注射于小白鼠的脑腔或腹腔内。3～4w 后取腹部胶质样物质或脑组织行墨汁负染色后镜检，并进行真菌的分离培养。

【实验结果】

1. 直接涂片镜检　在组织、痰或渗出液中检出圆形或卵圆形的有折光性的菌体，外周有一圈透明的肥厚荚膜即可步诊断为新生隐球菌。

2. 分离培养　在室温和 37℃培养 2～5d 后形成乳白色、不规则酵母型菌落，表面有蜡样光泽。继续培养则菌落增厚，颜色由乳白、奶油色转变为橘黄色。镜检可见有荚膜的圆形和卵圆形菌体，无假菌丝。能在 37℃中生长的特性为本菌与其他非病原性隐球菌相区别的特征。

3. 动物接种　动物脑组织或腹腔液涂片，经墨汁负染色后镜检后可见芽生、有荚膜的酵母样细胞，并可从病灶材料分离出本菌。

【注意事项】

1. 在本菌分离培养时，可在培养基内加青、链霉素，以抑制杂菌生长。但由于放线菌酮可抑制本菌生长，故不能用。

2. 已发现新生隐球菌的一些变种，其菌体的形态有多样性。在分离鉴定时要加以注意。

（曾焱华　赵飞骏）

第四篇 医学微生物学设计性实验

一、浓汁标本中常见病原菌的分离鉴定

患者，男，23 岁。以"外伤后左足底疼痛 1 周，加重伴发热、畏寒 2 天"来诊。1 周前，患者自高处跳下，左足底落地时，接触突出的石块，被其垫伤。伤后，左足底足掌处出现青紫、肿胀，且自觉疼痛较甚，但尚能行走。伤后 3 天曾到某镇医院诊断为"左足底外伤后血肿"，给予双氯灭痛及云南白药口服，但病情不见好转，左足肿胀、疼痛愈发严重，以致左足不敢落地，上下楼梯时须双手扶住。2 天前患者出现左足剧烈肿痛，伴发热、畏寒、周身不适来急诊。既往体健。查体：体温 38.7℃，脉搏 92 次/分，呼吸 22 次/分，血压 130/80mmHg，神志清，表情痛苦，面色燥红。外科检查：左足肿胀较甚且颜色紫红，足底见足掌处中间隆起约 3cm×3cm，中心颜色暗青，压痛显著，压之坚实感，波动感不明显。局部诊断性穿刺，可抽出红白相间的脓性分泌物。血常规示：RBC $4.5×10^{12}$/L，Hb 130g/L，白细胞 $18.3×10^9$/L，中性粒细胞 0.87，淋巴细胞 0.13；左足跖骨正斜位片示：未见骨折征象。初步诊断为"外伤后左足底血肿继发化脓性感染"，并收入院治疗。

【实验目的】

将化脓性细菌的分离鉴定的方法应用到具体的临床实际病例中，培养学生对化脓性细菌的分离鉴定的思维能力和实验技术，加深对化脓性细菌基本知识的掌握。

【实验器材】

浓汁标本、血琼脂平板、甘露醇发酵管、$3\%H_2O_2$、兔血浆、生理盐水、革兰染色液、药物滤纸片、玻片、酒精灯、显微镜、普通培养箱等。

【实验要求】

根据所学的医学微生物学实验知识，请同学自行查阅文献资料，参考实验教材，设计出实验室诊断方案，进行小组讨论，由教师点评，确定实验方案，进行实验操作，以明确诊断，并做药物敏感试验，以指导临床用药。实验后写出实验报告。

【思考题】

脓汁标本中常见病原菌有哪些？这些细菌的生物学性状如何？其致病性与临床表现的关系如何？怎样进行病原学鉴别诊断？请写出临床浓汁标本中化脓性细菌的分离与鉴定程序。

（张　艳　李忠玉）

二、淋病奈瑟菌感染的微生物学检查

患者，男，30 岁，已婚。主诉：尿痛、尿频、尿道口红肿、流脓 3 天。病史：既往身体健康，近三天出现尿道口红肿、尿道黏液性分泌物渐多、尿道口流脓等症状，8 天前有不洁性接触史。体格检查：除尿道口红肿、有脓性分泌物流出外，其余未见异常。相关检

查：取尿道脓性分泌物直接涂片，革兰染色后镜检，在中性粒细胞内发现革兰阴性双球菌。根据症状及相关检查初步诊断为急性淋菌性尿道炎。

问题：对该病例还可做哪些检查进行进一步确证？

【实验目的】

请根据本病例提供的病史要点、症状和体征，应用所学的医学微生物学基本知识设计一个确证淋病的实验方案。

【实验器材】

患者尿道脓性分泌物标本、巧克力（色）血琼脂平板、药物滤纸片、革兰染色液、荧光抗体染色法检测淋球菌诊断试剂盒、淋球菌核酸检测试剂盒、氧化酶试剂、荧光显微镜、PCR 仪等。

【实验要求】

请按淋病奈瑟菌分离培养和鉴定的基本程序，设计出全套实验方案，从所给的临床标本中分离出淋病奈瑟菌并进行鉴定，以明确诊断，并做药物敏感试验，以指导临床用药。实验后写出实验报告。

【思考题】

淋病奈瑟菌主要通过什么途径传播？其感染后的主要临床表现是什么？在其微生物学检查中应注意哪些事项？其快速检测方法有哪些？

（李忠玉　赵飞骏）

三、志贺菌属细菌感染的微生物学检查

患者，女，21 岁。急性腹痛、腹泻 2d，先为稀水样便，后转为黏液脓血便，每天 10 余次，便量少，有明显里急后重感，肠鸣音亢进。体温 38.5℃，脉率 90 次/分，血压 110/75mmHg。白细胞数 $16×10^9$/L，中性粒细胞 0.78，淋巴细胞 0.15。大便常规白细胞（＋＋＋），红细胞（＋＋），巨噬细胞少许，未见阿米巴原虫。

问题：引起本病可能的病原菌是什么？如何进行微生物学检查？

【实验目的】

将粪便标本中肠道致病菌的分离鉴定技术应用到具体的临床实际病例中，培养学生对肠道致病菌分离鉴定的思维能力和实验技术，以及加深对志贺菌属细菌基本知识的掌握。

【实验器材】

1. 培养基　沙门、志贺菌选择鉴别培养基（SS 平板）、麦康凯琼脂平板（MAC）、克氏双糖铁培养基（KIA）、动力-吲哚-脲酶试验管（MIU）、硝酸盐培养基。

2. 试剂　氧化酶试剂或氧化酶纸片、3%过氧化氢溶液、志贺菌诊断血清（包括志贺菌属 4 种多价血清及 A、B、C、D 群单价血清）、志贺氏菌属荧光定量 PCR 检测试剂盒。

3. 其他　清洁载玻片、革兰染色液、接种环、生理盐水、37℃温箱、普通显微镜、荧光显微镜等。

【实验要求】

根据所学的医学微生物学实验知识，请同学自行查阅资料，设计出实验室诊断方案，进行小组讨论，由教师点评，确定实验方案，进行实验操作，以明确诊断，并写出实验报告。

【思考题】

志贺菌属分为哪四群? 急性典型菌痢的主要临床表现是什么? 微生物检验过程中标本采样应注意哪些事项? 需要与哪些细菌进行鉴别? 有哪些快速诊断方法?

（张　艳　赵飞骏）

四、结核分枝杆菌感染的微生物学检查

患者,男性,32岁,农民,因发热、胸痛、咳嗽、血痰一周入院。

近三个月来常感疲乏无力、午后低热、心悸、盗汗、食欲下降、体重减轻。曾在本单位诊断为"感冒",予以抗感冒药、先锋霉素等治疗,疗效欠佳。一周来体温增高、咳嗽加剧,痰中带血。无吸烟史,无工业呼吸道污染物接触史。

入院检查:体温38℃,脉搏100次/分,呼吸26次/分,血压120/80mmHg,发育正常,营养稍差,消瘦,神志清楚,查体合作。右下肺扣诊清音,左肺扣诊清音,听诊右下肺呼吸音减弱。X线胸片检查可见双肺纹理增粗,散在大小不等的结节状阴影,右肺尖有片状阴影。

问题:引起本病可能的病原菌是什么? 对于本病例进行微生物学诊断所需采集的最重要的标本是什么? 如何进行微生物学检查?

【实验目的】

将结核分枝杆菌的分离鉴定技术应用到具体的临床实际病例中,培养学生对结核分枝杆菌分离鉴定的思维能力和实验技术,以及加深对结核分枝杆菌基本知识的掌握。

【实验器材】

肺结核病人的痰标本、改良罗氏(Lowenstein-Jensen)培养基、抗酸染色液、6%H_2SO_4、4%NaOH、结核杆菌 PCR 检测试剂盒、结核杆菌抗体检测试剂盒、玻片、显微镜、PCR仪等。

【实验要求】

根据所学的医学微生物学实验知识,请同学自行查阅资料,设计出实验室诊断方案,进行小组讨论,由教师点评,确定实验方案,进行实验操作,以明确诊断,并写出实验报告。

【思考题】

1. 结核分枝杆菌主要通过何种途径进行传播? 如何进行预防?

2. 对疑似活动性肺结核患者,采取什么标本? 怎样进行微生物学检查以辅助诊断? 对结核分枝杆菌的快速诊断方法有哪些?

（赵飞骏　陈利玉）

五、甲型 H_1N_1 流感病毒感染的微生物学检查

2009 年 3～4 月间始发于墨西哥和美国的甲型 H_1N_1 流感（4 月 30 日前称"猪流感"）

疫情迅速在全球蔓延。患者刘某某，女，18 岁，就读于美国纽约州某大学。5 月 11 日中午从美国抵达北京，13 日中午自觉不适，全身乏力，自测体温低热，自服药后症状未缓解。14 日晚到北京某医院发热门诊就诊，自述有咳嗽、头痛、咽痛、胸闷、肌肉酸痛等症状。体温 37.7℃，血常规报告显示，白细胞 $6.8×10^9$/L，中性粒细胞 0.60，淋巴细胞 0.35，胸片显示无异常。根据流行病学调查、病员发病症状体征、实验室检查和市疾控中心病毒检测结果分析，初步诊断为"甲型 H_1N_1 流感疑似病例"。16 日晚被确诊为甲型 H_1N_1 流感病例。患者随即被转送市传染病医院隔离治疗，其密切接触者也已采取医学观察措施。

问题:对于该疑似甲型 H_1N_1 流感患者,通过何种手段才能最终确诊其感染了甲型 H_1N_1 流感病毒?

【实验目的】

将所学的流感病毒微生物学检查方法运用到具体的临床病例中，以培养学生的综合分析能力和创新能力。

【实验器材】

甲型 H_1N_1 流感疑似患者呼吸道样本（鼻拭子、咽拭子、鼻腔吸取物、鼻腔冲洗液或气管吸取物）、RT-PCR 检测试剂盒、9～10 日龄 SPF 鸡胚、MDCK 细胞、DMEM 培养基、0.5%鸡红细胞悬液、实时荧光定量 PCR 检测系统、可调节移液器、微量离心管等。

【实验要求】

根据所学的流感病毒感染的检查方法的知识，请同学自行查阅资料，设计出针对本病例的实验室确诊甲型 H_1N_1 流感病毒感染的实验方案，进行小组讨论，由教师点评，确定实验方案。

【思考题】

1. 甲型 H_1N_1 流感病毒主要通过哪些途径传播？如何进行预防？

2. 甲型 H_1N_1 流感确诊或疑似病例样本操作生物安全要求如何？

3. 确诊甲型 H_1N_1 流感病例，除出现流感样临床表现外，还应同时具有哪些实验室检测结果？

（刘　文　赵飞骏）

六、解脲脲原体感染的微生物学检查

刘某，男，39 岁，个体老板，已婚。主诉：近五天出现尿急、尿频及排尿刺痛，小便时有炽热感。病史：既往身体健康，五天前开始出现尿道口轻度红肿，分泌物稀薄，量少，为浆液性，晨起尿道口有少量黏液性分泌物，污秽裤裆。其配偶一周前曾在医院诊断为"解脲脲原体感染"。相关检查：用力挤压尿道有分泌物溢出，其余未见异常；尿道分泌物涂片油镜观察，平均每个视野中多形核白细胞数为 6 个，晨尿沉淀在高倍镜下每视野的多形核白细胞为 25 个。根据症状及相关检查初步诊断为"解脲脲原体感染引起的非淋菌性尿道炎"。

问题：对该病例还需哪些检查以进一步确证？

【实验目的】

请根据本病例提供的病史要点、症状和体征，应用所学的医学微生物学基本知识设计一个确证解脲脲原体感染的实验方案。

【实验器材】

临床尿道分泌物、尿沉渣标本；解脲脲原体液体培养基和固体培养基；药敏板、诊断血清、解脲脲原体 PCR 检测试剂盒和 ELISA 检测试剂盒、生理盐水、接种环、酒精灯、载玻片、温箱等。

【实验要求】

请按支原体分离培养和鉴定的基本程序，设计出全套实验方案，从所给的临床标本中分离出解脲脲原体并进行鉴定，以明确诊断，并做药物敏感试验，以指导临床用药。实验后写出实验报告。

【思考题】

1. 引起非淋菌性尿道炎的病原菌有哪些？

2. 从受试者体内检测出解脲脲原体，是否即可诊断为非淋菌性尿道炎？还需哪些条件才能进行诊断？

（朱翠明　李忠玉）

七、大学生人群乙型肝炎病毒感染情况调查分析

我国是乙型肝炎高发区，乙型病毒性肝炎已成为严重危害我国人民健康的传染性疾病，也是影响大学生健康及学业的主要疾病之一。了解在校大学生 HBV 感染状况及乙肝疫苗接种效果，对预防和控制乙肝的传播和流行有重要意义。本次实验选取我校在校大学生 3000 例进行 HBV 血清标志物 5 项（两对半）检测并进行分析。

【实验目的】

将 HBV 的血清学检测方法应用到临床实践中，培养学生综合应用知识解决问题的能力。

【实验器材】

待检血清标本、HBV"两对半"ELISA 检测试剂盒、微量移液器、吸头、37℃恒温箱、洗涤液、吸水纸、全自动酶标仪、统计分析软件等。

【实验要求】

检测步骤及结果判定均严格按照试剂说明书进行，对"两对半"不同模式的结果进行整理，然后对检测结果进行统计学分析，实验后写出实验报告。

【思考题】

HBV 的主要传染源和传播途径是什么？目前乙型肝炎病毒学诊断的主要依据是什么？简述 HBV 抗原抗体检测的临床意义。

（李忠玉　赵飞骏）

八、几种洗手产品杀菌效果的实验研究

甲型 H_1N_1 流感疫情在全球的蔓延引起了世界各国的关注，疾病预防控制的专家告诉我们：注意个人卫生，经常用洗手液和肥皂洗手，特别是在咳嗽或打喷嚏后，能有效预防

甲型 H_1N_1 流感的感染。洗手作为个人预防的重要环节，能有效地控制传染源。随着人们生活水平的提高及消费观念的转变，多功能洗手产品已逐渐成为传统洗手用品的替代品，然而市售洗手产品种类繁多，价格不等，其杀菌效果亦存在差异。为此，本次实验我们选择 7 种常用的普通日用固体肥皂及洗手液，就其洗手杀菌效果进行检测，并探讨洗手次数及洗手时间对洗手效果的影响。

【实验目的】

将消毒灭菌方面的知识应用到临床实践中，培养学生综合应用知识解决问题的能力。

【检测对象及实验器材】

随机抽取在校大学生 300 人；蓝月亮洗手液、多芬香皂、力士香皂、舒肤佳香皂、雨洁洗手液、玉兰油香皂、夏士莲香皂；普通营养琼脂、棉签、剪刀、生理盐水等。

【实验要求】

根据所学的医学微生物学实验知识，请同学自行查阅洗手方法、标本采集、结果计算及判定方法等方面的资料，设计出实验方案，进行小组讨论，由教师点评，确定实验方案，进行实验操作，以明确结果，并写出实验报告。

【思考题】

1. 普通固体肥皂及洗手液杀菌的原理是什么？

2. 在传染病暴发流行期间，普通市民和医护人员如何通过正确的洗手方法来预防传染性疾病的发生？

3. 在实验中发现受试者即使在充分洗手后，仍有不合格洗手效果出现，其可能的原因是什么？

（陈利玉　李忠玉）

附　录

一、常用仪器设备及生物安全实验室简介

（一）高压蒸汽灭菌器

【构造】

高压蒸汽灭菌器（图附 1）有多种形式及规格，但其构造及灭菌原理基本相同。它的主体是一个密闭的耐高温高压的双层金属圆筒，两层之间盛水。

1. 外锅由坚固厚实的金属板构成，上方有螺栓式的金属厚盖，厚盖与锅体间装有密封圈，防止蒸汽外溢。外锅壁上还装有排气阀、温度计、压力表及安全阀。排气阀与安全阀用于安全调节锅内蒸汽压力；压力表和温度计用以显示锅内压力及温度。

2. 内锅通常为灭菌器内网状的金属提篮，用以放置待灭菌物品。

【原理】

该仪器的灭菌原理是通过加热使密闭蒸锅内的水变为水蒸气，蒸汽使压力不断上升，导致水沸腾时的温度也随之提高。因此，在密闭的高压蒸汽灭菌器内，当压力表指示蒸气压力达到 15 磅（$1.05kg/cm^2$）时，温度则相当于 121.3℃，在这种温度下 20min 即可完全杀死细菌的繁殖体及芽胞。

【使用方法】

1. 检查排气阀并将其关闭，在外筒内加入适量的水。设置所需的灭菌条件，通常为 121.3℃持续 20min（细胞培养用可设置 30min）。

2. 将待灭菌的物品放入灭菌器的内置金属篮中，盖好筒盖，扭紧螺旋。

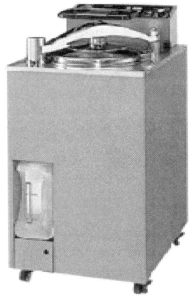

图附 1　高压蒸汽灭菌器

3. 打开开关，启动灭菌器开始灭菌。在灭菌过程中操作盘上显示"sterilize"字样的符号不停闪烁，表示正在灭菌过程中。

4. 当灭菌器操作盘上换为"exhaust"字样的符号闪烁，压力表指针下降为零时，表示灭菌完毕。待灭菌器自然冷却后（通常会有一声提示音）再慢慢打开排气阀以排除余气，然后才能开盖取物。

【应用】

高压蒸汽灭菌器可用于耐高温、高压及不怕潮湿的物品，如玻璃仪器、胶塞、普通培养基、隔离衣等的灭菌。一般以 101.33kPa（121.3℃）处理 20～30min，即可达到灭菌的目的。是目前最常用的一种灭菌方法。

【注意事项】

1. 待灭菌的物品放入灭菌器内时，不可过于拥挤，灭菌包不宜过大，不宜过紧，以免影响蒸汽的流通和灭菌效果。尤其避免物品堆放至灭菌器的筒口，以免开关筒盖过程中物品因刮擦损伤橡胶密封圈。

2. 灭菌前，打开包装盒的通气孔，灭菌后要及时关闭通气孔，以保持物品的无菌状态。带液体的容器灭菌时要注意，容器要耐高温高压，螺旋式盖子要拧松，以使蒸汽流通，硅胶塞子则需在瓶口置一牵引绳通气，以免灭菌中压力不平衡，造成溶液冲掉瓶塞而外溢或容器炸裂，灭菌完毕则及时抽出牵引绳。

3. 降压一般通过自行冷却。如急需使用，可稍开排气阀降压，但不能开得过大，排气不能过急，否则容器内的液体因压力骤降而剧烈沸腾，易冲出容器。

4. 降压后压力表的指针为零时，灭菌器内的温度可能会高于100℃，如果贸然打开筒盖可致沸腾或被蒸汽烫伤。应待灭菌温度下降后再开盖为妥。同时，降温过程中外部空气会重新进入容器，降温过快，回气过急，易使空气中的杂菌污染灭菌物品，造成灭菌失败。因而开盖取物不宜过急。

5. 定期检查灭菌效果。经高压蒸汽灭菌的无菌包、无菌容器有效期以1周为宜。

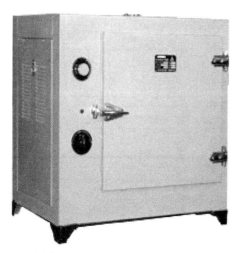

图附2　电热恒温干燥箱（烤箱）

（二）电热恒温干燥箱（烤箱）

【构造及原理】

电热恒温干燥箱俗称烘箱或烤箱，主要由箱体、热空气循环系统、温控系统三部分组成（图附2）。

1. 箱体　内有一带搁板的工作室，供放置物品进行干燥，物品较大，可抽去搁板，箱门设有玻璃门或观察口，以供观察工作室内的情况。

2. 热空气循环系统　由进风口、风道和风门组成，可使工作室内温度均匀。

3. 温控系统　由电加热器和温度控制仪组成。电热器分高温和低温二组，有指示灯指示。温度控制器可控制干燥箱内的温度，当恒温箱内的温度超过所需温度时，温度控制器使电路中断，自动停止加热；当温度低于所需温度时，电路恢复，温度上升。

操作者在干燥箱的设置范围内选择工作温度，选定后仪器的自动控制系统会使干燥箱的温度由室温上升至设定温度，并保持恒定。干燥箱内的实际温度会在指示窗口显示出来。

【使用方法】

1. 把待干燥的物品按需求放进箱内，将玻璃门与外门关上。

2. 接通电源，开启电源开关。将温度调节器旋转钮转动至所需温度，红色指示灯亮，表示加热，待红灯灭、绿灯亮，表示停止加热。指示灯忽亮忽熄，反复多次，控制进入恒温状态。

3. 工作结束，关闭电源，取出物品。

【应用】

电热恒温干燥箱最高工作温度为300℃，它适用于烘焙、干燥、灭菌及其他热处理，可供各种耐高温而且需要干燥的物品使用。但不能将带挥发性的物品置入干燥箱，以免引起爆炸。

【注意事项】

1. 干燥箱应放置在具有良好通风条件的室内。

2. 箱内物品切勿放置过挤，必须留出空间，以利空气循环。

3. 干燥箱内切勿放入易燃、易爆物品。

4. 实施灭菌时必须待箱内温度下降至与外界温度差不多时，方可打开箱门，否则冷空气突然进入，玻璃器材极易破裂，还有引起纸和棉花起火的危险，同时，箱内的热空气溢出，易使操作者皮肤灼伤。

5. 使用完毕，尽量戴防护手套取出物品，以免烫伤。

6. 每次使用完后，应将电源全部切断。

（三）普通恒温培养箱

【构造及原理】

该仪器种类各异，构造及原理也各不相同。有空气式的，也有水浴式的。其温度均依靠温度调节器来维持的。基本原理同电热恒温干燥箱（图附3）。

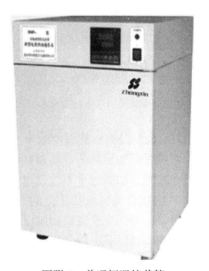

1. 不锈钢工作室　用于放置待培养的细菌等物品，正面设有双重门结构，内门采用钢化玻璃门，用以观察箱内情况时不影响恒温培养箱内温度。

2. 微电脑智能控温仪　具有设置、测定温度的功能，并将双数字结果显示出来。控温精确、可靠，具有超温声光报警系统。

【使用方法】

图附3　普通恒温培养箱

1. 打开电源开关，设置所需要的温度，待仪表窗口显示测量温度值到达设定值。

2. 放入实验物品，关好箱门。

3. 物品放置箱内不宜过挤，以便冷热空气对流不受阻塞，以保持箱内温度均匀。

【应用】

在微生物实验中常用于人工培养细菌，一般以 36～37℃为宜。也可供医疗卫生、医药工业、生物化学、工业生产及农业科学等科研部门用以育种、发酵及其他恒温实验。

【注意事项】

1. 培养箱应放置在具有良好通风条件的室内，在其周围不可放置易燃易爆物品。

2. 箱内物品放置切勿过挤，必须留出空间。

3. 在培养箱工作过程中，如有需要可通过内门玻璃观察情况，不宜经常开关内门，以免导致箱内温度波动，影响实验结果。

（四）生物安全柜

【构造及原理】

生物安全柜（biological safety cabinets，BSCs）是一种负压过滤排风柜，可以避免操作者、环境暴露于实验过程中产生的气溶胶、溅出物中，为操作人员、实验材料和环境提供安全保护。生物安全柜最核心的装置是高效过滤膜、气密性优良的柜体结构、优化的气流流速

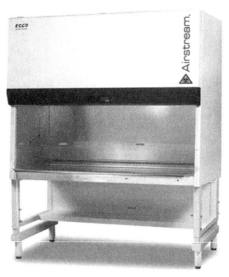

图附4　生物安全柜

和优良的风机，以及防泄漏装置和报警装置（图附4）。

1. 柜体　工作室内表面由一体化的双层不锈钢材料构成（拼接处密封），交界处采用大圆角过渡处理，以排除了危险因子潜藏的可能；前窗有强化玻璃便于观察、清洁和消毒。柜体结构及其气道密闭性是关系着安全柜是否安全的重要方面，所有级别安全柜的污染部位均处于负压和通风系统的包围。进行试验操作时，所有气溶胶粒子均会被负压气流吸进负压通道里，最后被过滤掉。

2. 高效空气过滤器　生物安全柜里的高效空气粒子过滤器是由坚硬外壳支撑的一次性的、具有延伸/皱褶介质的过滤膜组成的。它可以过滤工作区空气中的灰尘、气溶胶等微粒，确保安全柜里空气的洁净度，避免样品间的交叉污染，防止危险粒子直接被排放到环境中去。规定对于直径为 $0.3\mu m$ 的微粒，高效过滤器的过滤效率不应低于 99.99%；在检测过滤器密闭效果的完整性方面，对于可进行扫描检测的过滤器在任何点的漏过率不应超过 0.01%，不能进行扫描检测的过滤器在检测点的漏过率不应超过 0.005%。

3. 优良的风机和优化的气流流速　风机能根据高效过滤器承受的压力大小自动加大排风量，确保气流流速和风压处于安全的范围，避免流速和风量发生损失时仪器安全性能受到威胁。国家规定风机在安全柜正常运行时，在不调整电机功率的情况下，经过过滤器的风压下降 50% 时风机的排风量下降不应超过 10%。气流流速使气流阻断了气溶胶等危险粒子扩散或逃逸，使气溶胶在联合气流的作用下被吸入负压排风系统并被过滤掉。国家规定安全柜的前窗操作口流入气流的最低平均流速应为 0.50m/s，下降气流的平均流速应在 0.25m/s 和 0.5m/s 之间，并且能在控制面板上实时动态显示。

4. 防泄漏装置和报警装置　柜体防泄漏装置保证了柜体气道的密闭性，也保证了气溶胶无外泄的可能。安全柜的报警装置能在各种安全隐患出现时，使操作人员立即察觉到并采取应对措施，真正实现仪器的安全。

【使用方法及注意事项】

1. 安全柜应放在远离活动及可能受气流干扰的地方。应尽量在安全柜的后侧及两侧留下 30cm 的空间，便于维护作业。上方宜留下 30～35cm 的高度，以便对排风过滤器的风速进行精确测量，并为排风过滤器的更换留下足够空间。

2. 安全柜只有在工作正常时才能使用。

3. 安全柜前玻璃观察窗不得在安全柜处使用状态时打开。

4. 尽量在柜内少放置仪器和材料，以免阻碍空气循环。

5. 在将材料放入安全柜工作区之前，应对其表面进行去污处理。

6. 安全柜内不得使用能干扰气流的仪器设备。

7. 所有的操作要在工作台的中部或后部进行，并能从安全柜的观察窗中看到。

8. 操作者不应将手臂来回伸进出柜子，其他人也尽量避免在操作者后方进行活动，以免干扰气流。

9. 前送风格栅不得被堵，以免干扰气流从而使材料受到污染，使人员暴露污染环境中。

10. 每次工作完成后及一天结束时，使用合适的消毒剂清洁安全柜的表面。同时，应定期对生物安全柜进行消毒、清洗。在进行消毒、清洗时，操作者应注意防护。

11. 安全柜的风扇在工作开始前和工作完成后要再各运行 5min。

【应用】

生物安全柜在微生物学、生物医学、基因重组、动物实验、生物制品等领域中具有广泛用途，是实验室生物安全一级防护屏障中最基本的安全防护设备。2004 年，国家发布了国务院 424 号令《病原微生物实验室过滤条例》和国家标准《实验室生物安全通用要求》（GB19489-2004），明确指出生物安全柜作为一种微生物实验室的主要安全设备，对保护实验室工作人员是必不可少的。

（五）厌氧培养箱

【构造及原理】

厌氧培养箱主要由培养操作室、真空取样室、气路和电路控制系统等部分组成。是利用密封、抽气、换气及化学除氧方法造成厌氧状态，以达到人工培养厌氧菌的目的（图附 5）。

1. 培养操作室　由不锈钢板制成，正面有玻璃窗便于观察，操作者可在在厌氧环境中进行操作并培养厌氧菌。同时还配有除氧催化器、灭菌装置和溶蜡消毒装置。

2. 气路及电路控制系统　高精密温度调节仪能自动控制培养室温度，并显示箱内实际温度，确保培养物在安全温度环境下生长。气路装置能有效控制气体输入并调节流量。同时，气体经过滤后进入培养室内，可有效避免细菌污染。

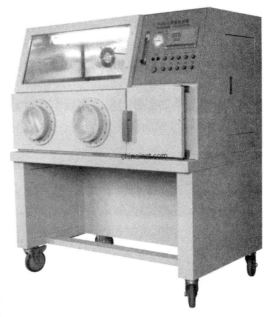

图附 5　厌氧培养箱

【使用方法】

1. 按使用要求放置好必要的附件和器具。

2. 打开电源，选择所需温度。

3. 在操作室内放入适量的脱氧催化剂、干燥剂及指示剂。

4. 关紧取样室内外门，并抽真空校验。

5. 按使用要求对将操作室内的气体进行连续三次的氮气置换。

6. 对操作室进行混合气体的置换（混合气体配比为 $85\%N_2$、$10\%H_2$、$5\%CO_2$）。

7. 操作室内进行催化除氧，通过观察指示剂的变色情况，鉴定操作室内的厌氧环境。

8. 紫外线灭菌进行灭菌处理。

9. 关紧取样室内门，打开外门，将菌种放入其中。

10. 取样室进行三次充氮置换。

11. 取样室外门开启、关紧，再抽低真空度 100ml 汞柱（13kPa）检验。

12. 真空表指针回复到 0 位时，即将铜瓶阀门关闭，再次检查，所有气阀需一律关闭。

【应用】

厌氧培养箱是一种在无氧环境条件下进行细菌培养及操作的专用装置。能提供严格的厌氧状态及恒定的培养温度。适用于医学研究及工农业生产中对厌氧菌的培养。

【注意事项】

1. 必须在操作室内达到绝对厌氧环境后再放入培养物。

2. 经常检查气路有无漏气现象。

3. 调换气瓶时，注意避免含氧气体的混入。

4. 停止使用时，关闭总电源及电源开关。

（六）医用净化工作台

【构造及原理】

医用净化工作台（超净工作台）是一种通过改变局部环境空气洁净度及无菌度以便进行无菌操作的重要设备（图附 6）。可分为两种，一种是垂直流的超净工作台，即工作区域的空气流动方向是垂直的，另一种是水平流，即空气是水平流过工作区域的。前者多见。它由三个最基本的部分组成：高效空气过滤器、送风机和箱体。

1. 送风机　所有超净工作台达到洁净目的的基本原理是空气循环过滤，在这个过程中，风机就像超净工作台的心脏，它泵起箱体内的空气，使它不断的循环、更新。

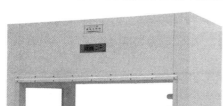

2. 空气过滤器　能过滤外界空气中的尘埃，使空气变得洁净。

3. 箱体　形成一个气密性的环境，使外界空气无法入侵，同时为空气循环提供了风道。

当环境空气经过滤器高效过滤后形成洁净气流，洁净气流以均匀风速流经需要净化的区域，将该域内的尘埃带走，从而形成局部高洁净度的工作环境。

【使用方法】

1. 使用工作台时，先以清洁液擦拭台面，然后用消毒剂擦拭消毒。

2. 接通电源，提前 50min 打开紫外灯照射消毒，30min 后，关闭紫外灯，开启送风机，清除尘粒。

图附 6　医用净化工作台

3. 操作结束后，清理工作台面，收集废弃物，关闭风机及照明开关，用清洁剂及消毒剂再次擦拭消毒。

4. 最后开启工作台紫外灯，照射消毒 30min 后，关闭紫外灯，切断电源。

【应用】

超净工作台可以提供一个相对洁净、无尘的局部实验环境，在医学、生物科学、食品科学等研究领域中是一种不可或缺的实验室设备。

【注意事项】

1. 超净工作台应安放于清洁、气流小的安静房间内。

2. 工作前须对工作台周围环境及空气进行清洁处理。

3. 定期对设备的清洁是必要的，应包括使用前后的例行清洁和定期的熏蒸处理。

4. 净化区的工作台面上，禁止存放不必要的物品，以免工作区内的洁净气流受干扰。

5. 超净工作台的过滤网和紫外杀菌灯都有一定的使用年限，应及时更换。

（七）离心机

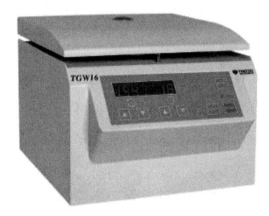

【构造及原理】

实验室常用的离心机由机架、转子、驱动系统、制冷系统(冷冻离心机有制冷系统)、控制系统和安全保护系统等结构组成（图附7）。其工作原理为：在驱动系统电机的带动下，转子发生快速旋转时所产生的离心力，使放在转子四周吊杯或离心孔内的离心容器内的悬浮液或乳浊液中不同密度、不同颗粒大小的物质发生分离（包括液相与液相分离或固相与液相分离）。

图附7　离心机

【使用方法】

1. 开机　接通主电源，打开电源开关，离心机自检完毕后显示屏正常显示，制冷系统开始工作，说明已正常开机。

2. 样品放置　打开离心机盖板，检查离心机内仓有无异物，将经预先平衡的装有样品的离心管放入吊杯或离心孔内，拧好转头盖，盖上盖板。

3. 参数设定　根据样品情况及实验需要设定好转子号（与所使用的转子相对应）、转速、离心力、温度和离心时间等参数。

4. 离心　按启动按钮，开始离心，等离心机离心完毕后，待转子平稳停下后，打开盖板，取出离心管并卸下转头。

5. 关机　待离心机内仓恢复室温后，轻轻擦干内壁，盖好盖板，关闭电源，拔下电源线插头。

【应用】

实验室离心机的应用非常广泛，常用于食品、制药、化工、环保、采矿和教学等实验室的相关实验。

【注意事项】

1. 机体应放置于平整处，外接电源的电压要与离心机匹配，并要求有良好的接地线。

2. 启动前应检查转头安装是否牢固，机舱内有无异物。

3. 严禁开盖运转操作，严禁运转时打开机盖。

4. 样品应对称摆放，且必须预先平衡。

5. 离心挥发性或腐蚀性液体时，应使用带盖的离心管，并确保液体不外漏，以免腐蚀机舱或造成事故。

6. 离心完毕后应做好使用记录。

（八）生物安全实验室

【构造及原理】

生物安全在全球已经受到越来越多的重视，国家根据实验对象生物危险程度的不同以及实验室对病原微生物的生物安全防护水平，依照国家实验室生物安全标准的规定，把实验室分为 4 级：①Ⅰ级生物安全实验室：英文缩写为 BSL-1；②Ⅱ级生物安全实验室：英文缩写为 BSL-2（图附 8）；③Ⅲ级生物安全实验室：英文缩写为 BSL-3；④Ⅳ级生物安全实验室：英文缩写为 BSL-4。

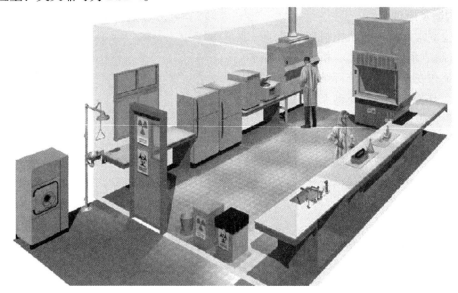

图附 8　Ⅱ级生物安全水平实验室

【标准与应用】

卫生部颁布的《微生物和生物医学实验室生物安全通用准则》（WS233-2002），其主要内容基本上是参照美国国立卫生研究院（NIH）及美国疾病控制中心（CDC）的标准制订的，用于指导各级生物安全实验室的设计、建造及使用。具体内容见表附 1：

表附 1　实验室生物安全通用准则

生物安全实验室分级		病原	操作	一级屏障	二级屏障
P1	BSL-1	不会经常引发健康成人疾病	标准的微生物操作	不要求	开放实验台、洗手池
P2	BSL-2	人类病原菌，因皮肤伤口、吸入、黏膜曝露而发生危险	BSL-1 操作外加：①限制进入；②有生物危险警告标志；③"锐器"安全措施；④生物安全手册，其中规定废物消毒和医疗观察	1 级、Ⅱ级生物安全柜、实验服、手套，若需要则采取面部保护措施	BSL-1 外加:高压灭菌锅
P3	BSL-3	内源性和外源性病原，可通过气溶胶传播，能导致严重后果或生命危险	BSL-3、BSL-2 操作外加：①控制进入；②所有废物消毒；③洗涤前，实验服消毒；④有基础血清	1 级、Ⅱ级生物安全柜保护性实验服、手套，若需要则采取呼吸保护措施	BSL-2 外加：①与进入走廊隔开；②双门进入，门自动关闭；③排出的空气不循环；④实验室内负压

生物安全实验室分级		病原	操作	一级屏障	二级屏障
P4	BSL-4	对生命有高度危险的危险性病原或外源性病原；致命、通过气溶胶而致实验室感染、或未知传播风险的有关病源	BSL-3 操作外加：①进入前换衣服；②出实验室前淋浴；③带出设施的所有材料消毒	Ⅲ级生物安全柜或Ⅰ级、Ⅱ级生物安全柜加全身的、供应空气的正压防护服	BSL-3 外加：①单独建筑或隔离区域；②有供气系统、排气系统、真空系统、消毒系统；③其他有关要求

二、实验室常用器材的处理与消毒灭菌

医学微生物学对实验器材的清洁程度要求较高，不仅要求达到化学清洁，还必须达到生物学清洁，这样可以避免各种因素如 pH、化学试剂、微生物污染对实验结果造成影响。因此，对实验器材进行适当的清洁处理后，再行消毒灭菌是实验质量的可靠保证。

（一）常用器材的处理

1. 常用玻璃器材的处理

（1）新玻璃器皿的处理：新置玻璃器皿的表面常附有游离碱质，不可直接使用，先用自来水初步刷洗，以 2%～5% 的稀盐酸溶液浸泡过夜后，用肥皂水及洗衣粉洗刷玻璃器皿，再以清水反复冲洗数次，以除去残留的酸质，最后用蒸馏水冲洗干净。

（2）旧玻璃器皿的处理：凡使用过、被病原微生物污染过的玻璃器皿，在洗涤前必须严格消毒。①一般玻璃器皿可用高压灭菌器常规条件灭菌 20～30min，冲洗后，以 5% 肥皂水煮沸 5min，再按新器皿的方法处理；②吸管类器皿可在 2% 来苏儿（甲酚皂溶液）或 5% 苯酚溶液中消毒 48h，再浸在 2% 肥皂水中 1～2h，清水冲洗，蒸馏水冲洗；③玻片类先以 2% 来苏儿（甲酚皂溶液）或 5% 苯酚溶液浸泡，取出煮沸 20min，清水反复冲洗数次，浸入 95% 酒精中备用。未被污染的玻璃器皿可不经过上述消毒灭菌步骤。

（3）供组织细胞培养用玻璃器皿的处理：必须首先在清洁液（配方见下表）中浸泡 12～24h，取出后自来水浸泡 4～6h，再冲洗 10～15 次，最后蒸馏水冲洗 3～6 次（表附 2）。

表附 2　硫酸-重铬酸钾清洁液的配制方法

清洁液浓度	25%（弱液）	50%（次强液）	75%（强液）
重铬酸钾	1000g	1000g	1000g
浓硫酸	2500ml	5000ml	7500ml
蒸馏水	7500ml	5000ml	2500ml

配制时先将重铬酸钾溶于水，后缓缓加入浓硫酸，切忌过急。此液配好后呈棕红色，可连续使用，待液体变绿后表明失效。清洁液腐蚀性很强，使用时应做好防护措施，注意对衣服和皮肤、眼的灼损。

（4）含油脂（凡士林、石蜡等）玻璃器材的处理：应单独进行处理。先用肥皂水煮沸趁热洗刷去除油脂，再用清水反复冲洗数次，蒸馏水冲洗。

玻璃器材洗净后，可置于架子上自然干燥，或于 50℃ 烘箱中烤干，温度不宜太高，以免玻璃器皿碎裂。

2. 橡胶类制品的处理

（1）新橡胶类制品：自来水洗刷去除表面粉尘和污物后，先用 5% NaOH 煮沸 15min，用自来水冲洗 8 次，再用 2%～5% HCl 煮沸 15min，用自来水冲洗 8 次，蒸馏水冲洗 1～3 次，晾干后包装或置于铝盒内。

（2）旧橡胶类制品：先用自来水洗刷干净，然后加洗衣粉煮沸 10～20min，自来水充分清洗，蒸馏水清洗 2～3 次，晾干后包装或放于铝盒内。

3. 金属器材的处理

（1）新金属器材：擦去表面的油脂，再用洗衣粉煮沸，或用 1%碳酸氢钠煮沸 15min，擦干后再用 95%酒精纱布擦干。

（2）旧金属器材：无病原微生物污染的可用自来水冲洗干净，立即擦干，防止生锈。有污染的可先煮沸 15min，然后按上述处理。器械上如带有动物组织碎屑的，可在 5%苯酚溶液中洗去碎屑。

4. 塑料及有机玻璃器皿　自来水充分浸泡、冲洗，浸泡在 2%～3% HCl 溶液中过夜，取出后用棉签蘸去污剂擦洗（防止产生划痕），然后用自来水彻底冲洗，蒸馏水清洗 2～3 次，晾干。

5. 无菌室及其他污染物品的处理

（1）无菌室的处理：①保持清洁整齐，备有工作浓度的消毒液，定期用适宜的消毒液灭菌清洁，保证无菌室的洁净度符合要求；②定期或出现霉菌污染时用每立方米 10～15ml 甲醛加 5～7.5g 高锰酸钾熏蒸灭菌（现多用 1%～2%的过氧乙酸熏蒸），密闭门窗熏蒸 4h 以上或过夜；③操作前后，均应用紫外线照射 30min～1h；④进入无菌室前，必须于缓冲间更换消毒过的工作服、工作帽及工作鞋；⑤带入无菌室使用的一切物品，应经过适宜的方法灭菌并包扎严密；⑥使用完毕后，应将一切物品收拾到废物桶内。污染物应小心包裹并拿出室外进行处理。

（2）其他污染物的处理：①物体、桌面或地面的污染，常用 5%苯酚溶液处理 2min；②因操作不慎被病原微生物污染的皮肤，需用 0.1% 苯扎溴铵浸泡洗涤 20min 以上或以 0.2%～0.5%的"84"消毒液浸泡 5～10min；③若实验器皿被病原微生物污染，可使用 0.2% 过氧乙酸或 0.2%～0.5%的"84"消毒液处理。

（二）常用器材的包装与灭菌

1. 包装　包装的目的是防止物品消毒灭菌后再次遭受污染，所以经清洗烤干或晾干的器材，应严格包装后再灭菌。

（1）瓶类玻璃器材（试管、三角瓶、烧杯等）的包装：用胶塞将试管或三角烧瓶口塞好，外面再用牛皮纸张包扎（试管可数支成捆包扎），烧杯可直接用纸张包扎。

（2）吸管的包装：用针头塞少许脱脂棉花于吸管口（不要太紧或太松），过滤乳胶头中的空气。棉花不宜露在吸管口的外面，多余的棉花可用酒精灯的火焰把它烧掉。将吸管装入大号铝盒或用牛皮纸包扎成一束后置于金属筒内。

（3）培养皿的包装：将大小相同的数套叠在一起，用牢固的牛皮纸卷成一筒，外面用绳子捆扎，以免散开，或盛入金属盒或金属筒内。

（4）橡胶制品、金属器械等物品可装入铝盒后，用牛皮纸包好。

（5）滤器、口罩、无菌衣、帽等均可以牛皮纸或包布包好，绳扎好。

2. 灭菌　严格的消毒灭菌对保证实验品质是极为重要的，方法分为物理法和化学法。前者包括干热、湿热、滤过、紫外线及射线等，后者主要指使用化学消毒剂等。

（1）玻璃器材：可用高压蒸汽灭菌法在 121℃（101.33 kPa）灭菌 20～30min，也可用干烤法进行灭菌，但注意控制在温度 160℃、时间 2～3h 内，以免烧焦包装纸等。灭菌后的玻璃器材，须在 1 周内用完，过期应重新灭菌。

（2）橡胶类制品、耐热塑料制品：装入铝盒后，可用高压蒸汽灭菌法灭菌 20～30min。

（3）金属器械：一般用高压蒸汽灭菌或煮沸消毒。临时急用，可于使用前浸泡在 95% 乙醇内，用时取出并烧灼灭菌，待器械上的乙醇自行燃毕后即可使用。需要注意的是金属器械（包括注射用针头）最好不要干烤灭菌，更不能在火焰上直接烧灼，否则易引起金属钝化，影响使用。

（4）不耐热塑料制品：常用紫外线或 γ 射线照射消毒灭菌。一般在实验前或实验后，打开盖子直接置于紫外灯下 0.5～1m，照射 60～120min；或用 2 层塑料袋包装并密封好，用 ^{60}Co 射线（120 万拉得）灭菌备用。注意有机玻璃器皿不宜用辐射灭菌，以免玻璃变色。

三、常用细菌培养基的制备（按汉语拼音及英文字母顺序）

（一）半固体琼脂培养基

1. 成分：

营养肉汤培养基	1000ml
琼脂	3～5g

2. 配制方法　按比例将上述试剂加入蒸馏水中，调节 pH 至 7.2～7.4，溶解后分装于试管（每管 1～1.5ml），121℃灭菌 15min，取出直立试管待凝固。

3. 用途　可用于保存一般菌种，以及观察细菌的动力试验。

（二）单糖发酵管

1. 成分：

蛋白胨水	1000ml
1.2%酚红液	0.4ml
琼脂	0.5g
糖或醇	终浓度 1%

2. 配制方法　将葡萄糖、乳糖、麦芽糖等加入蛋白胨水培养基内，使其终浓度为 1%，再加入适量的酚红指示剂，分装试管，每管 2～3ml，经 115℃高压灭菌 20min 备用。

3. 用途　检测细菌对糖类或醇的分解反应。细菌发酵糖类或醇产生酸，能使培养基 pH 改变，指示剂由红变黄色，如因发酵产生气体则半固体内产生气泡，如有动力则半固体由清亮变混浊。

（三）醋酸铅培养基

1. 成分：

肉膏汤琼脂培养基	1000ml

$Na_2S_2O_3$ 　　　　　　　　　　　　2.5g

10%醋酸铅水溶液 　　　　　　　　10ml

2. 配制方法　将 $Na_2S_2O_3$ 加入适量肉膏汤琼脂培养基中,灭菌后冷至 60℃加入无菌的醋酸铅水溶液。

3. 用途　用于检测细菌是否产生硫化氢。某些细菌能分解培养基中的含硫氨基酸产生硫化氢,硫化氢遇铅形成黑褐色的硫化铅沉淀。

（四）淀粉琼脂培养基（高氏培养基）

1. 成分:

可溶性淀粉 　　　　　　　　2g

磷酸氢二钾 　　　　　　　　0.05g

硫酸镁 　　　　　　　　　　0.05g

硝酸钾 　　　　　　　　　　0.1g

氯化钠 　　　　　　　　　　0.05g

硫酸亚铁 　　　　　　　　　0.001g

琼脂 　　　　　　　　　　　2g

水 　　　　　　　　　　　　1000ml

2. 配制方法　将除琼脂外的成分依次加入 1000ml 蒸馏水中搅匀溶解。加热到煮沸时加入琼脂,不停搅拌,待琼脂完全溶解后,补足失水。调整 pH 到 7.2～7.4,分装后灭菌备用。

3. 用途　适用于放线菌的分离培养。

（五）蛋白胨水培养基

1. 成分:

蛋白胨 　　　　　　　　　　5g

氯化钠 　　　　　　　　　　20g

蒸馏水 　　　　　　　　　　1000ml

2. 配制方法　用少量蒸馏水将蛋白胨和氯化钠混合溶解,再加蒸馏水定容至 1000ml,用 1mol/L NaOH 调 pH 至 7.6,滤纸过滤。分装于小试管中,每管 3～4ml,置 121℃灭菌15min,冷后置 4℃冰箱备用。

3. 用途　①用于吲哚（靛基质）试验;②用于其他培养基（如单糖发酵管、碱性蛋白胨水等）的基础液。

（六）Elek 琼脂培养基

1. 成分:

蛋白胨 　　　　　　　　　　20g

麦芽糖 　　　　　　　　　　3g

乳糖 　　　　　　　　　　　0.7g

氯化钠 　　　　　　　　　　5g

琼脂	15g
40%氢氧化钠溶液	1.5ml
蒸馏水	1000ml

2. 配制方法　用 500ml 蒸馏水溶解琼脂以外的成分，煮沸，并用滤纸过滤。用 1mol/L 氢氧化钠校正 pH 为 7.8。用另外 500ml 蒸馏水加热溶解琼脂。将两液混合，分装试管 10ml 或 20ml。121℃高压灭菌 15min。临用时加热溶化琼脂倾注平板。

3. 用途　测定白喉棒状杆菌毒素。

（七）改良罗氏培养基（Lowenstein-Jensen medium）

1. 成分：

磷酸二氢钾	2.4g
硫酸镁	0.24g
枸橼酸镁	0.6g
天门冬素	3.6g
马铃薯淀粉	30g
新鲜鸡卵液（鸡蛋约 30 个）	1000ml
甘油	12ml
蒸馏水	600ml
2%孔雀绿水溶液	20ml

2. 配制方法　以无菌方法收集新鲜鸡蛋液（新鲜鸡蛋用肥皂与水洗净，放入 75%乙醇溶液消毒 30min，取出点火燃去壳外酒精，无菌手法击破蛋壳，将蛋黄蛋白一起收集于灭菌容器内，充分搅拌，用无菌纱布过滤，收集新鲜鸡蛋液 1000ml）。再将磷酸盐、硫酸镁、枸橼酸镁、天门冬素及甘油溶解于蒸馏水中，加入马铃薯粉，加热搅拌并置沸水中 30～60min，待冷却至 60℃左右，加入无菌鸡卵液及孔雀绿溶液，混匀分装于灭菌试管内，每管 7～8ml，加塞后斜置血清凝固器内，85℃1h 间歇灭菌两次，置冰箱保存备用。

3. 用途　用于结核分枝杆菌的培养。

（八）高渗盐琼脂平板

1. 成分：

牛肉浸液（或脑心浸液）	80ml
蛋白胨	2g
氯化钠	5g
琼脂	0.8g
羊血浆（56℃ 30min 灭活）	20ml

2. 配制方法　定量称取以上各成分，除羊血浆外其余成分均加入牛肉浸液中，混匀，用 NaOH 水溶液调 pH 至 7.5±0.1，分装三角瓶，80ml/每瓶，经 121℃灭菌 15min 冷藏备用。临用时加热溶解后，冷却至 45～50℃时加入羊血浆 20ml，摇匀，倾注平板，置 4℃冰箱冷藏备用。

3. 用途　用于 L 型细菌的分离培养。

（九）哥伦比亚（Columbia）血琼脂平板

1. 成分：

哥伦比亚琼脂基础	3.9g
双蒸水	100ml
脱纤维羊血	7ml
万古霉素（10mg/ml）	100μl
两性霉素 B（5mg/ml）	200μl
多黏菌素 B（1mg/ml）	40μl
甲氧苄氨嘧啶（TMP）（5mg/ml）	100μl

2. 配制方法　哥伦比亚琼脂基础 3.9g 溶于 100ml 双蒸水中,加热使其充分溶解,121℃高压蒸汽灭菌 15min。冷却至 50～60℃时，加入其他各成分，混匀，倾注灭菌平皿，置 4℃冰箱保藏备用。

3. 用途　用于分离培养幽门螺杆菌、空肠弯曲菌。

（十）解脲脲原体培养基

1. 成分：

新鲜牛肉浸液	70 ml
蛋白胨	1g
氯化钠	0.5g
马血清或小牛血清	20ml
25%新鲜酵母浸液	10ml
40%尿素	1.5ml
0.4%酚红	0.5ml
青霉素（10000 IU/ml）	5.0ml

2. 配制方法　在 70ml 新鲜牛肉浸液中加入蛋白胨 1g、氯化钠 0.5g，均匀混合后，121℃、15min 高压灭菌，冷却至 60℃时加入其他各成份，混匀后调 pH 至 5.5～6.5，分装于小瓶或小试管中，每支为 1.5～2.0ml。

3. 用途　用于分离培养解脲脲原体。

（十一）柯索夫（Korthof）培养基

1. 成分：

蛋白胨	0.8g
氯化钠	1.4g
磷酸二氢钾	0.18g
磷酸氢二钠	0.92g
碳酸氢钠	0.02g
氯化钾	0.04g
氯化钙	0.04g
蒸馏水	1000ml

兔血清（无菌、灭活）	100ml

2. 配制方法　将上述试剂混合，煮沸 10min 溶解，冷却后过滤，调节 pH 至 7.2，分装每管 5 或 10ml，灭菌后，分别加入无菌灭活兔血清 0.4ml 或 0.8ml 调节至 8%～10%浓度，保存于冰箱中备用。

3. 用途　用于培养钩端螺旋体。

（十二）LB 培养基（Luria-Bertani）

1. 成分：

胰蛋白胨	10g
氯化钠	10g
酵母提取物	5g
蒸馏水	1000ml

2. 配制方法　按比例将上述试剂加入蒸馏水中，搅拌至完全溶解，分装锥形瓶，121℃灭菌 15min，冰箱保存备用。

3. 用途　可用于一般细菌培养，尤其是分子生物学试验中大肠杆菌的保存和增菌。

（十三）吕氏凝固血清斜面

1. 成分：

1%葡萄糖肉汤（pH7.6）	100ml
牛血清或兔血清	300ml

2. 配制方法　将灭菌的 1%葡萄糖肉汤及无菌的血清混合，分装试管，斜置于血清凝固器内，进行间歇灭菌，每日一次，连续三次。经无菌试验证明无菌生长后，冷藏备用。

3. 用途　用于白喉棒状杆菌的分离。

（十四）马铃薯葡萄糖（蔗糖）琼脂培养基

1. 成分：

马铃薯（去皮切块）	200g
葡萄糖（蔗糖）	20g
琼脂	20g
蒸馏水	1000ml

2. 配制方法　马铃薯去皮切块，加水，煮沸 30min（注意火力的控制，可适当补水），用纱布过滤，加入葡萄糖和琼脂，补加水至 1000ml，分装，121℃高压灭菌 20min。

3. 用途　分离培养霉菌和酵母菌。

（十五）牛乳培养基

1. 成分：

新鲜脱脂牛奶	1000 ml
1.6%溴甲酚紫乙醇溶液	1 ml

2. 配制方法　将锥形瓶中的新鲜牛奶置水浴中煮沸 30min，冷却置冰箱内 2h（或放置

过夜）。用吸管吸取下层脱脂牛乳，注入另一锥形瓶，上层乳脂弃去。按比例在脱脂牛乳内加入 1.6%溴甲酚紫指示剂，混匀后分装试管。

3. 用途　可用于厌氧菌的培养，尤其是观察细菌对牛乳的凝固及发酵作用。

（十六）尿素培养基

1. 成分：

蛋白胨	1g
葡萄糖	1g
氯化钠	5g
磷酸二氢钾	2g
琼脂粉	18～20g
0.4%酚红溶液	3ml
20%尿素溶液（滤过除菌）	100ml
蒸馏水	1000ml

2. 配制方法　将前 4 种成分混合于蒸馏水中，加热溶解，校正 pH 至 6.8～7.0，然后加入琼脂粉和酚红溶液，经 121℃灭菌 15min，冷却至 55℃左右，以无菌操作加入滤过除菌的尿素溶液，混匀，分装于无菌试管，每支 3ml，制成斜面备用。

3. 用途　鉴别细菌能否产生尿素酶。

（十七）庖肉厌氧培养基

1. 成分：

牛肉膏粉	5g
蛋白胨	30g
酵母膏粉	5g
磷酸二氢钠	5g
葡萄糖	3g
可溶性淀粉	2g
蒸馏水	1000ml
碎肉渣	适量

2. 配制方法　按上述配方比例称取试剂加入适量蒸馏水，搅拌加热煮沸至完全溶解，分装至已加入适量碎肉渣的试管中，碎肉渣加至试管 2～3cm 高，加入还原铁粉 0.1～0.2g/L，液体培养基超过肉粒表面约 1cm，上面覆盖无菌液体石腊 0.3～0.4cm，121℃灭菌15min。

3. 用途　适用于厌氧菌的增菌培养和保存，以及肉毒梭菌、兼性厌氧和厌氧梭状芽胞杆菌的检验。

（十八）葡萄糖蛋白胨水

1. 成分：

葡萄糖	5g
蛋白胨	7g

K₂HPO₄（或 NaCl）	5g

K_2HPO_4（或 $NaCl$）　　　　　　　　　　　　5g
蒸馏水　　　　　　　　　　　　　　　　　　1000ml

2. 配制方法　将上述成分混合溶解后，调节 pH 至 7.2，121℃灭菌 15min，置 4℃冰箱中保存备用。

3. 用途　常用于甲基红（MR）及 V-P 试验。

（十九）巧克力色血平板

1. 成分：

　　　　普通琼脂培养基　　　　　　　　　　1000 ml
　　　　无菌脱纤维羊血（兔血）　　　　　　50～100ml

2. 配制方法　取所需要量的普通营养琼脂溶液，高压灭菌。冷却至 50℃左右加入一定量的羊血，置 80～85℃水浴中摇动 10～15min 使其呈现巧克力色，冷却到 50℃左右后摇匀倾注平板。

3. 用途　其中含有 V 和 X 因子，可用于分离含嗜血杆菌、奈瑟菌的标本。

（二十）肉浸液肉汤培养基

1. 成分：

　　　　新鲜牛肉（去脂绞碎）　　　　　　500g
　　　　蛋白胨　　　　　　　　　　　　　10g
　　　　氯化钠　　　　　　　　　　　　　5g
　　　　蒸馏水　　　　　　　　　　　　　1000ml

2. 配制方法　将绞碎、去筋膜、去脂肪的牛肉 500g 加蒸馏水 1000ml，混合后放冰箱过夜，除去浮油，煮沸 30min，纱布挤压过滤，收集滤液，加水补充至原量。再加入蛋白胨、氯化钠和磷酸盐，溶解后调节 pH 至 7.4～7.6，煮沸过滤，分装烧瓶，121℃高压灭菌 30min，冰箱保存备用。

3. 用途　营养较肉膏汤好，可用于一般营养要求不高的细菌生长。

（二十一）双糖铁-半固体培养基

1. 成分

上层：

　　　　蛋白胨　　　　　　　　　　　　　10g
　　　　乳糖　　　　　　　　　　　　　　10g
　　　　氯化钠　　　　　　　　　　　　　5g
　　　　硫代硫酸钠　　　　　　　　　　　0.3g
　　　　硫酸亚铁　　　　　　　　　　　　0.2g
　　　　琼脂　　　　　　　　　　　　　　10g
　　　　酚红　　　　　　　　　　　　　　0.024g
　　　　蒸馏水　　　　　　　　　　　　　1000ml

下层：

　　　　蛋白胨　　　　　　　　　　　　　10g

葡萄糖	2g
氯化钠	5g
琼脂	3～5g
酚红	0.024g
蒸馏水	1000ml

2. 配制方法　先将下层配好，分装试管（1ml），封口，高压蒸汽灭菌 30min，凝固后备用。上层先将蛋白胨、硫酸亚铁、硫代硫酸钠溶解于水中，调节 pH 至 8.1，再加入酚红、琼脂、乳糖，包扎灭菌。以无菌操作将上层液体按 1.5ml/管倒入已备好的下层培养基上，并倾斜放置使其凝固成固体斜面。

3. 用途　可用来初步鉴别肠道致病菌与肠道非致病菌。

（二十二）SS 琼脂培养基

1. 成分
（1）基础培养基

牛肉膏	5g
蛋白胨	5g
胆盐	8.5g
琼脂	20g
蒸馏水	1000ml

（2）完全培养基

基础培养基	1000ml
乳糖	10g
枸橼酸钠	8.5g
硫代硫酸钠	8.5g
10%枸橼酸铁溶液	10ml
1%中性红溶液	2.5ml
1%煌绿溶液	0.33ml

2. 配制方法　配制基础培养基，121℃高压灭菌 15min，保存备用。按比例在基础培养基中加入完全培养基的其他成分，充分混合均匀，校正 pH 至 7.0，加入中性红和煌绿溶液，煮沸后待冷却，倾注平板。该培养基宜当日使用，或保存于冰箱内于 48h 内使用；配好的煌绿溶液应在 10d 以内使用。

3. 用途　适用于肠道致病菌的分离培养。

（二十三）SOB 培养基

1. 成分：

胰蛋白胨	20g
氯化钠	0.5g
酵母提取物	5g
1mol/L 氯化钾	2.5ml
2mol/L 氯化镁	5ml

蒸馏水	1000ml

2. 配制方法　将除了氯化镁以外的试剂溶解于蒸馏水中，高压蒸汽灭菌 20min。待培养基冷却到室温后，加入灭菌的氯化镁。

3. 用途　适用于大肠杆菌的培养。

（二十四）SOC 培养基

成分、方法同 SOB 培养基的配制，只是在培养基冷却到室温后，除了加氯化镁外，再加 20ml 灭菌的 1mol/L 的葡萄糖溶液（18g 葡萄糖溶解于 100ml 蒸馏水中，以 0.22μm 的滤膜过滤除菌）。营养较 SOB 更高。

（二十五）沙保弱（Sabouraud）琼脂培养基

1. 成分：

葡萄糖（或麦芽糖）	40g
蛋白胨	10g
琼脂	18g
蒸馏水	1000ml

2. 配制方法　将以上成分按比例加热混匀溶化，用纱布过滤，经高压蒸汽灭菌（8 磅 /cm^2）后，分装倒板。

3. 用途　用于真菌培养。大多数真菌在沙保培养基上经过 1～2w 可出现典型菌落。

（二十六）SP-4 培养基

1. 成分：

新鲜牛肉浸液	70 ml
胰蛋白胨	1.1g
蛋白胨	0.53g
50%葡萄糖	1ml
新鲜酵母浸液	10ml
小牛血清	20ml
青霉素 10000 IU/ml	5.0ml
0.4%酚红	0.5ml

2. 配制方法　在 70ml 新鲜牛肉浸液中加入胰蛋白胨 1.1g、蛋白胨 0.53g，调 pH 至 7.6～7.8，121℃、15min 高压灭菌，冷却至 60℃时加入其他各成分，最后调 pH 至 7.4～7.5。

3. 用途　用于分离培养肺炎支原体。

（二十七）TB 培养基（Tartof and Hobbs）

1. 成分：

胰蛋白胨	12g
甘油	4ml
酵母提取物	24g
磷酸二氢钾	2.31g
磷酸氢二钾	12.54g
蒸馏水	1000ml

2. 配制方法　将蛋白胨、酵母提取物以及甘油溶解在 900mL 双蒸水中，高压蒸汽灭菌，待冷却至 60℃，加入 100ml 灭菌的 0.17mol/L KH_2PO_4，0.72 mol/L 的 K_2HPO_4 溶液（2.31g 的 KH_2PO_4 和 12.54g 的 K_2HPO_4 溶解在 100ml 双蒸水中）。

3. 用途　与 LB 培养基相同，但营养较 LB 培养基更好。

（二十八）TCBS 琼脂平板

1. 成分：

酵母膏粉	5g
蛋白胨	10g
枸橼酸钠	10g
氯化钠	10g
硫代硫酸钠	10g
胆酸钠	3g
牛胆粉	5g
蔗糖	20g
枸橼酸铁	1g
琼脂	15g
溴麝香草酚兰	0.04g
麝香草酚兰	0.04g
蒸馏水	1000ml

2. 配制方法　称取适量试剂，加入蒸馏水或去离子水中，加热搅拌煮沸 1~2min 溶解后，冷至 50℃左右，倾注灭菌平皿，待凝固后备用。

3. 用途　用于肠道致病性弧菌特别是霍乱弧菌和副溶血性弧菌的选择性分离培养。

（二十九）血平板（血液琼脂培养基）

1. 成分：

普通琼脂培养基	1000 ml
无菌脱纤维羊血（兔血）	50~100ml

2. 配制方法　按上述比例称取适当试剂溶解于相应的蒸馏水中配制一定量的营养琼脂溶液，调节 pH 为 7.2±0.2（25℃），加热溶解并不停搅拌，121℃高压灭菌 15min。待

冷至 45～50℃，以灭菌操作于每 100ml 营养琼脂加灭菌脱纤维羊血或兔血 5～10ml，轻轻摇匀，立即倾注于平板或分装试管备用。

3. 用途　适用于各类细菌的生长，以及细菌标本的分离。

（三十）营养肉汤培养基（肉膏汤培养基）

1. 成分：

蛋白胨	10g
牛肉膏	3～5g
氯化钠	5g
蒸馏水	1000ml

2. 配制方法　按上述比例称取适当试剂溶解于相应的蒸馏水中，调节 pH 为 7.2 ± 0.2（25℃），分装试管或三角瓶，121℃高压灭菌 15 min。制备好的培养基保存于 2～8℃，避免光线直接照射。

3. 用途　可用于标本及各类细菌的增菌培养。

（三十一）营养琼脂培养基（肉膏汤琼脂培养基）

1. 成分：

蛋白胨	10g
牛肉膏	3～5g
氯化钠	5g
琼脂	17～20g
蒸馏水	1000ml

2. 配制方法　按比例将各成分加入蒸馏水中，调节 pH 至 7.2，溶解混匀，分装于烧瓶内，121℃、15min 高压灭菌备用。

3. 用途　适用于大多数不需要特殊营养要求的细菌培养、传代、保种，以及血液琼脂培养基的基础培养基，还可用来测定菌落数目。

（三十二）伊红美蓝琼脂平板（EMB）

1. 成分：

蛋白胨	10g
乳糖	10g
NaCl	5g
磷酸氢二钾	2g
伊红 Y	0.4g
美蓝	0.065g
琼脂	20g
蒸馏水	1000ml

2. 配制方法　按比例将蛋白胨、乳糖、磷酸盐等加入水中，搅拌溶解，调节 pH 至 7.4，高压蒸汽灭菌。待冷至 60℃后，加入无菌伊红和美蓝溶液，摇匀倾注于平板。

3. 用途　此培养基为鉴别培养基，常用于革兰阴性肠道菌的分离和鉴别。伊红美蓝为指示剂，大肠杆菌发酵乳糖产酸，使菌带阳电所以染上伊红，并使伊红与美蓝结合成紫黑色或紫红色化合物，故菌落呈紫黑色或紫红色，且有金属光泽。菌落周围有一层白环。在碱性环境中，伊红、美蓝不能结合，故不分解乳糖的细菌菌落为无色。

（三十三）亚碲酸钾血琼脂平板

1. 成分：

肉浸液琼脂（pH7.4～7.6）	100ml
1%亚碲酸钾水溶液	4.5ml
10%葡萄糖溶液	2ml
0.5%胱氨酸水溶液	1ml
脱纤维羊血或兔血	5～10ml

2. 配制方法　先将肉浸液琼脂熔化后，待冷至 50℃左右，以无菌操作加入已灭菌的葡萄糖、亚碲酸钾和胱氨酸溶液（过滤除菌），并加入血液，混匀后，倾注平板。

3. 用途　用于白喉棒状杆菌的分离。白喉棒状杆菌能使亚碲酸钾还原为元素碲，所以菌落带黑色。亚碲酸钾可抑制标本中的革兰阴性菌及葡萄球菌、链球菌的生长，有利于白喉棒状杆菌的检出。葡萄糖及血液都是促进白喉棒状杆菌生长的营养物。

（三十四）**蔗糖-磷酸盐-谷氨酸盐**（SPG）运送培养基

1. 成分：

蔗糖	74.6g
K_2HPO_4	1.237g
KH_2PO_4	0.512g
L-谷氨酸	0.721g
胎牛血清	10ml
蒸馏水	1000ml

2. 配制方法　将蔗糖、K_2HPO_4、KH_2PO_4、谷氨酸溶于水，经高压蒸汽灭菌冷却后再加胎牛血清10ml，万古霉素 100μg/ml，2μg/ml 两性霉素 B 及 100μg/ml 庆大霉素。

3. 用途　运送衣原体临床标本。

（周　洲　陈利玉）

四、常用细菌染色液的配制（按汉语拼音及英文字母顺序）

（一）Albert 染色液

1. 甲液　甲苯胺蓝 0.15g、孔雀绿 0.2g，溶解于 95%乙醇 2ml 中，加入蒸馏水 100ml 及冰醋酸 1 ml，室温静置 24 h 后过滤备用。

2. 乙液　碘 2g，碘化钾 3g，蒸馏水 300ml。

先将碘化钾加入少许蒸馏水（约 10ml），充分振摇，待完全溶解，再加入碘 2g，使完全溶解后，加蒸馏水至 300ml。

（二）Anthony 氏荚膜染色液

1. 1%结晶紫水溶液。
2. 20%硫酸铜水溶液。

（三）鞭毛染色液

1. 硝酸银鞭毛染色液
（1）A 液：单宁酸 5g，$FeCl_3$ 1.5g，蒸馏水 100ml。混合溶解后加入 1%NaOH 溶液 1ml 和 15%福尔马林 2ml。

冰箱内可保存 3～7d，延长保存期会产生沉淀，但用滤纸除去沉淀后仍能使用。
（2）B 液：$AgNO_3$ 2g，蒸馏水 100ml。待 $AgNO_3$ 溶解后，取出 10 ml 备用。向其余的 90ml $AgNO_3$ 中滴加浓 NH_4OH 溶液，当出现大量沉淀时再继续滴加 NH_4OH，直到新形成的沉淀刚好重新溶解。再将备用的 10 ml $AgNO_3$ 溶液向其中逐滴加入，直到摇动后仍呈现轻微而稳定的薄雾状沉淀为止。B 液不耐贮存，必须在 4h 内染色，以防 pH 改变。
2. Leifson 氏鞭毛染色液
（1）A 液：碱性复红 1.2g 溶解于 100ml 95%乙醇溶液中。
（2）B 液：3%单宁酸水溶液。
（3）C 液：1.5% NaCl 水溶液。
临用前将 A、B、C 液等量混合均匀后使用。该试剂冷藏可保存 1～2 个月。

（四）Fontana 镀银染色液

1. 固定液　冰醋酸 1ml，甲醛液 2ml，蒸馏水 100ml。
2. 媒染液　鞣酸 5g，苯酚 1g，蒸馏水 100ml。
3. 银溶液　硝酸银 5g，蒸馏水 100ml。
临用前取银溶液 20ml，逐滴加入 10%NH_4OH 液，至产生棕褐色沉淀，轻摇后又能重新完全溶解，微显乳白色为适度。

（五）革兰染色液

1. 结晶紫液　结晶紫乙醇饱和液（结晶紫 2g 溶于 20ml 95%乙醇中）20ml，1%草酸铵水溶液 80ml。两液混匀置 24h 后过滤即成。此液不易保存，如有沉淀出现，需重新配制。
2. 卢戈碘液　碘 1g，碘化钾 2g，蒸馏水 300ml。先将碘化钾溶于少量蒸馏水中，然后加入碘使之完全溶解，再加蒸馏水至 300ml，即成。配成后贮于棕色瓶内备用。
3. 脱色液　95%乙醇。
4. 稀释石炭酸复红溶液　碱性复红乙醇饱和液（碱性复红 1g，95%乙醇 10ml，5%苯酚 90ml）10ml，加蒸馏水 90ml。

（六）金胺"O"染色液

1. 染色剂　取金胺"O"0.1g 溶于 10ml 95%酒精中，加 5%苯酚至 100ml，混匀，装入棕色瓶中，置室温保存。

2. 脱色剂　3%盐酸酒精。

3. 复染剂　0.5%高锰酸钾水溶液。

用于细菌的抗酸染色。

（七）姬姆萨（Giemsa）染液

1. 贮存液　姬姆萨粉 0.5g，甘油 33ml，甲醇 33ml。先将姬姆萨粉研细，再逐滴加入甘油，继续研磨，最后加入甲醇，在 56℃放置 1～24h 后即可使用。

2. 应用液（临用时配制）：取 1ml 贮存液加 19ml pH7.4 磷酸缓冲液即成。也可用贮存液与甲醇按 1∶4 的比例配制成染色液。

（八）抗酸染色液

1. 石炭酸复红溶液（初染剂）：取碱性复红乙醇饱和溶液 10ml 与 5%苯酚溶液 90ml 混合即成。

2. 3%盐酸乙醇脱色液：将浓盐酸 3ml 与 95%乙醇 97ml 混合即成。

3. 碱性亚甲蓝复染液：取亚甲蓝 2g 溶于 95%乙醇 100ml 中配成亚甲蓝乙醇饱和溶液。取亚甲蓝乙醇饱和溶液 30ml、10%氢氧化钾溶液 0.1ml、蒸馏水 100ml 混匀即可。

（九）孔雀绿芽胞染色液

1. 甲液：孔雀绿 5g，蒸馏水 100ml。

2. 乙液：番红花红 0.5g，蒸馏水 100ml。

此配方染色是用甲液染色后，用乙液复染。

（十）吕氏（Loeffier）美蓝染色液

1. A 液：美蓝（又名亚甲蓝）0.3g，95%乙醇 30ml。

2. B 液：0.01%的 KOH 100ml。

混合 A 液和 B 液即成，可用于放线菌染色，0.1%浓度可用于酵母菌染色，可长期保存。

（十一）墨汁染色液

国产绘图墨汁 40ml，甘油 2ml，液体石炭酸 2ml。先将墨汁用多层纱布过滤，加甘油混匀后，水浴加热，再加石炭酸搅匀，冷却后备用。用作荚膜的背景染色。

（十二）齐氏（Ziehl）石炭酸复红染液

1. 甲液：石炭酸 5g，蒸馏水 95ml。

2. 乙液：碱性复红 0.3g，放入研钵中研磨，逐渐加入 95%酒精 10ml，溶解。

将甲液和乙液混合后，摇匀，过滤，装瓶，备用。

（十三）乳酸酚棉蓝染色液

苯酚 10g，乳酸 10ml，甘油 20ml，蒸馏水 10ml，棉蓝 0.025g。将水与酚混合直到溶解，然后加入乳酸和甘油，最后加入棉蓝。用于观察真菌的形态。

（十四）1%瑞氏（Wright's）染色液

瑞氏染色粉 6g，放研钵内磨细，不断滴加甲醇（共 600ml）并继续研磨使溶解。经过滤后染液须贮存一年以上才可使用。保存时间越久，则染色色泽越佳。

（周　洲　陈利玉）

五、常用溶液的配制（按汉语拼音及英文字母顺序）

（一）D-Hanks 液

1. 成分：

NaCl	8g
KCl	0.4g
KH_2PO_4	0.06g
$Na_2HPO_4 \cdot 2H_2O$	0.06g
$NaHCO_3$	0.35g
三蒸水	1000ml
1%酚红	2 ml

2. 配制方法　按上述各成分的含量准确称量，依次将各成分逐个溶解于约 800ml 新鲜制备的三蒸水中，补加水至 1000ml，混匀。分装盐水瓶内，高压蒸汽灭菌 15min，4℃冰箱内保存备用。

（二）靛基质试剂（吲哚试剂）

称取 10g 对二甲基氨基苯甲醛加入 150ml 纯戊醇内，使其溶解。将 50ml 浓盐酸一滴滴慢慢加入，边加边摇，不能加得太快，以致温度升高溶液颜色变深。

（三）1%酚红水溶液

称取 1g 酚红置研钵中研碎，逐渐加入 0.1mol/L NaOH 并不断研磨，直到所有的颗粒几乎完全解，加入 0.1mol/L NaOH 25ml，然后倒入容量瓶中，并加蒸馏水至 100ml，棕色瓶保存备用。

（四）甲基红试剂

甲基红 0.04g 溶解于 95%乙醇 60ml 中，然后加入蒸馏水 40ml，混合，摇匀即可。

（五）磷酸缓冲液

按照表附 3 所给定的体积，混合 1 mol/L 的 $NaH_2PO_4 \cdot H_2O$ 和 1mol/L 的 Na_2HPO_4 贮液，获得所需 pH 的磷酸缓冲液。

1mol/L 的 $NaH_2PO_4 \cdot H_2O$ 贮液：溶解 138g 于足量水中，使终体积为 1L。

1mol/L 的 Na_2HPO_4 贮液：溶解 142g 于足量水中使终体积为 1L。

表附 3　磷酸缓冲液组成及 pH 表

1mol/L NaH$_2$PO$_4$ · H$_2$O（ml）	1mol/L · Na$_2$HPO$_4$（ml）	最终 pH
877	133	6.0
850	150	6.1
815	185	6.2
775	225	6.3
735	265	6.4
685	315	6.5
625	375	6.6
565	435	6.7
510	490	6.8
450	550	6.9
390	610	7.0
330	670	7.1
280	720	7.2

（六）1mol/L 氢氧化钠

称取 4g 氢氧化钠加 100ml 蒸馏水溶解，充分摇匀。

（七）0.85%生理盐水

称取 0.85g 氯化钠加 100ml 蒸馏水溶解，充分摇匀即成。

（八）VP 试剂

甲液：5%α-萘酚无水乙醇溶液。
乙液：40%KOH 溶液。

（九）0.5%溴麝香草酚蓝

称取 0.5g 溴麝香草酚蓝，溶解在 100ml 蒸馏水中，滴入少量 0.1% KOH 溶液，使它成为碱性溶液而呈蓝色。本溶液 pH6.0～7.6，颜色由黄变蓝。

（十）1.6%溴甲酚紫乙醇溶液

称取溴甲酚紫 1.6g 置玛瑙研钵中，加入少许 95%乙醇，研磨使其全部溶解，然后用 95%乙醇洗入量筒中，定容至 100ml，盛入棕色瓶，盖严备用。

（十一）氧化酶试剂

取 1g 盐酸二甲基对苯二胺溶解于 100ml 蒸馏水中，滤纸过滤即成（1 周内使用）。

（肖勇健　刘卓然）

六、菌种的保存与保管

菌种或菌株是一种重要的生物资源。在微生物实验中，由于经常使用微生物导致传代次数过多，会使保存的菌种活力减弱或产生杂菌污染的情况。因此，保存一批标准的菌种或菌株是开展微生物实验的基本保证。

（一）菌种保存方法

【实验目的】

1. 了解菌种保存的基本原理。

2. 掌握几种常用的菌种保存方法。

【实验原理】

菌种保存的基本原理是通过低温、干燥、阻断营养或隔绝氧气等多种方法最大程度的抑制微生物的生长繁殖和代谢速度，使其维持在长时间存活但又不生长的稳定休眠状态。同时，要求复苏后的菌种保持生活与繁殖能力，无形态特征、生理状态及遗传性状的改变，无任何杂菌的污染。使菌种保持不死、不衰、不变的状态，以便于后续的应用研究。

针对微生物生长要求、生物学性状及实验目的的不同，可应用短期保存或长期保存法保存菌种。常用的方法大致分为以下几类：传代培养保存法、液体石蜡覆盖保存法、载体保存法、寄主保存法、冷冻保存法、冷冻干燥保存法。

传代培养保存法需要定期地进行菌种转接、培养后再保存，是最基本的微生物保存法，用于常用菌种的保存，包括半固体穿刺、斜面培养、庖肉培养基培养（用作保存厌氧细菌）等，根据不同的细菌采用不同的方法。

液体石蜡覆盖保存法是在传代培养的基础上改良以适当延长保存时间，在斜面培养物和穿刺培养物上覆盖灭菌的液体石蜡，一方面防止干燥引起菌种死亡，另一方面通过限制氧气供给减弱微生物的代谢作用。

载体保存法是将微生物吸附在适当的载体（如土壤、沙子、滤纸等），而后进行干燥的保存法，常用的有沙土保存法和滤纸保存法。

寄主保存法适用于某些尚不能或不易在人工培养基上生长的微生物，如病毒、衣原体、立克次氏体、螺旋体等，将其感染活的动物、昆虫、鸡胚等寄主后再加以传代。

冷冻保存法适用于抗冻力强的微生物。常用的包括低温冰箱保存（−20℃、−50℃、−85℃）、干冰保存（−70℃）、液氮保存（−196℃），在使用时应加入适量防冻剂如甘油以防止冷冻对菌体造成损伤。

冷冻干燥保存法是使微生物在极低温度（−70℃左右）下快速冷冻后，在减压下利用升华现象除去大部分水分，以达到长期维持生命状态的目的。该方法适用于绝大多数微生物菌种（包括噬菌体和立克次氏体等）的保存。

【实验器材】

1. 菌株　待保藏的适龄菌株。

2. 培养基　肉汤蛋白胨斜面、半固体及液体培养基等。

3. 试剂　灭菌水、20%脱脂牛奶、液体石蜡、甘油等。

4. 器材　用于菌种保藏的小试管（10mm×100 mm）数支、5ml 无菌吸管、1ml 无菌吸管、滤纸条、灭菌锅、真空泵、干燥器、标签、接种针、接种环、冰箱、低温冰箱、液氮冷冻保藏器等。

【实验方法】

1. 甘油保存法

（1）准备：配制 50% 的甘油，高压蒸汽灭菌备用。将注有菌株名称和接种日期的标签贴于冻存管上。

（2）接种：将待保存的菌种在无菌条件下接种于培养基中，营养要求不高的细菌接种于装有营养肉汤的试管中，营养要求高的细菌接种于含 15%～20% 血清的营养肉汤管中。

（3）培养：细菌经 37℃ 培养 18～24h，酵母菌置 28～30℃ 条件下培养 36～60h，放线菌和真菌置 28℃ 下培养 4～7d，细菌和酵母菌宜采用对数生长期后期的细胞，放线菌和丝状真菌宜采用成熟的孢子。

（4）分装与保存：将灭菌的 50% 甘油溶液按 1∶1 的比例与菌液混匀，分装于冻存管中并封口，置 -80～-20℃ 冰箱保存。此法操作简便，适用范围广，效果好，可以保存菌种 1～3 年左右。适合实验室普通菌种或特殊菌种的较长期的保存。

2. 半固体穿刺保存法

（1）准备：取无菌的半固体直立柱数支，贴上标签，注明细菌名称、接种日期等。

（2）穿刺接种：用接种针以无菌方式挑取菌种，朝琼脂半固体或血清琼脂半固体的直立柱中央直刺至试管底部，沿原穿刺线返回。

（3）培养：细菌经 37℃ 培养 18～24h，酵母菌置 28～30℃ 条件下培养 36～60h，放线菌和真菌置 28℃ 下培养 4～7d，细菌和酵母菌宜采用对数生长期后期的细胞，放线菌和丝状真菌宜采用成熟的孢子。

（4）保存：待细菌生长好后，在无菌条件下加入灭菌液体石蜡，厚度约 1cm，封口，置 4℃ 冰箱保存，保存时间可达几个月至一年不等。

3. 斜面保存法

（1）准备：将注有菌株名称和接种日期的标签贴于新鲜固体斜面试管的正上方。

（2）接种：将待保存菌种以无菌操作方式接种于新鲜固体斜面培养基上。营养要求不高的菌种如肠道杆菌、葡萄球菌等一般细菌可接种于底部含无糖营养肉汤的普通琼脂斜面上，营养要求高的菌种如链球菌、肺炎链球菌等可连续接种于血液琼脂斜面上。

（3）培养：同半固体培养基。

（4）保存：琼脂斜面保存法简便，常用于保存使用率较高的菌种。营养要求不高的菌种培养合适后可于 4℃ 冰箱中保存，一般保存一个月，每月传代一次。营养要求高的菌种以石蜡封口，置 4℃ 冰箱保存，每隔 1 个月要重新移植培养 1 次。

4. 纸片保存法

（1）贴标签：将滤纸打孔成适当大小的纸片，放在容器中高压蒸汽灭菌，烘干备用。在冻存管上贴上标好菌种和接种日期的标签。

（2）接种：将待保存菌种以无菌操作方式接种于固体斜面培养基上，使其充分生长。

（3）保存：以无菌镊子镊取灭菌的滤纸片，在培养基上每张纸片刮取 4～5 个菌落，放入冻存管内，盖上盖子后用封口胶布封住边缘。该法操作简单、空间利用率高，置 -20℃ 冰箱可冷冻保存 1～2 年，但对一些营养要求比较高的菌种，存活率不理想。所以此方法适合实验室一些营养要求不高的菌种较长时间的保存。

5. 冷冻干燥保存法

（1）准备：准备合适的安瓿管，清洁液清洗后冲刷干净，以蒸馏水反复冲洗数遍后，高压灭菌烘干备用，将注有菌株名称和接种日期的标签贴于安瓿管的正上方。

（2）菌种培养：经纯度检查后，选择高纯度的待保存菌种以最适条件进行培养，以便得到良好的培养物。

（3）制备菌悬液：用灭菌的20%脱脂牛奶或24%蔗糖溶液作为保护剂。固体培养基可用接种环将菌种刮下，直接加入适量的保护剂轻轻搅匀制备菌悬液，液体培养基培养的菌种可离心去上清后，加适量保护剂于细菌管中制成菌悬液。菌悬液中约含菌数（$10^8 \sim 10^{10}$）/ml。

（4）分装：在无菌条件下将菌悬液分装安瓿管，装入量不超过安瓿管球部的一半。

（5）冻干保存：将分装好的安瓿管在-70℃条件下快速冷冻菌液，利用冷冻干燥机在减压条件下升华样品中95%水分（目视冻干的样品呈现松散的片状，轻轻摇动可脱离管壁），真空状态下在安瓿管颈中央进行火焰封口，4℃冰箱内保存。冻干法是目前公认保存菌种的最佳方法，可以免去因频繁传代而造成的菌种污染、变异和死亡。此法需冷冻干燥设备，适用于普通细菌及一些难以保存的微生物，可长期保存菌种，保存期数年至数十年。

6. 液氮冷冻保存法

（1）准备：备好清洁灭菌的2ml冻存管，将注有菌株名称和接种日期的标签贴于冻存管的正上方。以新鲜培养基制备5%～10%的甘油或二甲亚砜冷冻保护剂，灭菌备用。

（2）制备菌悬液：在培养基内接种菌种，收获处于最大生长量阶段或对数生长期后期的新鲜菌体，用5%～10%的冷冻保护剂溶液重新悬浮所收获的菌体，制备成细菌悬液，混匀后以0.5～1ml分装于每支冻存管中，旋紧冻存管管口。

（3）逐步冷冻：将装有菌悬液的冻存管置于4℃环境中进行预冷冻，然后将冻存管中的菌种以较慢的冷冻速率（1℃/min）冷冻至-30℃，再将这些冻存管迅速贮存在-196～-150℃的液氮中进行长期保存。也可利用冰箱先在4℃条件下放置30min，再转移至-20℃下缓慢冷却30～60min，最后浸入液氮中快速冷却至-196℃。

（4）复活：恢复保存的菌种时，将冻存管取出，立即放入37℃的水浴中进行快速解冻，直到全部融化为止。解冻完毕后立即取出瓶子，70%乙醇擦拭消毒，以无菌操作方式旋开管盖，取出菌液接种至新鲜的培养液中重新活化。液氮冷冻保存法相比其他保存法而言，菌种的存活率较高且回复突变的发生率极低。此法除适用于一般微生物外，对一些用冷冻干燥法都难以保存的微生物如支原体、衣原体、霉菌、噬菌体及细胞尤其适用。

【注意事项】

1. 掌握各种保藏方法的优缺点，针对不同菌种选择合适的保存方法。

2. 用过的接种环应立刻烧灼灭菌，其余的器材也应进行灭菌处理。

3. 液氮冷冻保存时要防止冻伤。

4. 保存的菌种必须是纯培养物，严格无菌操作，防止污染。

【思考题】

1. 菌种保藏的基本原理是什么？

2. 试述几种主要的菌种保存方法及其主要优缺点。

3. 经常使用的细菌菌种，应用哪一种方法保藏既好又简便？

（二）菌种的保管

菌种的管理包括菌种的收集、鉴定、整理、保存、交换、供应以及建立相关的信息档案。实验室中保存的菌种大多对人体具有致病性，多次接种易被污染或发生变异，建立一套有效的菌种管理制度同菌种保存技术同样重要。

1. 菌种的保管、使用和发放应由专人负责，保管人员应具备相关的专业知识及高度的责任心，并严格执行有关的管理制度。科室负责人应经常进行监督检查。如遇保管人员工作调动，应及时做好交接工作。

2. 菌种应保存在安全的地方，专用的冰箱或冷冻设备应加锁，以确保菌种安全。保存的菌种应至少有两套，一套供保种传代用，一套供实验用。此外，如有条件，应另备几套菌种保存于他处以防停电或机器故障。

3. 建立菌种登记制度。准确记录菌种的名称、编号、来源、数量、保存日期、鉴定者及鉴定结果（细菌的形态染色、培养特性、动物致病力等），以验证其活力、纯度及基因稳定性。

4. 实验室保存菌株不得擅自处理或带出实验室，如需带离实验室，须经上级领导批准，并做好详细的记录。

5. 为保证菌种存活且不发生污染及变异，实验室保存菌种应按需定期转种以保证菌种质量，每转种三代作一次鉴定，检测菌种有无污染和变异，并详细记录转种情况。

6. 对菌种的操作都应严格按照有关要求在无菌操作台中进行，对一些传染性强的菌种进行销毁时要有完整的记录说明情况。用过的接种环应立即烧灼灭菌，玻璃仪器放入消毒水中浸泡，废弃的菌种则应置于专用的容器中高压灭菌处理。

7. 在菌种的交流和供应方面应严格按照菌种管理制度规定执行。

（周　洲　陈利玉）

彩 图

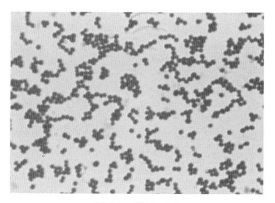

彩图 1　葡萄球菌
（纯培养物涂片 革兰染色）

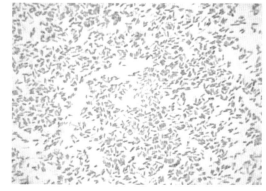

彩图 2　大肠埃希菌
（纯培养物涂片 革兰染色）

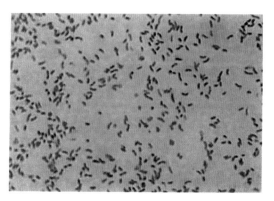

彩图 3　霍乱弧菌
（纯培养物涂片 革兰染色）

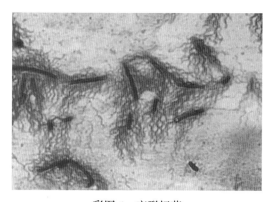

彩图 4　变形杆菌
（纯培养物涂片 鞭毛染色）

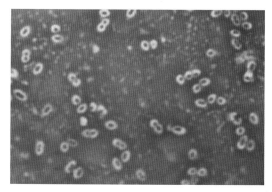

彩图 5　肺炎链球菌
（感染小鼠腹腔渗出液 Hiss 染色）

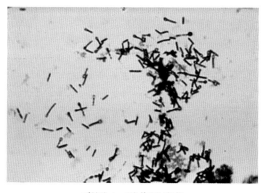

彩图 6　破伤风梭菌
（纯培养物涂片 革兰染色）

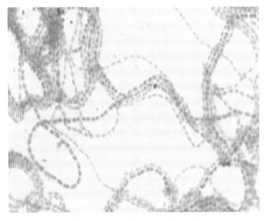

彩图 7 甲型溶血性链球菌

（纯培养物涂片 革兰染色）

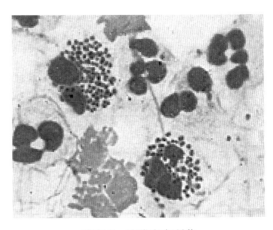

彩图 8 脑膜炎奈瑟菌

（脑脊液沉渣涂片 革兰染色）

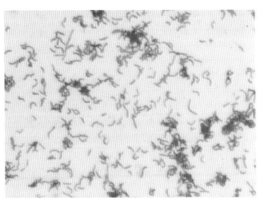

彩图 9 幽门螺杆菌

（纯培养物涂片 革兰染色 ）

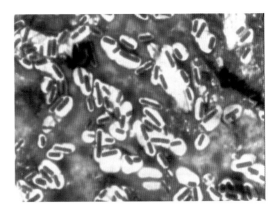

彩图 10 产气荚膜梭菌

（感染小鼠腹腔渗出液涂片 荚膜染色）

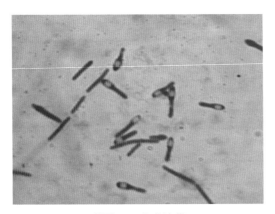

彩图 11 肉毒梭菌

（纯培养物涂片 革兰染色）

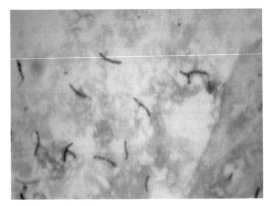

彩图 12 结核分枝杆菌

（痰涂片 抗酸染色）

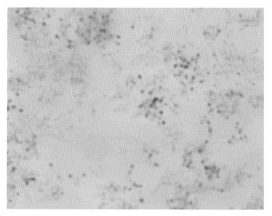

彩图 13 白喉棒状杆菌 (一)

（纯培养物涂片 Neisser 染色）

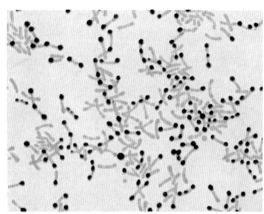

彩图 14 白喉棒状杆菌 (二)

（纯培养物涂片 Albert 染色）

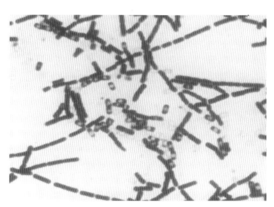

彩图 15 炭疽芽胞杆菌

（纯培养物涂片 革兰染色）

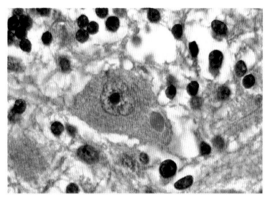

彩图 16 狂犬病病毒感染神经细胞所致内基小体

（HE 染色）

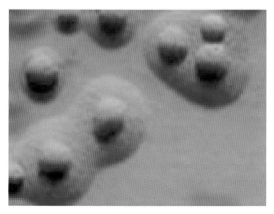

彩图 17 肺炎支原体在培养基表面形成的"油煎蛋"样的菌落

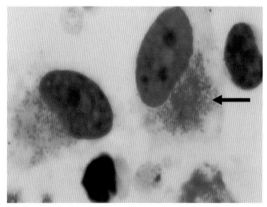

彩图 18 恙虫病立克次体

（感染小鼠腹腔液涂片 Giemsa 染色）

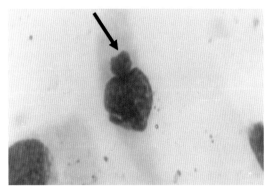

彩图 19　沙眼衣原体包涵体
（眼结膜刮片 Giemsa 染色）

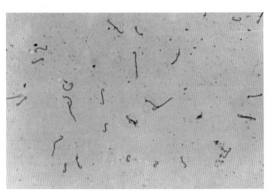

彩图 20　钩端螺旋体
（纯培养物涂片　镀银染色）

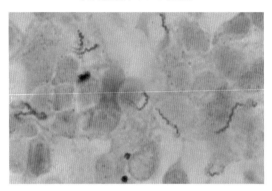

彩图 21　梅毒螺旋体
（病理组织切片　镀银染色）

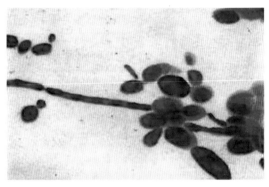

彩图 22　白假丝酵母的假菌丝和孢子
（纯培养物涂片　革兰染色）

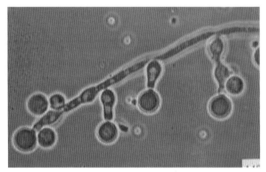

彩图 23　白假丝酵母的假菌丝和厚膜孢子

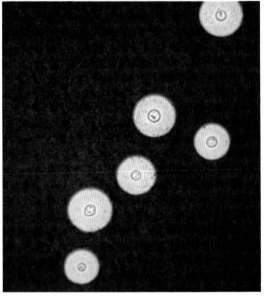

彩图 24　新生隐球菌
（脑脊液沉渣涂片　墨汁负染）

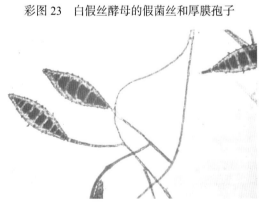

彩图 25　大分生孢子的形态